The Boy Who Was Raised As A Dog

遍體鱗傷長大的孩子，會自己恢復正常嗎？

兒童精神科醫師與那些絕望、受傷童年的真實面對面；
關係為何不可或缺，又何以讓人奄奄一息！

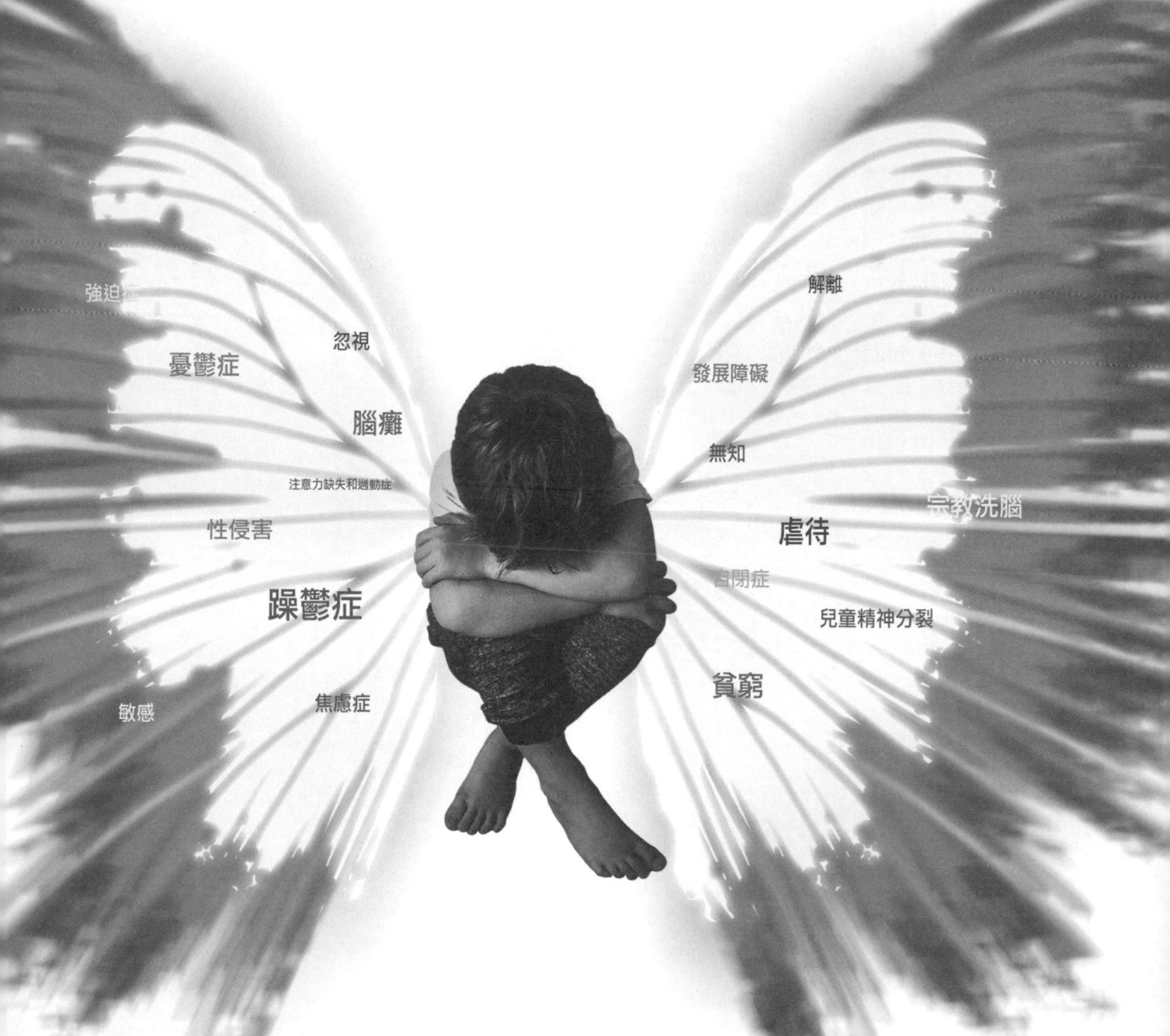

布魯斯・D・培理（Bruce D. Perry）、瑪亞・薩拉維茲（Maia Szalavitz）／著　張馨方／譯

健康Smile.61

遍體鱗傷長大的孩子，會自己恢復正常嗎？

兒童精神科醫師與那些絕望、受傷童年的真實面對面；
關係為何不可或缺，又何以讓人奄奄一息！

原著書名　The Boy Who Was Raised As A Dog
作　　者　布魯斯．D．培理（Bruce D. Perry）
　　　　　瑪亞．薩拉維茲（Maia Szalavitz）
譯　　者　張馨方
特約美編　李緹瀅
特約編輯　王舒儀
主　　編　高煜婷
總 編 輯　林許文二

出　　版　柿子文化事業有限公司
地　　址　11677臺北市羅斯福路五段158號2樓
業務專線　（02）89314903#15
讀者專線　（02）89314903#9
傳　　真　（02）29319207
郵撥帳號　19822651柿子文化事業有限公司
投稿信箱　editor@persimmonbooks.com.tw
服務信箱　service@persimmonbooks.com.tw

業務行政　鄭淑娟、陳顯中

初版一刷　2018年12月
　　四刷　2019年01月
定　　價　新臺幣399元
I S B N　978-986-97006-4-1

國家圖書館出版品預行編目(CIP)資料

遍體鱗傷長大的孩子，會自己恢復正常嗎？：兒童精神科醫師與那些絕望、受傷童年的真實面對面；關係為何不可或缺，又何以讓人奄奄一息！／布魯斯．D．培理（Bruce D. Perry），瑪亞．薩拉維茲（Maia Szalavitz）著；張馨方譯. -- 初版. -- 臺北市：柿子文化，2018.12
面；　公分. -（健康smile；61）
譯自：The boy who was raised as a dog : and other stories from a child psychiatrist's notebook : what traumatized children can teach us about loss, love, and healing
ISBN 978-986-97006-4-1（平裝）

1.兒童精神醫學 2.心理創傷

415.9517　　107019664

國內推薦

〈佳評如潮〉

期許我們在面對兒童創傷經驗時，少一些茫然

王意中，王意中心理治療所所長／臨床心理師

許多孩子的心靈正在受苦，但我們卻茫然不知所措。童年的創傷經驗正不斷侵蝕著孩子年幼的心靈，造成他們人生中無法磨滅的傷害與極度痛苦。

《遍體鱗傷長大的孩子，會自己恢復正常嗎？》提醒我們，絕對不要輕忽兒童的創傷記憶，也不要非理性的認為，孩子的心理傷痛會隨著時間的流逝自然而然復原。本書中的案例非常鮮明，讓我們在閱讀過程中留下極為深刻的印象。

培理博士嚴謹的科學理論、研究與實證分析，讓我們在解讀眼前現象時有學理根據的支持；讓我們在陪伴與協助遭受兒童創傷經驗的孩子們時，有清晰與明確的遵循方向。同時，培理博士也引領我們跳脫對疾病、障礙的刻板印象，釐清這些情緒行為表象所要傳遞的訊息與意義。本書提供我們對錯綜複雜、難以理解的兒童創傷經驗，較為結構完整、條理清晰的案例與實證說明，非常適合心理與助人工作者等專業人員，在面對兒童創傷經驗的案例時，做為臨床實務上的優先參考準則。此外，本書也有助於一般讀者理解，過去不愉快的創傷經驗是如何對我們自身產生巨大的衝擊，進而幫助我們尋求復原的契機。

療癒孩子們與你我的內在小孩

宇色，《我在人間》系列作者／大陸高級心理諮商師／南華大學生死教育與諮商研究所碩士

「故事」述說著一個人的生命片段，然而將「故事」拉到自己身上，它就不再只是別人的生命歷程，而是讓我們的靈魂與世界有更深刻的連結。本書真實

記錄十則心靈充滿傷痕的故事，當中的每一則常常都超乎我的想像，然而，每當我必須闔眼喘息方能再次細讀之際，作者培理博士毫無隱晦的自我坦露，卻意外地療癒了我更深的靈魂與內在小孩。

一個人未來在思想、行為、人際關係與身心狀況，都與童年及其成長環境有著密不可分的關係。極力推薦這本書給每一位身為父母的你，期許大家都能了解本書的終極核心——聆聽、關心孩子們到底有多麼重要！

讓我們一起，建立一個給孩子的療癒社群

留佩萱，美國執業諮商師／諮商教育博士候選人

大概三年前，我讀到本書的英文版，當時的我正在社區一間以創傷治療為主的機構實習，諮商到不少經歷童年虐待與疏忽的個案，但是，就算在工作上已經接觸許多令人心碎的創傷事件，我在讀這本書時還是需要常常停下來深呼吸，消化書中那些讓人不可思議的虐待與疏忽。當時讀完這本書後，很希望能夠把它介紹給臺灣的讀者，卻發現中文版早已絕版，所以收到出版社寄來的推薦序邀約信，知道本書在二〇一七年再版，培理醫生加入了許多再版評論，並且中文版要在臺灣上市時，我非常興奮！我很希望，每一位心理師、醫師、社工師、學校老師、兒童社福單位都可以閱讀這本書。

這本書的每一個章節，都是培理醫師治療的個案故事，這些孩子都經歷非常嚴重的虐待與疏忽，培里醫師寫他治療個案的過程，用大腦科學談論創傷如何影響孩子。當你在閱讀這些個案故事時，我也想要邀請你去思考，如果我們今天只看到這些孩子所呈現出來的症狀，大家會如何談論這些孩子？譬如第一章裡七歲的蒂娜，她做出許多性早熟的行為，如果學校老師不了解蒂娜發生過什麼事，可能會認為這個孩子「有問題」。想像一下，如果蒂娜今天沒有接受治療、繼續長大成為青少女，她可能變成一位到處與人發生性關係、混幫派、未婚懷孕的青少女，這時社會貼的標籤可能就是「不檢點」、「沒救了」。但是，如果你願意去了解蒂娜，就會發現蒂娜的「性早熟」行為來自過去的性侵歷史——一位孩子

從與人互動的過程來理解這個社會。小女孩蒂娜長期被性侵，在蒂娜的世界中，她學習到與男性的互動就是性——在她的理解中，世界就是這樣運轉的。

書裡每一個故事都在告訴我們：孩子表現出來的「問題行為」，都是為了「適應」過去創傷環境發展出來的生存機制。當我們只看見這些問題行為，就很容易給孩子貼標籤。然而，若我們能理解何謂創傷知情 P017，就能幫助孩子復原。「最強大的治療方式，是人與人間的情感。」當孩子被給予足夠的支持，就有很大的力量能復原。每個孩子都需要人與人間的連結，這份連結就像是個安全網，能在孩子遇到創傷事件摔落時穩穩地接住他。每一個人都能成為孩子的安全網——去給予孩子陪伴、關懷、了解與傾聽，一起建立一個給孩子的療癒社群。

坦誠又過癮的一本精神科大作！

海苔熊，心理學作家

這本書真的是少數我讀到可以結合故事、精神醫學、腦科學，以及真誠告白「治療者的無能為力」無奈時刻等等不同觀點，相當誠實的一本書。讀起來既不會讓人覺得枯燥乏味，也有許多與大腦、創傷相關的重要知識，更重要的是，作者邊寫邊自我反省，感覺就像是有個人在跟你說話一樣，相當過癮。

花點時間了解這些特別的孩子吧！

陳雅慧，親子天下媒體中心總編輯

「負面（毒性）童年經驗」這個名詞在這幾年對臺灣的讀者已經不那麼陌生了。轉換到教養和教育上，我們似乎都知道，童年階段依附關係對人的一生影響甚深。但是，透過培理醫師面對受創兒童第一手的觀察和投入科學研究揭開層層的迷思，直視問題的根源和改變的可能，閱讀的過程仍舊非常震撼。

起初，對於序言裡的警語「如果你第一次閱讀本書，且曾經有過創傷，請注意，本書包含一些令人極度不安的故事……」有點不以為然，但一頁一頁翻讀，實在是讓人坐立難安。慶幸的是，培理醫師描述在這二十年中，兒童精神和大腦發展的科學逐漸找到了更多答案，書中每一個讓人不忍的故事背後，都累積了理解的研究和發展出可能的對策。

只要是對「人」有興趣的讀者，都會被這本書的人性描述吸引。

或許你會在其中挖掘出自己童年陰影對於現在人生的幽微著力；或許你會對身邊的人有多些的耐心，去理解他們的故事；或許會改變你對於教養孩子和教育學生的一些想法，也或許你更多理解自己一點。

「花點時間了解她吧，不要只是研究她的症狀，看看她過著什麼樣的生活。」當年培理醫生的督導的這句話，改變了他面對病人的態度，也開啟這本書的起點。《遍體鱗傷長大的孩子，會自己恢復正常嗎？》十年後再版，仍舊是經典，但又與時俱進的增補了最新的科學發展，也回應每一章在第一版出書十年間的讀者提問，是一本極有閱讀樂趣又非常紮實的科普經典。

兒童心靈的蝴蝶效應

葉國偉，長庚醫院兒少保護中心醫師／長庚大學、長庚醫院兒童內科副教授／
台灣氣喘諮詢協會理事長／臺灣兒科醫學會理事

受虐型態包括身體、精神、性虐待甚至疏忽，無論何種類型，對於受虐兒童的心理影響是漫長而巨大的，長期的復健不只需要兒童內科醫師及兒童心智科醫師，更有賴職能治療師、語言治療師、臨床心理師……等各專業的團隊合作，爾後的寄養、安置又需要社工師的評估與追蹤。

這本書由不同個案令人揪心的故事延伸到心理治療的理論基礎與應用，從創傷中復原而回歸家庭及社會，閱讀後能了解相關的神經及精神的科普知識，然而更能引起共鳴的是，會更呵護關愛自己的小孩，真心關懷也會深烙於神經網絡中而表現正向行為。就如同蝴蝶效應，「一隻蝴蝶在巴西輕拍翅膀，可以導致一個月後美國德州的一場龍捲風」，連在嬰幼兒時期微不足道的疏於照顧或缺乏關愛，都會帶動其將來在神經、行為及心靈的發展，甚至社會層面受到巨大的連鎖影響；更不用說身體或精神曾受虐的兒童，將來所造成的社會經濟成本更是難以估計。保護受虐兒需民間與政府合作的加乘力量，看完本書更能喚起共識與行動。誠摯推薦這本激發愛心的書！

我們是否曾錯怪了身邊的孩子？

盧蘇偉，世紀領袖教育基金會創辦人

我推薦這本好書，書中的故事每一則都值得我們深深的省思，我們多少都曾錯怪了我們身邊的獨特生命，他們一直很好、很棒！只是和我們有些不一樣而已！每一個生命都很獨特，都應該得到自己和別人的賞識和尊重！

從真實的兒童創傷故事找到站立重生的契機

謝伯讓，腦科學家、《大腦簡史》作者

透過十個兒童身心創傷的真實故事，兒童精神科醫師培理將帶你走入殘忍無情的世界暗面，然後在精神醫學與神經科學的知識幫助下，讓我們再次站立重生，共同邁向一個更安全而無恐懼的世界。

〈具名強推〉

王浩威，知名作家、精神科醫師

呂立，臺大醫院兒科醫師兼兒少保護醫療中心主任

林靜如，律師娘

卓惠珠（花媽），「幫助高功能自閉與亞斯伯格」粉絲專業版主

國際好評

〈專業推薦〉

兒童精神科醫師培理以優美精湛的文筆描述治療情緒發展遲緩及遭受創傷的孩子的經驗，帶領讀者認識：童年時期遭受的壓力與暴力是如何影響發展中的大腦。

他簡單而鮮明地闡述壓力反應與大腦處理心中清晰的事實與影像的機制，而不流於細節或令人困惑。

——《出版者週刊》

培理對於如何扶養潛在反社會人格的兒童略知一二。書中他分享了他從事兒童精神科醫師與童年創傷專家的數十年生涯中遇到的數個案例……是一本關於早期干預行為問題嚴重的兒童以避免反社會人格養成的重要著作。

——《書單》雜誌

探討語言、記憶、信任與選擇的運作，好讀又具教育意義，以極度樂觀的態度批判散播暴力與忽視干預的社會。本書需要且值得父母、教育工作者、決策者、法官與治療專家一讀。

大力推薦！

——《圖書館學刊》星級推薦

十多年來我一直尊敬與推崇布魯斯．培理。他對生長在混亂與虐待環境的兒童的貢獻可說十分引人注目。

《遍體鱗傷長大的孩子，會自己恢復正常嗎？》是幫助我們了解兒童幼年經驗有何關鍵影響的重要工具，讓我們洞察如何幫助持續因忽視而受傷的兒童。

工作上接觸脆弱或問題青少年的人士——社工、法官、保母、高中教師、父母以至政治人物——都能從本書獲得重要觀點。

——羅伯・萊納（Rob Reiner）
「我是你們的小孩」基金會同創辦人

本書可以說是培理醫師最傑出的成就……讓我們有機會解開人類最深層的奧祕：了解為什麼一些孩子長大後變成英雄，另一些卻發展出侵犯成性的反社會人格。

任何想要了解兒童創傷及其中令人心碎的原由的人，都應該要好好閱讀這本書。

——安德魯・維克斯（Andrew Vachss）
暢銷書《隱蔽之市》作者與國家兒童保護協會之創辦人及全國顧問委員

充滿出自富有智慧的治療師與科學家、展現同理心與關懷的故事，有興趣了解孩子們療癒過程的人，都該一探究竟。

——琳恩・龐頓（Lynn Ponton）醫學博士
《走出陽光邊緣》作者

我從沒遇過比培理醫師還要明智、胸襟寬大或精神豐厚的兒童代言人。這本書捕捉了培理醫師的洞見，以及他替悲慘遭遇的兒童發聲的勇氣。

——詹姆斯・賈巴瑞諾（James Garbarino）博士
《迷失的男孩：兒子為什麼變得暴力，以及我們可以如何挽救》作者

在這本悲慘卻非常人性化的著作中，培理與薩拉維茲及時且震撼人心地描述創傷兒童的生活……讓我一翻開就停不下來。

——莎拉・布萊弗・赫迪（Sarah Blaffer Hrdy）
《母性：為人母的本能及其如何塑造人類》作者

多年來，布魯斯．D．培理的作品一直都值得大家的最高讚譽。這本書是他最新的巔峰之作，一本結合科學與人性的傑作。

——喬．杜佛斯金（Joel A. Dvoskin）博士
亞歷桑納大學醫學院助理教授、美國心理學－法律學會會長

引人入勝和樂觀……培理博士是世界級的創造科學家，同時更是富有同理心的治療師。

——瑪莉．派佛（Mary Pipher）博士
《拯救奧菲莉亞》作者

〈讀者迴響〉

★我想不出有什麼人不適合我去推薦這本書！如果你是父母或從事兒童相關工作的人，你一定要閱讀；如果你已經過了十四歲，我也強烈推薦你這本書！

〔KingKongKdub〕

★這本書很激烈，但對任何從事需要與孩子相處的工作的人來說都非常有益，能為大家提供行為的新視角。此外，本書也對任何計畫生孩子或有小孩的人有好處，我多希望我三十年前就讀過這本書。

〔susan brauer〕

★我學到了很多關於在創傷和／或高壓力經歷後兒童發育中的大腦是如何受到影響，身為一名教育工作者，這些資訊非常有價值，並且提醒我，不要讓（受創）學生承受到他們在家裡受到的經歷。我強烈推薦這本書給任何需要與孩子互動、從事跟孩子有關的工作的人。

〔Roses_19〕

★這是一本令人大開眼界的書！我強烈建議任何需要與孩子相處的工作者閱讀，它確實提高了我對不良童年經歷的長期結果的認識和理解水平。此外，它寫得很棒、很棒，你完全不需要成為治療師或精神科醫生才夠能讀懂、理解它——身為一位家長，它確實幫助我去理解了我收養的女兒所表現出來的一些行為。

〔JJ183〕

★培理博士不僅僅是一位精神科醫生，花時間傾聽並治療他的病人，他同時也是一個能夠接受不同意見的「特立獨行者」，願意在需要且必要的時候打破規則，並扮演療癒的「偵探」，而不是只認定自己的主張和專業知識。他在療癒自己的年輕病患時採取這種態度，不僅研究他們的症狀，還去理解他們從出生開始後的人生故事，並依此給予治療——他關注他們大腦的發育並追蹤相關線索。他在執業過程中所學到的東西，對每個人都非常有價值——畢竟，我們都曾是個孩子。

〔bunnyrabbit4〕

★在收養孩子之前，我做了十多年的顧問。其中一年，主要面對的是不良行為兒童的住院治療設施，其中遇到的許多孩子的狀況，都與這本書的故事很類似。我離開，是因為我覺得孩子們需要更多的是愛和溫柔，而不是嚴格的行為矯正計畫。一九九七年，我們收養了一個小男孩，他展現出本書所述的不少行為。我跟著自己的直覺，付出感情與他相處，並鼓勵他成長。所幸，這本書證實了我們做的事是正確的（儘管一些「專家」不這麼認為）……如今，他是一個能夠正常社交並關心他人的年輕人！強烈推薦這本書給其他有收養兒童的父母！

〔M. N. Helminski〕

★精彩！我想每個人都應該閱讀這本書，尤其是學校行政人員、教師和家長！

這本書真確地強調了適當的養育技能的重要性，並引領我們更好地去理解有問題的孩子，以及在家庭和學校中付出更多愛與擁抱的重要性。

〔Kindle Customer〕

★這不僅僅是關於受虐兒童案例研究的另一本書，這是培理博士企圖了解人類大腦發育階段與它們如何受到虐待和忽視影響的旅程，它給我帶來了深刻的希望和個人責任感，可以成為受創孩子（甚至成年人）療癒方案很重要的一部分。我們每一個人，都可以成為這些人所需要的治療社區的一部分！

〔happycamperz〕

★培理博士非常清楚創傷是如何、以及為何影響孩子（和成年人）。他的書在我讀過的其他書中經常被引用，他絕對是他所在領域的專家，在本書中，他透過他的眼睛幫助你了解「情況」。他消除了很多關於兒童的治療和心理健康的神話——早該這麼做了；他非常關心孩子，用任何可能幫助到他們的方法去幫助他們，因為孩子是我們的未來，我們不能像對待丟棄的飾品那般去對待他們，也不能在心理上以輕忽的態度照顧他們。讀完這本書之後，你將會變得更好。所有（成年）人都需要閱讀這本書！

〔Timothy A. Frost〕

附錄

特別收錄　問題與討論

作者聲明

本書敘述的所有經歷皆為真實故事，為確保匿名及保護當事人隱私，我們更改了他們的身分細節。孩子們的姓名也經過修改，而那些名字會被成年的家人認出的孩子也是如此。除了加註星號者，所有其他成人皆使用真實姓名。雖然做了這些必要的變動，我們仍盡可能確實描述每一起案例的基本要素，例如，對話均依照作者的記憶與／或筆記、錄音檔或影片如實描述。

令人遺憾地，這些故事只是我們所能揭露的眾多故事中的冰山一角。過去十年來，我們在兒童創傷學會的臨床小組已治療過一百多名目擊父母遭到謀殺的孩子。我們一直致力於幫助數百位早期遭受體制或父母／監護人嚴重忽視的兒童。我們希望本書能夠展現所述案例的孩童、以及其他許多遭遇類似命運的人們的力量與精神。

二〇一七年改版前言

二〇〇一年春季的某天傍晚，我坐在聖保羅明尼阿波利斯機場裡，聽取手機中的語音信箱。我一整天都在說話；先是在早餐會議上為社區讀者演講，然後教授受虐兒童臨床醫師的全天訓練課程，最後與接待這次訪問的學界同僚會面。說了十四個小時的話，我最不想做的事情是打開手機——裡頭有一堆訊息等著我。我決定只回一通電話，剩下的晚點再處理。

科普作家暨記者瑪亞．薩拉維茲（Maia Szalavitz）想知道我對她正在寫作的故事有什麼想法。我和瑪亞聊過，對她印象很好，她求知欲旺盛、準備充分、很會問問題，在大眾媒體的可能限度內，寫最後一篇報導時也精準掌握了我們談話的脈絡與內容。不同於我遇到的多數記者，她總是閱讀有關報導的重大科學文獻，也願意參考更多資源——她跟一般記者一樣，也有截稿期限要趕。

我不記得我們在電話裡說了什麼，只記得她說：「你應該寫本書。」

「我一直在考慮，但我沒有時間。學者靠論文與補助過活。雖然我有意寫作——也許未來的某一天，但我真的太忙了。」

「我可以幫忙，我們可以一起寫書。」這開啟了促成我們後續合作以及本書的一連串對話。

提筆之初，我們對於新興的創傷學領域將有何發展、有多少人極欲了解創傷對心靈與大腦的影響，或是「創傷知情」照護（trauma-informed，能夠理解、辨認創傷反應行為，並用這些理解來回應個案，防止再度受創）在不久後引起的強烈關注，全都毫無頭緒。我們沒想到，這本書會成為社會學、神經科學、心理學、犯罪學及其他許多科目的大學與研究所課程的教科書。

儘管我們希望能夠發揮影響力，卻沒預期會收到許多受到創傷與忽視的青少年與成人洪水般的回應。父母親、老師、社工、警察、軍隊長官、兒童福利工作者、少年法院官員、法官、教練、精神科醫師、護士、心理醫師、小兒科醫師及幾乎任何與遭遇創傷或虐待的人一起生活或工作的人士，都寫信或來電表示，自己看過這本書，而且將書中的概念運用在他們的工作上。

過去十年中，對發展創傷與「負面童年經驗」（廣泛稱為「ACE」）攸關心理、生理甚至社會健康的意識，從一群相對少數的臨床醫師與學者擴散——幾乎以爆炸性的速度——至公共體系及一般民眾。教育、兒童福利、健康、心理健康、少年司法等的公共與私有體系正積極實行「創傷知情」、「創傷覺察」、「創傷聚焦」及「ACE覺察」的行動，而本書則可幫助讀者有效認識「創傷知情」的許多核心概念、原則與實踐要素。

但是，當我們開始寫書，我並不太清楚自己在做什麼，至少在寫作方面是如此。跟瑪亞不同，我從沒寫過書。我們決定採用臨床記事，當中患者的經歷呈現了大腦、發展或創傷的重要概念。我們試圖在個人故事與科學材料的教學間取得平衡，換句話說，我們希望讀者能夠投入、而且承受兒童創傷的大腦或情緒強度的複雜性；這兩者間僅有一線之隔，而事實證明，對某些讀者而言，這種強度或複雜性太高。因此請留意：**如果你第一次閱讀本書而且曾有過創傷，請注意，本書包含一些令人極度不安的故事。請視情況調整閱讀的步調。**

然而，大部分的人非常能夠接受這樣的平衡。假如在某些時刻，讀者感到難以承受，可以先放下書本，稍後再繼續看下去。我們在寫作中尋找節奏——架構與內文都是。我想強調，我們有意尋找對的情緒強度「劑量」——顯然是讀者的壓力來源，以及同樣可以造成壓力的新奇事物。另外也想指出，我們刻意採取能促成最佳學習的適當步調；刻意創造壓力活化的復原模式，其中包含讀者的適度、可控制與可預測的壓力。但之前我們並不像現在如此了解那些概念。

我與瑪亞都清楚語言的節奏與說故事的力量，但我們選擇跟著感覺走，最後，我認為我們找到了最正確的平衡。在這一版新增的章節中，我們將凸顯經驗的節奏、「劑量」與步調對於建立彈性有多麼重要。過去十年來，我們將這些概念運用在發展、學習、治療、教養及其他改變大腦的刻意過程的同時，也有了比以往還要多的了解。這部分留待之後詳述。

本書第二個重大選擇是依時間敘述臨床治療的插曲。我們認為有必要大致依照時序來呈現這些故事，以反映這個領域的進展及我做為醫師與學者的個人成長。我攻讀神經科學、醫學與兒童及成人精神病學領域的同時，創傷學的一般領域也有所發展。十分注重發展的我，明白理解「歷史」總是有其實用之處——人是如何變成這樣的？這個領域如何發展出現在的樣貌？這個想法是從哪裡冒出來的？假如我知道過去發生什麼事，總是能比較容易理解現在。

撰寫這本書的時候，我大致列出一些概念，對於理解創傷與受虐兒童及理清我在專業發展中首次學到這些觀念與理論的時序而言，這些概念很重要。有了概略的架構，我們開始動筆。寫作過程包含一連串以小時為單位的面談式通話；我住在休士頓，而馬雅住在紐約。我們一週通話一次，在一小時長的電話裡，我不是敘述治療的臨床經驗，就是闡述發展或神經科學的觀念或原則。這些訪談經人錄音、繕打逐字稿，而瑪亞會再編輯、排版、增補並且寄給我複本；我也會加以修改。我們的合作出奇地順利。

書籍出版後，開始有一些正面回饋。我們收到讀者的電子郵件與信件；其中許多人分享有力的童年創傷經驗，有些人感謝這本書幫他們「串起生命中的線索」。這些年來，本書隨著知名度漸高，翻譯成十二種語言出版，而如同先前所提，也用於兒童發展、創傷及其如何影響心理與生理的各種相關課程。

此外，本書概述的臨床問題解決方式——治療神經序列模式——持續引起讀者的強烈興趣。如我們將在新增的最後一章（第十二章）深入討論的，這個方式同樣具有爆炸性。第一次出版本書時，我在兒童創傷學會的同事們是唯一受過訓練、知道如何運用這項模式的人。今日，超過一萬名臨床醫師都在工作中運用同一版本的神經序列模式，直接影響到二十多萬名病患。我們估計，已有超過一百萬名兒童、青少年與成人接觸過治療神經序列模式的某些面向。之所以撰寫這個更新與附有註釋的版本，是為了確保本書能繼續做為實用與精確的來源。十年來，有關童年創傷的研究、實踐、課程發展與政策不斷推進。更新後的版本將：（一）修正與釐清原版的內容；（二）擴充、闡述與更新原版的重要概念與原則；（三）提出相關領域嶄新與大有可為的方向。

同樣地，我與瑪亞再次討論如何以最好的方式來完成這件事。關於本書的壓倒性反饋十分正面；多數讀者很能接受書中敘述與科學之間的節奏和平衡。科學絕大部分依然是精確的。因此，我們決定讓每一章完整無缺（只針對真實內容裡的資料其實已改變的部分進行少許修正）。本書章節最後加入了與每一章相關的系列文章，從我們兩人目前的觀點來反映並評論該章節的關鍵要素。

撰寫這些評論時，我們希望想像自己與讀者們簡短討論閱讀的內容。有時候，這或許會改變你對書中呈現的某個重要的神經科學概念產生的最新想法；在另一種情況下，這也許能詳盡說明與特定案例問題相關的臨床治療或進展。無論如何，這些評論都旨在擴充、更新與闡述書中的內容。

當然，寫作這些短篇章節的過程，我需要回過頭實際閱讀每一章。雖然聽來詭異，但在本書終於出版後，我從來沒有讀過它。毫無疑問地，在與瑪亞寫作及反覆修訂的期間，我一遍又一遍地閱讀每個章節，然而，等到寄出可出版的定稿時，我甚至無法看著這本書。如今十年過去，在某些方面，我從新的角度閱讀每一章。有時候，我對我與瑪亞解釋某件事的方式印象深刻；有時則感到羞愧。現在，我擁有更多知識，擁有更多教授這些概念的經驗——從同事與病患身上學到更多。而我認為可以利用這一點讓讀者的經驗更加完整。

為了符合依照時序的呈現，我們同時也在書末增加了一個新章節及學習指南。這個新章節將時間拉到現代。我們希望藉此釐清重要的核心概念，並且預示此領域的未來走向。新增的學習指南改編自我與同事史提夫．葛萊納（Steve Graner）——退休教師、教育神經序列模式（Neurosequential Model in Education，NME）計畫的負責人——共同著作的教師書卷。我們期望這份指南可以幫助任何希望針對書中重要概念進行更有條理的討論、以及思考如何將這些想法運用在與孩子的互動與治療的人士。

總括而言，更新後的內容、章節補遺、新增章節及學習指南，都旨在確保本書依然是任何有興趣了解童年創傷或受其影響的讀者能獲取最新資訊的來源。

序言

這在今日難以想像，但八〇年代早期我念醫學院時，學者們不太關注心理創傷可能產生的長久危害，創傷可以如何傷害兒童這方面更是乏人問津。過去，學界並不認為創傷與兒童具有關聯。他們認為兒童可以自然地「復原」，天生具備「重新振作」的能力。

當我成為兒童精神科醫師與神經科學家時，目標並不是反駁這項受誤導的理論。但在之後，身為一名年輕的學者，我逐漸從實驗中觀察到，壓力經驗（尤其是幼年時期）可能會影響兒童的大腦。無數動物研究顯示，就連幼年時期遭受看似細微的壓力，也可能對大腦的結構與化學組成、以至行為，造成永久性影響。我不禁思考：為什麼人類不會這樣呢？

隨著我開始進行問題兒童的治療工作，對於這個疑問也更加好奇。不久後我發現，極大多數病患的生活充滿了混亂、忽略與／或暴力。顯而易見地，這些兒童沒能「重新振作」，否則他們不會被帶來兒童精神科求診！他們受創傷所苦，譬如遭到強暴或目擊謀殺事件。假使他們長大後具有精神問題，這些症狀肯定會被多數精神科醫師診斷為創傷後壓力症候群，然而，這些孩子的受創經歷卻遭到忽視，並且「碰巧」發展出憂鬱症或注意力不集中等通常需要用藥物治療的症狀。

當然，精神病學直到一九八〇年才引入創傷後壓力症候群的診斷。起初，學界認為這是罕見病症，只會發生在無法承受戰爭經歷的少數軍人身上。但很快地，相同的症狀——關於創傷事件的侵入性想法、記憶閃現、睡眠失調、不真實感、易受驚嚇、極度焦慮——開始出現在倖存的強暴受害者、天災難民及曾經發生或目睹過生命意外或傷害的目擊者的陳述之中。

今日，據信至少有七％的美國人患有這種症狀，而大部分的人也熟知創傷會造成深遠影響的觀念。從九一一恐怖攻擊到卡翠納颶風造成的餘波，都顯示災難事件會在人心留下難以磨滅的印記。如今我們知道——如我的研究及許多其他相關論文指出的——這種創傷實際上對兒童的影響遠比對成人還要重大。

我把了解創傷如何影響兒童及開發創新的解決方式當做畢生職志。一直以來，我致力於治療與研究遭遇某些想像中最駭人經驗的孩童，從美國德州韋科鎮（Waco）大衛支派的大火慘案中的生還者、遭到遺棄的東歐孤兒、到種族屠殺的倖存者都有。我也協助法院根據受虐兒童的被迫指控，爬梳受誤導的「撒旦儀式虐待」案件。我盡己所能地幫助那些目睹父母親遭到謀殺、以及長年受到禁錮的孩子們。

雖然大多數的孩子永遠都不會面臨我許多病患經歷的可怕遭遇，但很少有兒童徹底遠離創傷。根據保守估計，約有四成的美國兒童在十八歲前會至少發生一次具潛在創傷性的經驗：包含父母或手足的死亡、持續的肢體暴力與／或疏忽、性虐待、嚴重意外、天災、家庭暴力或其他暴力罪行。

光是二〇〇四年，政府兒童保護機構就收到大約三百萬起兒童受虐或疏於教養的正式通報案件；其中，約有八十七萬兩千起案件確有其事。實際受到虐待與忽視的兒童數量肯定比這個數字高出許多，因為多數案件從未被通報，一些真實案件也未能充分確證以利採取正式行動。

一項大規模的調查中，約有八分之一的十七歲以下兒童在過去一年裡經通報受到成人的嚴重虐待，而且大約二十七％的成年女性與十六％的成年男性在童年時期曾經遭到性迫害。一九九五年的全國調查中，六％的人母與三％的人父甚至承認曾經毆打自己的孩子至少一次。

此外，據信一年有高達一千萬的美國兒童遭到家暴，而每年有四％的十五歲以下在美兒童失去父親或母親。每年約有八十萬名孩童接受扶養，還有數百萬個孩子是天災與重大車禍的倖存者。

我無意暗指這些孩童在往後人生中全會受到不幸經歷的嚴重「傷害」，但根據最保守的估計，在任何時候，超過八百萬名美國兒童正面臨嚴重、可診斷與創傷相關的精神問題，還有數百萬人經歷程度較輕微卻同樣痛苦的後果。

創傷事件之後，約莫三分之一的受虐兒童會出現一些明顯的心理問題——不斷有研究顯示，即便是看似單純為「生理」的問題，例如心臟病、肥胖及癌症，也愈有可能影響創傷兒童往後的生活。在創傷事件的當下與事後，成年人對兒童的回應可為最終結果帶來重大影響——無論好壞。

這些年來，針對創傷如何影響孩童及如何能幫助他們走出創傷，我的實驗室及許多其他人的研究提出比以往更為豐富的見解。一九九六年，我成立兒童創傷學會，聚集多位跨領域專業人士致力於改善高風險兒童及其家人的生活。目前我們持續從事臨床治療，也還有很多東西要學，但最主要的目標是利用現有知識來治療病患。

我們訓練在工作上會接觸兒童的人士——無論是父母、檢察官、警察、法官、社工、醫生、決策者或政治人物，去了解如何以最有效的方式將創傷影響減到最低與將復原機會最大化。我們也諮詢政府機關及其他團體的意見，來幫助這些人士實行處理這些問題的最佳做法。我和同事們到世界各地出差，與許多父母、醫生、教育工作者、兒童保護工作者、執法官員及立法機構與關係企業領袖等高層股東面談。本書是我們努力的一部分。

在本書中，你將會遇到一些帶我深刻認識創傷如何影響兒童的孩子們。你也會了解，如果他們想構築健康的生活，我們——孩子的父母與監護人、醫生、政府——需要提供什麼事物。你將會看到，創傷經歷如何在孩子身上留下痕跡、如何影響他們的人格與生理和情緒成長的能力。你將會遇到我的第一位病人蒂娜，她的受虐經驗讓我認識到創傷對於兒童大腦的影響；你將會遇到在三歲時不得不加入證人保護計畫的勇敢女孩珊蒂，她讓我認識到允許孩子自己控制治療面向的重要性；你將會遇到令人難以置信的男孩賈斯汀，他向我證明了兒童可以從難以形容的剝奪中復原。

每一個我治療過的孩子，無論是信奉大衛教派、在相互照顧中得到慰藉的孩童、獲得安全感與關愛才會長大的蘿拉，或是在一年級同學的接納下重生的俄國孤兒彼得，都幫助我和同事們在創傷治療領域做出一點貢獻，讓我們能進一步治療受創兒童及他們的家人。

這份工作帶領我們在人們最絕望、孤單、傷心、害怕與受傷的時候，走進他們的生活，但本書敘述的故事大多是成功的案例——意即找回希望、順利存活與贏得勝利的故事。出乎意料地，我們在邪惡心靈留下的情緒屠殺中迷失的時候，也會發現最美好的人性。

最終，孩子如何通過創傷的生理、情緒或心理考驗，取決於他們周遭的人們——尤其是他們應該要能信任與依賴的成人——是否在身旁給予關懷、支持和鼓勵。火可以帶來溫暖，也能熾熱猛烈；水可以澆滅烈焰，也能氾濫滔天；風可以輕柔宜人，也能凜冽刺骨。人類的關係也是如此：我們可以創造或毀滅、教養或恐嚇、互相傷害或療癒。

在本書中，你將會讀到關於不平凡孩子們的故事，這些經歷有助我們更加了解人類關係的本質與力量。儘管許多個案的經歷比多數家庭將會面臨的遭遇還要極端得多（謝天謝地），但他們的故事可教育所有的家長，讓他們知道如何幫助孩子解決生命中無可避免的壓力與負擔。

與受創或受虐兒童一起面對創傷，也讓我仔細思考人類的本性及人類與人性之間的差別。人必須學習如何變得有人性，這個過程——以及它有時會以何種方式嚴重出錯——是本書探討的另一個面向。

書中的故事探究同理心——以及相對地，那些可能導致殘忍與冷漠行為的性格——發展的必要條件。這些故事揭露孩子們的大腦如何在周遭人們的影響下發展與成形，也顯現無知、貧窮、暴力、性虐待、混亂與忽視如何破壞發展中的大腦與未成熟的人格。

長久以來，我一直想了解人類的發展，尤其是釐清為何有些人長大後會變成具生產力、負責任與善良的人，其他人卻藉由對他人施加更多暴力來回應自己遭受的虐待。這份工作讓我學到許多有關道德發展、罪惡的根源，以及基因傾向與環境影響如何塑造重大決定的知識，而這些決定會進而影響我們後來的選擇，最終影響我們的人格。我不認為暴力或傷害的行為有「虐待的藉口」，但我發現，一些童年時期出現的複雜互動會影響人們設想選擇的能力，而這樣的影響之後可能會使我們無法做出最好的決定。

創傷治療的工作引領我來到精神與大腦的十字路口，來到人們做出選擇與經歷影響的交叉點，而這些選擇與影響決定了我們是否會發展出仁慈與真正的人性。我在本書中分享了一些從那當中學到的事物。書中的孩子們儘管感到痛苦與恐懼（還有很多人跟他們一樣），卻展現巨大的勇氣與人性，並帶給我希望。從他們身上，我學到許多關於失去、愛與重生的道理。

這些孩子讓我學到最重要的經驗與每個人都息息相關。因為，要了解創傷，我們需要認識記憶。為了認知孩子們如何恢復健康，我們需要了解他們如何學習去愛、去克服挑戰，以及壓力如何影響他們。認清暴力與威脅對愛人與工作的能力造成的有害影響，我們便能更加了解自己並且扶助生命中遇到的人們——尤其是兒童。

Chapter 1

蒂娜的世界

銘刻在大腦裡的創傷

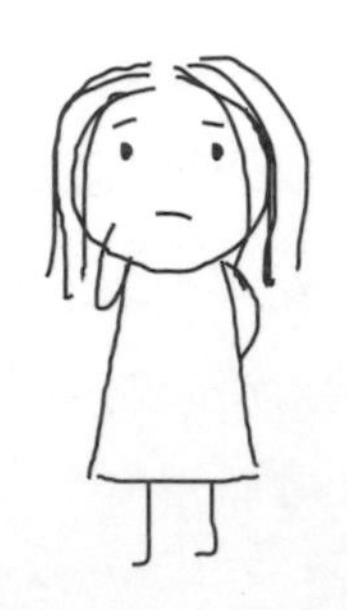

蒂娜是我第一位診治的小病人。我們第一次碰面時，她才七歲，她坐在芝加哥大學兒童精神分析診所外的候診室，小小的身軀看來弱不禁風，與妹妹一起窩在媽媽懷裡，忐忑不安地等著見新醫生。我帶她進看診室並把門關上。我想我們兩人都很緊張，一個是九十多公分高、一頭辮子綁得紮實工整的非裔美國小女孩，一個是身長近一百九十公分、留著雜亂長髮的白人男子。她坐在沙發上，從頭到腳打量了我一會兒。接著，她走過來爬到我的大腿上，依偎在我身上。

她的舉動讓我感到窩心。我心想，真是個可愛的小孩。但是，我很快便發現自己錯了！她微微調整了一下姿勢，手伸進我的褲襠，想拉開我的拉鍊。當下，我的情緒從原本的焦慮，瞬間轉變成悲傷。我抓住她的手，從我的大腿移開，然後小心翼翼地將她抱起來，讓她站好。

替蒂娜看診前的那天早上，我已先看過她的病歷。說是病歷，其實只是一小張紙，上頭寫著院內值班護士與她進行電話訪問的記錄。蒂娜與媽媽莎拉及兩個弟弟妹妹同住，在學校老師的堅持下，莎拉之前就曾帶蒂娜到兒童精神科求診。根據老師的說法，她在學校會「攻擊」同學，以及做出「不當行為」，像是脫衣服、打人、講髒話，還有慫恿同學撫摸彼此的性器官。而且，她上課不專心，常常不聽老師的話。

病史中最相關的一點是，她從四歲開始，有整整兩年都遭到保母十六歲的兒子性侵。媽媽莎拉上班期間，她與弟弟麥可就由保姆看顧，一有機會，保母的兒子就會對他們做出猥褻的行為。莎拉是單親，經濟狀況不好，又不能領救濟金，因此找了份便利商店的工作養家。由於收入微薄，她只能拜託鄰居幫忙照顧小孩，再給點錢略表心意。這個鄰居經常會出門辦事，並叫兒子幫忙看著兩個小孩。不幸地，這個變態的青少年把兩姊弟綁起來，強暴他們、用異物捅他們的肛門，還威脅要是說出去就殺了他們。終於，有天他被媽媽逮個正著，才終止這樁虐待慘案。

事發後，雖然莎拉不再請鄰居幫忙，但傷害已經造成（那名青少年遭到起訴，法官判他接受心理治療，不須坐牢）。一年後，蒂娜的問題愈趨嚴重，莎拉走投無路，只好帶她來我的門診。不過，其實我完全沒有治療過受虐兒童。

/ /

我一邊拉著她，一邊溫柔地說道。她似乎很困惑，不知道自己做錯了什麼，擔心我會不會生氣。她用深褐色的眼睛直盯著我看，急著從我的表情和舉動看出些什麼，並從我說話的語調了解現在是什麼情況。我的行為不像她之前遇到的男人；她以為男人只喜歡玩弄她的身體。在她的生活中，沒有慈愛的父親、沒有會買東西給她的爺爺、沒有寵愛她的舅舅，也沒有能夠保護她的哥哥。她遇到的男人只有媽媽下流齷齪的男友，以及強暴她的鄰居哥哥。經驗告訴她，男人只想要性，不是要她脫衣服、就是要媽媽脫。依這種觀點看來，她以為我也想要她的身體。

我該怎麼做？一週一小時的治療，要怎麼改變病人受多年經驗所深植的行為或信念？我沒有受過處理這種情況的經驗與訓練。我不了解這個小女孩。她是否都以對方想與她發生關係的想法來與別人互動，即便對成年女性和女孩也是如此？這是她知道如何交朋友的唯一方法嗎？她在學校做出的侵略與衝動行為是否與這有關？她會不會覺得我在拒絕她，而這可能會對她造成什麼影響？

當時是一九八七年，我在芝加哥大學醫學院兒童青少年精神科擔任研究員，才剛開始接受最後兩年的美國頂尖醫學訓練。畢業後，我受過近十二年的研究員訓練。我分別擁有醫學博士與博士學位（MD及PhD，在美國，從醫學院畢業的人可獲得MD頭銜，若再多花三至五年取得PhD——博士學位後，則具備從事醫學研究、醫學教師的資格），已經完成一般精神科住院醫師的三年實習，並成立一間基礎神經科學研究實驗室，研究腦部的壓力反應系統。我對腦細胞、大腦系統、及其複雜網絡與化學作用已有一定的了解，多年來試圖了解人類的心智。而經過這一切，此刻我能做的是：和她一起坐在辦公室的小桌子前面，給她幾支蠟筆與一本著色簿。

她翻了一下著色簿，「我可以塗這一頁嗎？」她小聲地問，顯然，她不確定該如何面對這種陌生的情況。「當然可以。」我告訴她。

「這個女孩的裙子應該要塗藍色、還是紅色？」我問蒂娜。

「紅色。」

「好了。」她把本子拿給我看。「很棒。」我說，她露出微笑。接下來四十分鐘，我們並肩坐在地上靜靜地著色，不時向對方借蠟筆，看對方畫得怎麼樣，試著適應與陌生人相處。治療結束時，我陪蒂娜走回候診室。她的母親抱著小寶寶，正在跟四歲的兒子說話。莎拉向我道謝，我們約了下星期的治療。他們離開後，我知道我得跟經驗比我豐富的督導員談談，想想如何幫助這個小女孩。

/ /

在精神科訓練的領域裡，督導這個詞彙容易引起誤解。我在當內科實習醫師的時候，不管是學習如何放置中央靜脈導管、施行心肺復甦急救或是抽血，都會有比我年長、更有經驗的醫師在旁邊教導我、責罵我或幫助我。我往往會得到立即——通常為負面——的反饋。儘管我們的確按照「觀看，示範，教學」的方式學習，比較資深、有經驗的臨床醫師總會在我們旁邊，在實習醫師與病患進行的任何互動中適時提供協助。

精神科並非如此，身為受訓的研究員，我在面對病患、或是病患及其家人時，幾乎都是獨自一人；與病患會面（有時是好幾次）後，再與督導討論案例。訓練過程中，一位兒童精神科研究員基本上會有數名督導指點臨床工作。通常，我會與好幾位督導討論同一個孩子或同一個問題，蒐集不同的想法，並從他們各式各樣、但願是互補的見解中汲取治療的高見。這是個有趣的過程，讓我得到許多幫助，但也存在一些明顯的缺點，是我在不久後發現的。

我與第一位指導教授羅伯特・斯坦恩*（本書中，後面加註*符號的姓名均為化名）討論蒂娜的案例。他年輕、認真、聰明，專攻心理分析領域。他留有落腮鬍，穿著打扮似乎從來都沒變過：黑色西裝、黑色領帶與白色襯衫。他顯得比我聰明太多了。對於這個案例，他說了好幾個精神病學的術語：「母體內攝作用」、「客體關係」、「反移情」及「口腔期滯留」。

每當他引述這些理論的時候，我都看著他的眼睛，裝出一副嚴肅與認真的模樣，點頭應和，彷彿他的話釐清了我的疑問一樣，「噢，是的。好，我會記住。」但其實我心想：「他到底在說什麼啊？」

我簡單扼要地描述了蒂娜的症狀、經歷、家庭、同學與老師的抱怨，以及第一次治療的重要細節。羅伯特・斯坦恩一邊聽、一邊寫筆記。我報告完畢，他說：「那麼，你認為她有什麼問題？」

我毫無頭緒，支支吾吾地說：「我不確定。」醫學訓練教導年輕醫師要表現得比實際上還要聰明，而我對於這個案例的症狀一竅不通。斯坦恩教授看出我一概不知，於是建議我去參考精神病診斷指南《精神疾病診斷與統計手冊》（Diagnostic and Statistical Manual，DSM）。

當時，那本書是《精神疾病診斷與統計手冊第三版》。這本手冊約每十年會修訂一次，更新關於精神疾病的研究與新觀念。這個過程依照客觀原則進行，但非常容易受到社會政治及其他非科學進程所影響，舉例來說，《精神疾病診斷與統計手冊》一度將同性戀視為一種「疾病」；但它至今最大的問題是根據症狀逐條列出所有精神疾病。這就像是完全不懂電腦硬體或軟體的委員所寫的電腦使用手冊，依據電腦發出的聲音，來判斷故障的原因與維修方式。我的研究與訓練告訴我，「機器」的系統——也就是人的大腦，非常的複雜。因此在我看來，相同的「輸出」，可能是好幾種不同的問題造成的。然而，《精神疾病診斷與統計手冊》沒有顧慮這麼多。

「所以，她不專心、不守紀律、容易衝動、不服從、反抗師長、拒絕聽從指揮、愛作對，與同學相處也不融洽。她符合注意力缺失症與對立反抗症的診斷標準。」斯坦恩教授表示。

「是啊，我也猜是這樣。」我說。但其實我還是覺得哪裡不對勁。蒂娜的症狀不只如此，或者與這些診斷標籤描述的有些不同。依據我對大腦的研究，牽涉控制與集中注意力的系統特別複雜，我還知道，許多基因與環境因素也會影響注意力。基於蒂娜的「不服從」行為可能是遭受的傷害所致，替她貼上「反抗」的標籤豈不是走錯方向？而使她以為公然與成人和同學發生性行為不足為奇的精神錯亂，又該如何解釋？她又為什麼會言語遲緩？假如她患有注意力缺失，受虐的經歷有可能是了解如何治療這種病患的重要線索嗎？

然而，我並沒有提出這些問題。我只是看著斯坦恩教授點頭，假裝有聽進去他說的話。「你研究一下注意力缺失症的精神病藥物，下禮拜我們再來討論。」他這麼建議。

我離開斯坦恩教授的辦公室，感到困惑與失望。這就是身為兒童精神科醫師的感覺嗎？我接受一般（成人）精神科醫師的訓練，熟知督導的限制，也清楚診斷方式的侷限，但我對於自己手上案例的普遍問題卻一無所知。他們被社會排擠、發展遲緩、受到嚴重傷害，被帶來求診、好讓我們「修復」他們的症狀，但是以我們手邊可利用的工具而言，我不認為有可能解決這些問題。一個月幾個小時的輔導與處方藥物，怎麼有辦法改變蒂娜的想法與行為？斯坦恩教授真的相信，利他能（Ritalin，有助於穩定注意力的一種精神病藥物）或其他注意力缺失症的藥物可以解決這個小女孩的問題嗎？

幸好我還有一位督導，他是一位睿智且不可思議的學者、精神醫學領域中真正的巨人——雅爾．戴羅德（Jarl Dyrud）。他和我同樣來自北達科他州，我們一見如故。戴羅德教授與斯坦恩教授一樣，也屬於精神分析學派，不過，他還擁有多年試著了解與幫助人們的臨床經驗。他不只運用佛洛伊德的理論，也把那些經驗融入自己的觀點。他專心聽我描述蒂娜的情況，我說完後，他對我微笑地問：「你享受和她一起著色的過程嗎？」

我想了一分鐘，說：「是呀，很好玩。」

戴羅德教授說：「這是個很好的開始。還有呢？」我列舉蒂娜的症狀，以及大人們對她不當行為的抱怨。

「不，不是的。告訴我關於她的事情，而不是她的症狀。」

「你的意思是？」

「她住哪裡？她的家是什麼樣子？幾點上床睡覺？一天當中會做哪些事情？跟我說說她的事。」

我坦承自己完全不知道這些事情。他建議我：「那花點時間了解她吧，不要只研究她的症狀，看看她過著什麼樣的生活。」

之後幾次的門診中，我和蒂娜一起著色或玩簡單的遊戲，聊聊她喜歡做哪些事情。當我問像蒂娜這樣的孩子長大後想做什麼，他們的答案通常是「如果我長大……」因為他們在生活環境中親眼目睹過太多真實的死亡與暴力事件，不知道自己會不會有長大成人的一天。

在我們的對話中，蒂娜有時會告訴我她想當老師，有時會說她想當美髮師，她這個年紀的女孩本來就會有經常改變心意的願望。但是當我們進一步討論這些目標時，我花了一些時間才讓她認清，未來是可以計畫的、可以預測甚至改變的事情，而不是一連串發生在她身上不可預知的事件。

我也跟蒂娜的母親談過她在學校和家裡的行為問題，對她的生活有更多的了解，其中當然也包含她在學校的日常作息。不過，蒂娜與弟弟放學回家後，要等好幾個小時媽媽才會回來。莎拉要孩子們放學後打電話報平安，跟他們說，萬一發生什麼事，可以去找附近的鄰居求助，但她不想再請保母，以免孩子又遭到虐待。因此，他們會獨自待在家，通常會一邊看電視、一等媽媽回家。莎拉承認，姊弟倆因為之前的遭遇，有時候會玩弄對方的性器官。

莎拉不是疏於管教孩子的母親，但為了扶養三個幼兒努力工作，經常讓她精疲力竭、喘不過氣、覺得沮喪。任何父母在面對家中受到創傷的孩子時，一定都會承受龐大的壓力。莎拉沒有什麼時間可以陪孩子玩，連相處的時間都很少。像這樣的窮困家庭，經常會有一些迫切的需求，可能是經濟、醫療或情緒的緊急狀況，如果沒有及時得到協助，問題就會一發不可收拾，例如無家可歸、失業或負債累累等。

莎拉每次帶蒂娜來治療，一看見我就會對我微笑。蒂娜治療的這一個小時，是莎拉一個禮拜中唯一能專心陪伴孩子們的時候。蒂娜會先跑到診療室，而我會先跟她弟弟玩一下（他在另一個時段接受另一位醫師治療）、逗她妹妹。等他們在候診室坐定後，我便回診療室找蒂娜，而她會坐在小椅子上等我。

「我們今天要做什麼？」她會一邊看著她從架子上拿下來放在桌上的遊戲、著色簿和玩具，一邊這麼問。她滿懷期待地看著我時，我會假裝想不出來要做什麼事；我會盯著桌上的一款遊戲，說：「嗯。來玩『外科手術』如何？」她會高興地說「好！」便開始玩遊戲。

我慢慢灌輸她一些新概念，例如等待，還有決定做什麼之前先想一下。偶爾她會主動分享一些經歷和期待或害怕的事情，而我會問她問題，了解整個情況，然後我們繼續玩遊戲。一週又一週過去了，我一點一滴地愈來愈了解蒂娜。

/ /

然而，那個秋天，蒂娜有好幾個禮拜連續幾次就診都遲到。由於預約的時間只有一小時，這有時意味著我們只有二十分鐘治療時間。在一次向斯坦恩教授回報治療進展時，我不小心提到這件事。他驚訝地盯著我看，似乎有些失望。

「你認為這是什麼原因？」

「我不確定，我覺得可能是她的媽媽忙不過來。」

「你必須找出原因，了解她為什麼抗拒治療。」

「噢，好的。」我心想，他到底在說什麼？他是認為蒂娜不想來接受治療，所以故意要莎拉遲到嗎？「你的意思是，蒂娜在抗拒治療，還是她媽媽的問題？」我問。

「孩子受到傷害，都是這個媽媽的問題。這個孩子正逐漸引起你的注意，而她母親可能不喜歡這樣，她也許希望蒂娜不要被治好。」他說。

「噢。」我回答，不知道該怎麼想。我知道心理分析師經常將病患遲到解讀成「抗拒」改變的信號，但我開始覺得這樣的論點有點荒謬，尤其是就這個案例而言。這個觀點並未考慮到實際的偶發情況，也似乎過於怪罪蒂娜的母親，就我所知，她盡全力想幫助女兒。她到診所的交通並不方便，要到這裡，她必須搭三班公車，而在芝加哥的寒冬期間，公車經常誤點；她沒有聘請任何兒童看護，因此來診所都必須帶上三個孩子；有時她還得借錢搭公車。在我看來，她在如此艱困的處境下，已盡了最大的努力。

之後不久，某個冷颼颼的夜晚，我在離開診所時看到蒂娜與家人正等著搭公車回家。他們站在黑暗中，雪花在昏暗的街燈光線下緩緩飄落。莎拉抱著嬰兒，蒂娜與弟弟坐在公車站暖爐下方的長凳上緊偎著彼此、手牽著手，他們的腳碰不到地面，一起慢慢地盪來盪去。六點四十五分，空氣冷得刺骨，他們至少要再一小時才能回到家。我把車子停在他們看不到的地方，看著他們，希望公車快點出現。坐在溫暖的車子裡望著他們，我的內心升起一股罪惡感。我想，我應該載他們一程，但精神科非常重視病患與醫生之間的界線，認為這兩者之間應該要有一道不可攻破的牆，一條在通常缺乏如此明確架構的生活中嚴格劃分醫病關係的界線。我一向覺得這個原則有道理，但就像許多從中產階級神經症成人患者的治療經驗中發展出的觀念，這似乎不適用眼前的情況。

最後，公車來了。我鬆了一口氣。下個星期，我結束治療課程後等了很久才到停車場取車。我試著告訴自己，我是因為在處理文件才這麼晚下班，但其實是不想再看到蒂娜一家站在寒風中。我不停想著，在寒冷的天氣中順路載某人回家如此簡單的人性舉動，哪裡錯了。這麼做真的會干擾治療？我反覆思考，但一直傾向釋出善意的那一邊。對我而言，真摯體貼的行為似乎比任何刻意裝出來、克制情緒的態度（通常是「治療」的特色）更能發揮治療的作用。

時值芝加哥的嚴冬，天寒地凍的。我最後告訴自己，如果再看到他們一家人，就載他們一程，這麼做並沒有什麼不對。十二月的一個晚上，我下班開車經過公車站時，看到他們在那裡。我提議載他們回家，起初莎拉婉拒我的好意，說她路上還得去一下雜貨店。我心想，一不做二不休，表示可以載他們到雜貨店。她猶豫了一會兒才接受，一家四口擠進我開的豐田卡羅拉。

從醫學中心開了幾公里遠之後，莎拉指向街角的一家店，我把車停在旁邊。她抱著熟睡的嬰兒，看著我，不知道是否該把三個小孩全都一起帶進店裡。

「來吧，我抱小寶寶。我們在這裡等。」我果斷地說。

她進去店裡約十分鐘。我和孩子們聽著收音機，蒂娜跟著音樂哼歌。我只希望寶寶不會被吵醒，我慢慢地搖她，學莎拉哄她睡的樣子。莎拉走出店裡時，手上提著兩大袋東西。

「不要碰裡面的任何東西。」她一邊對蒂娜說，一邊把袋子放到後座。

抵達她們家時，我看著莎拉費力地下車、穿過人行道上厚疊的積雪、兩手分別拎著嬰兒、錢包與一袋生活用品。蒂娜試著拿另一袋雜物，但東西太重了，她滑了一跤跌進雪堆裡。我下車幫蒂娜與莎拉拿那兩袋東西，

「不用了，我們拿得動。」她堅持。

「我知道你們拿得動，但今天晚上還是讓我幫忙吧！」她看著我，不知道該如何是好。我想她可能擔心我不是出自善意、另有企圖。她看起來很尷尬，我也覺得為難。不過，我依然覺得應該要幫忙。

我們一起爬到三樓。蒂娜的母親拿出鑰匙，開了三道鎖，完全沒有吵醒在睡夢中的寶寶。我心想，這個單親媽媽真辛苦，隻身一人扶養三個小孩，沒有錢，工作有一搭沒一搭，而且通常是單調的工作，也沒有住得近的親戚可照應。我手拎著兩袋東西站在門檻處，不想進去打擾。

「你可以把東西放在桌上。」莎拉邊說邊走到套房裡將嬰兒放在靠牆的床墊上。我和餐桌之間隔了兩步的距離，放下袋子，我瞥了一下房間。沙發正對面擺了一臺電視和一張小咖啡桌，桌上有幾個杯子和用過的碗盤。靠近小廚房有張小桌子和三張不搭調的椅子，桌上放了一條吐司與一罐花生醬。地上有一張雙人床墊，毛毯與枕頭整齊地疊在角落，衣服和報紙散落各處。牆上掛著一張民權運動領袖馬丁．路德．金的照片，兩邊分別是蒂娜與弟弟畫的學校圖片，色彩鮮豔。另一面牆上掛著莎拉與嬰兒的照片，照片有點歪斜。公寓裡還滿暖和的。

莎拉尷尬地說：「謝謝你載我們一程。」我跟她說，一點也不麻煩。我當下也覺得非常困窘，走出公寓時說：「下禮拜見了。」蒂娜向我揮揮手。她和

蹣跚學步的弟弟將袋子裡的東西拿出來放好。他們比許多我見過家境優渥的孩子還要乖巧；但我想，他們應該不得不如此。

回家路上，我經過芝加哥一些貧窮的社區。我覺得罪惡，我擁有這麼多運氣、機會、資源與天賦，居然還抱怨工作太多或付出後沒得到應有的收穫。同時，我覺得自己更加了解蒂娜了。她生長在與我截然不同的世界裡，從某種角度來看，那一定與她來尋求治療的問題有關。我不清楚她的問題是什麼，但我知道，**她的情感、行為、人際關係與健康狀況，都受到成長與生活的環境所影響。**

/ /

之後，我當然不敢跟任何人提起我載病患與她家人回家的事，更糟的是，我還半路停在店門口並幫忙拿東西。然而，有一部分的我並不在意，我知道我做了對的事情，無論如何，都不該讓帶著兩個小孩與一個嬰兒的年輕母親就那樣站在寒風中。

我等了兩個星期，在下一次與戴羅德教授的會面中坦白了這段經歷。「我看到他們在等公車，天氣很冷，於是我載他們回家。」我緊張地說著，注意他的臉色，如同蒂娜觀察我的表情那樣。他笑著聽我娓娓道出我逾矩的經過。

我說完時，他拍拍手，說：「很好！我們應該對每一個病患都進行家庭訪問。」他笑著靠在椅背上，「再跟我多說一點。」

我很驚訝。戴羅德教授臉上的笑容與愉悅，瞬間將這兩週令我不安的罪惡感一掃而空。他問我從中學到什麼，我告訴他，在那間小公寓裡，我更清楚蒂娜及她家人所面臨的困難，了解的程度比任何現場治療或輔導得到的還深刻。

在我第一年的兒童精神科研究員訓練的後期，莎拉一家人搬到另一間公寓，地點更靠近醫學中心，坐一班二十分鐘的公車就到了。他們不曾再遲到，不再有所謂的「抗拒」。我與蒂娜依舊一週面談一次。

/ /

戴羅德教授的智慧與指導持續給我許多自由。他與其他曾啟發過我的老師、醫師與學者一樣，也鼓勵我去探索、挖掘與反思，但最重要的是，他賦予我挑戰現有信念的勇氣。從每個良師益友身上一點一滴地汲取寶貴經驗，我開始發展出一套治療方式，試圖將情緒與行為問題解釋成大腦內部失能的症狀。

一九八七年，兒童精神醫學尚未引進神經科學的觀點。事實上，在八〇年代開始發展、並於九〇年代（「腦部研究的十年」）蓬勃成長的大腦及大腦發育研究，當時還未出現，更別說是影響臨床實踐了。

非但如此，許多心理學家與精神學家還積極反對從生物學的觀點來看待人類行為。他們認為這種方法不但機械論，而且沒有人性，將行為歸納成生物機制，彷彿每一件事都是基因造成的，完全排除了自由意志與創意，也不考慮貧窮等環境因素。有人甚至將演化論視為退化的種族主義與性別歧視理論，指他們試圖把不平等的現狀合理化，將人類行為與動物本能混為一談。

由於我才剛踏入兒童精神醫學領域，還不認為自己擁有足夠獨立思考、消化與正確解讀所見現象的能力。如果在其他擁有傑出地位的精神學家、明星學者以及我的良師之中，沒有任何人在研究精神醫學與神經科學的關聯，我的這種想法又怎會是正確的？

幸好，戴羅德教授與幾位良師支持我在蒂娜及其他病人的臨床診療中，採取神經科學的觀念。蒂娜的大腦發生了什麼事？她的大腦有哪裡與眾不同，使她比同年齡的女孩更衝動、更不容易專心？她在幼年時期遭遇種種不正常的性經驗時，快速發育的大腦受到哪些創傷？貧窮的壓力是否對她有影響？她又為何會有語言發展遲緩的問題？戴羅德教授過去經常指著自己的頭對我說：「答案在腦袋裡的某個地方。」

/ /

我在大一時接觸神經科學的領域。我在大學的第一位指導教授是舉世聞名的神經內分泌學家西摩・列文（Seymour Levine），他在壓力對大腦發育早期的影響方面做過開創性的研究，而這些研究形塑了我之後的所有觀點，讓我了解發育早期受到的影響，如何在腦部留下終生的印記。

列文做了一系列的實驗，研究老鼠重要的荷爾蒙系統受到壓力時會如何發展。他的團隊研究顯示，這些老鼠雖然在幼年時期只有短暫受到壓力，重要荷爾蒙系統的機制與功能仍有可能劇烈轉變。如同演化論所預測的，生物不只是依照無法改變的基因組成發展，對於周遭的世界也很敏感。在一些壓力期間只有幾分鐘的實驗中，人類觸摸幼鼠的少數時刻會帶給牠們高度的壓力，不過，這種發生 ***在大腦發育關鍵時期的壓力經驗，雖然為時非常短暫，卻會對壓力荷爾蒙系統造成持續到成年期的轉變****。*

從我正式踏入神經科學領域開始，我就注意到早年經驗的變革性影響。這成為一個模板，供我比較所有之後學到的觀念。

在實驗室裡，我常常會想到蒂娜與其他我治療過的兒童。我會強迫自己思考：我知道什麼？遺漏了什麼資訊？我能找出已知與未知之間的任何關聯嗎？我的治療能讓這些孩子的生活有任何變化嗎？想到這些病患時，我也會思考他們的症狀：為什麼特定的問題會發生在這個孩子身上？什麼有助於改變他們？他們的行為是否能藉由我與所屬領域的其他科學家們對於大腦運作的知識來解釋？例如，研究神經生物學的關聯——親子關係——能否解決母子問題？佛洛伊德提出的移情作用（病患將自己對父母的感受投射到其他關係中，尤其是他與治療師的關係）等概念，能否透過大腦功能的研究來解釋？

我認為這其中一定有關聯。正是因為我們無法描述或尚未理解，大腦內部的運作與每一種人類的現象和症狀之間，一定存在著相互作用。畢竟，大腦是調解所有情緒、思想與行為的器官，相較於人體的其他特化器官——例如心臟、肺部與胰臟等，大腦負責的功能複雜許多，高達數千種。你想出好點子、墜入愛河、在樓梯上跌倒、爬樓梯時上氣不接下氣、陶醉在小孩的笑容裡、聽到笑話捧腹大笑、覺得飢餓或是飽足等，這些經驗與你對這些經驗的反應，都由大腦所調節。由此推斷，蒂娜的語言障礙、注意力不集中、行為衝動及關係異常的問題，也與她的大腦有關。

不過，是大腦的哪個部分呢？解開這個問題，能否幫助我更有效地治療她呢？蒂娜的腦部、神經網絡與神經傳導系統，哪些區域調節不佳、發育不良或運作異常？而我可以如何利用這些資訊來改善治療？為了解答這些問題，我必須從我已經知道的部分著手。

大腦不可思議的機能能力來自令人嘆為觀止的結構。人體有八百六十億個神經元（即腦細胞），每一個神經元具有同等重要、名為神經膠質的支持細胞。大腦的發展過程中，從子宮內的胎兒活動、到初期的成人階段，這些組成複雜的細胞（種類不計其數）都必須歸類到專屬的網絡，形成無數個錯綜交織且高度分化的系統。這些相連的神經鏈與神經元網絡創造了大腦的各種結構。這裡我們探討四個主要部位：**腦幹、間腦、大腦邊緣系統與大腦皮質。**

大腦是由內而外逐漸發展而成的，如同一間建立在厚實地基上的房子，不斷擴建而形成複雜的結構。偏下半部與中央的腦幹與間腦結構最簡單，是大腦最先演化的區塊，也是人類成長時最先發育的部位；繼續往上及往外發展出的邊緣系統構造就變得愈來愈複雜；大腦皮質的組成則更為精細，為腦部構造最精密的部分。

蜥蜴等原始生物的腦部，與人類大腦最底部的區域類似；貓、狗等哺乳類動物的腦部，構造則與我們大腦的中央區域相近；只有猴子與大猩猩等其他靈長類動物腦部，與人類大腦的外層部位一樣。人類腦部最獨特的區域是額葉皮質，而這個部位的組織與黑猩猩的額葉皮質可是有九十六%的相似度呢！

*我們的四個大腦區域分層發展：**由下而上，由內而外。**我們可以利用一小疊紙鈔來想像大腦的樣子。以五張為例，將它們對摺，放在手掌上，拇指朝外比個搭便車的手勢。接著，拇指朝下；這時，拇指代表腦幹，拇指的頂端即脊髓與腦幹相連處；拇指的肥厚處則是間腦；手掌裡被手指與手覆蓋的摺疊紙鈔為邊緣系統；而圍繞紙鈔的手指與手代表大腦皮質。從外觀看人類的腦部，邊緣系統*

被完全包覆在裡面，從外面是看不到的，就像那些紙鈔。至於位於頂端與朝向前方的小拇指，則代表額葉皮質。

這四個主要區域儘管相連，卻各自控制著不同的功能。舉例來說，腦幹調解人類的核心調節功能，像是體溫、心跳、呼吸與血壓；間腦與邊緣系統主掌引導行為的情緒反應，譬如恐懼、討厭、喜愛與快樂。大腦的最頂端——大腦皮質——掌管最複雜與極具人性的功能，例如語言、抽象思考、計畫與審慎決策。它們就像交響樂團般地運作，因此雖然各司其職，但要演奏出和諧的音樂，需要每個系統的協調配合。

蒂娜的症狀暗示了她的大腦裡幾乎所有區塊都有異常。她有睡眠與注意力的問題（腦幹）、難以進行良好的自主活動與協調（間腦與腦皮質）、明顯的社交與關係的遲緩與缺陷（邊緣系統與腦皮質），以及語言障礙（腦皮質）。

如此廣泛的問題分佈是非常重要的線索。我自己及其他數百位學者的研究指出，蒂娜的問題可能全都與一組主要的神經系統有關，這組神經系統牽涉人類面對壓力與威脅的能力。巧合的是，那些正好是我在實驗室裡研究的系統。

我之所以會認為這些系統「可疑」，有兩大原因。

一是無數人類與動物的研究證實，這些系統與刺激、睡眠、注意力、食欲、情緒、衝動調節有關，而基本上蒂娜在這些方面都出現重大問題。

二是這些重要的網絡都源自大腦較低的部位，並與腦部其他區域具有直接的連結。這個構造讓這些系統扮演了獨一無二的角色，它們能整合與協調人體所有感官與大腦各處所發出的訊號與訊息。有了這個功能，才可以有效回應威脅：例如，掠食者在暗處埋伏，而被視為目標的動物一聞到氣味或聲音就會馬上逃走。

此外，在大腦的神經系統中，只有少數的調節不當或失常，會

*導致大腦四個主要區域都出現失能的情況，**壓力反應系統**就是其中之一，如同我在蒂娜身上看到的。*

我多年從事的基礎神經科學研究，就是在探討這些系統的運作細節。大腦中，神經元利用名為神經傳導物的化學傳訊元，將一個細胞的訊息傳送至另一個細胞，而這些神經傳導物在稱為突觸的神經元特化連結中被釋放。這些化學傳訊元只能融入下一個神經元上特定、形狀正確的受體，道理就跟你家前門的鎖只有正確的鑰匙能插入一樣。

突觸連結既複雜又簡單，將神經元與神經元結合成網絡，讓大腦得以執行思想、感受、動作、知覺與感覺等眾多功能。這也使得藥物能對我們產生作用，因為多數對心理或精神有顯著影響的藥物就如同備份鑰匙，可以插入原本只能被特定的神經傳導物開啟的鎖，並使大腦開啟或關閉屬於那些神經傳導物的門。

/ /

我在大衛．尤普里查教授（David U'Prichard）的實驗室完成我的神經藥理學博士研究。他師承索羅門．斯奈德教授（Solomon Snyder）。斯奈德教授是神經科學先鋒，也是精神科醫師，他帶領的團隊以許多研究著名，其中尤以發現海洛因與嗎啡等鴉片藥物的受體最為人知。在尤普里查教授的指導下，我進行了正腎上腺素與腎上腺素系統的研究，這些神經傳導物與壓力相關。**「戰或逃」**的典型反應出自於正腎上腺素神經元組成的藍斑核，這些神經元向大腦中幾乎所有其他重要部位傳送訊號，並幫助大腦回應具有壓力的情況。

> **戰或逃反應**
> 面對壓力或危險時，會激發體內的荷爾蒙及神經反應，使身體做好防禦或逃跑的準備。

我與尤普里查教授一起進行的部分研究，是以兩群不同品系的老鼠做為實驗對象，牠們屬於同一個物種，只是在基因上有些許差異。在正常情況下，這些老鼠的外貌與行為一模一樣，但只要稍微施加壓力，其中一群老鼠的精神狀況就會變糟。在冷靜的情況下，這些老鼠可以記住走出迷宮的路線，但只要施加一點壓力，牠們就會分心，把原本學會的事情全忘了。另一群老鼠則不受影響。

我們檢視牠們的大腦，發現那群對壓力反應過度的老鼠，在發育初期，腎上腺素與正腎上腺素系統出現過度活化的現象。這個細微的變化，導致在許多腦部區域裡，受體的數量、敏感度與功能產生一連串大量異常的情況，最終使牠們終生都無法適當地回應壓力。

我無法證明蒂娜擁有對壓力「過度敏感」的基因，但我知道，蒂娜經歷的威脅與痛苦的性侵，無疑導致了她腦中調解威脅的壓力反應神經系統產生反覆且強烈的活化。我想起列文的研究，其中顯示，**老鼠在幼年遭受的壓力經驗，儘管只有短短幾分鐘，卻可以永久改變牠們的壓力反應。**蒂娜遭受虐待的時間遠比幾分鐘還久（她有兩年的時間一週至少被強姦一次），再加上與經常處於經濟邊緣的家庭一起生活在危機中的壓力，影響可能更為嚴重。我想到，如果基因與環境都能造成類似的失能症狀，那麼壓力環境對於一個先天就對壓力敏感的人所造成的影響，可能會更加深遠。

我繼續為蒂娜進行治療，也在實驗室裡從事研究，我逐漸相信，就蒂娜的案例而言，因為童年時期受到創傷，導致壓力反應系統不斷受到刺激，當時她的大腦還在發育，可能因此造成腦部一連串受體、敏感度產生變化，功能也失調，就像我在動物實驗中觀察到的。因此我認為，蒂娜的症狀是發展性創傷的結果。她的注意力與衝動的問題，可能是因為壓力反應神經網絡的組織出現改變，在過去，這個變化可能曾經幫助她面對虐待的經驗，但如今卻使她在學校做出攻擊行為，上課也無法專心。

這是合理的的現象：**壓力系統反應過度的孩子，會特別注意老師與同學的表情，觀察對方是否懷有敵意，但對於課程等良性事物，就不會集中注意力。**對於潛在威脅的高度意識，也可能讓蒂娜這種個案容易與人發生衝突，因為她會四處留意別人將再次攻擊她的信號，進而導致她對細微的潛在侵犯信號過度反應。比起假設蒂娜的注意力問題純屬巧合，與虐待無關，從這個角度來解釋，似乎可信多了。

我回頭檢視她的病歷，看到她初診時的心跳速率是每分鐘一百一十二下。以她這個年齡的女孩來說，正常的心跳應該低於一百。過高的速率可能表示壓力反應長期受到刺激，而這更證明了我的想法，也就是年幼受虐的經歷直接影響了她的大腦，因此有了現在的問題。

如果我現在必須為蒂娜貼上一個標籤，那不會是注意力缺失，而是創傷後壓力症候群。

/ /

治療蒂娜的那三年，我看到她有明顯的進步，我感到開心與寬慰。她在學校不再傳出「不當」行為的案例。她乖乖寫作業、上課，不再和其他孩子打架。她的語言能力也有改善；以前她經常講話含糊不清，老師、就連媽媽也經常聽不懂她在說什麼，更別說矯正她的發音了。之後，她比較敢大聲說話，也更常開口，老師與媽媽可以糾正她的發音，她的語言能力也因此慢慢趕上同學。

很快地，她變得更能專心，行為也比較不衝動了，由於她進步很快，我在第一次與斯坦恩教授談話之後，甚至也不必再與督導們討論用藥了。

治療過程中，我讓蒂娜主導遊戲的進行，但我利用每一個機會教導她，幫助她增加面對外界的自信，以及做出更適當且合理的行為。在幼年時期，我們從周遭的環境中學習如何控制衝動與做決定，有時是模仿別人的行為，有時是別人教我們怎麼做。但是，蒂娜生活的環境裡沒有這種明確或隱含的教育機會。她周圍的人只會被動地對發生的事情做出反應，因此她有樣學樣。

在我們的治療過程中，她得到了她渴望的關心，也從遊戲中學到一些之前學不到的事情。例如，治療剛開始時，她並不知道「輪流」是什麼意思，她總是迫不及待地想立刻玩遊戲，沒有思考過就採取行動與做出反應。在我們一起玩的簡單遊戲中，我教她什麼是適當的行為，而且不斷訓練她在採取行動前先好好想過。根據她在學校的大幅進步，我真的相信這麼做確實有幫助。

然而不幸地，我離開診所轉職的兩個星期前，當時十歲的蒂娜在學校被人發現她幫一個高年級的男生口交。看來，我教她的事不但沒有改變她的行為，反而使她在大人面前隱藏自己的性化行為及其他問題，抑制自己的衝動行為，以免惹來麻煩。表面上，她讓別人以為她表現良好，但私底下，她並未克服創傷。

/ /

我聽到消息時非常失望與不解。我這麼努力嘗試，她的情況也確實看似逐漸好轉。治療成果看起來很正面，實際上卻是徒勞無功，讓我很難接受。到底發生了什麼事？更重要的是，我們的治療還少了什麼，才能真正改變她？

我一直在思考蒂娜的童年創傷與不穩定的家庭生活對她的大腦可能造成的影響。不久後我領悟到，我必須拓展我在臨床精神治療方面的視野。如果我要找出無法成功有效治療蒂娜的原因，以及解開兒童精神醫學的重要問題，就必須研究腦部如何運作與演化，以及如何理解與組織這個世界帶來的訊息。

大腦並不是一套在基因上已被預先設定好的死板系統，發生問題時，也不是靠藥物就能回復平衡的；大腦不會無意識地「抗拒」與「反抗」，而是演化成能夠回應複雜世界的精密器官。簡而言之，這個大腦擁有進化所形成的遺傳傾向，使我們對於周遭的人非常敏感。

接受治療後，蒂娜的確能夠把壓力系統調節得更好；衝動控制的進展似乎也充分證明了這點，但蒂娜最令人憂心的問題在於扭曲與偏差的性行為。我明白她的一些症狀可以透過改變壓力反應系統來治癒，但這麼做不能替她消除痛苦的記憶。我逐漸認為，若要能更有效地治療蒂娜，我必須從記憶下手。

那麼，記憶到底是什麼？多數人認為它與姓名、臉孔、電話號碼有關係，但這些都只是它的一小部分。記憶是生物系統的基本特質，讓我們能夠在時間的推移中承載某些經驗元素——連肌肉也有記憶，如我們從運動讓肌肉產生的變化所看到的。更重要的是，記憶是大腦運作的產物，它使我們成為某一種人，讓我們的過去決定我們的未來。對於人的存在而言，記憶是十分重要的元素，而就蒂娜的情況來說，她遭到性侵的記憶是她治療過程中的一大阻礙。她與男性之間早熟及過度性化的互動，顯然源自於她受到的侵犯。我開始思考，記憶與大腦產生「聯想」這兩種神經活動的模式同時並重複出現時，會有什麼情況。

當我們看到消防車，同時耳朵不斷聽到警笛聲，兩者引起的神經活動會使得一度獨立的神經鏈（視覺與聽覺相關的神經網絡）產生新的突觸連結，成為單一、相互連結的網絡。一旦這個連結視覺與聽覺的新網絡建立起來，只要刺激此網絡的某一部分（譬如聽到警笛聲），就可以實際啟動這個網絡的視覺部分，因此，聽到警笛聲，我們腦中幾乎是自動浮現消防車的影像。

強大的聯想特質是大腦的普遍特徵。透過聯想，我們結合所有接收到的感覺訊號，如聲音、影像、觸感、氣味等，進而想到某個人、某個地方、某件事與某個動作。聯想也是形成和支持語言與記憶的基礎。

當然，有意識的記憶漏洞百出，但這其實是件好事。大腦會過濾掉尋常與預期中的事情，這對我們的運作是絕對有必要的。舉開車為例，你會自動依賴過去對車子與道路的經驗；如果你必須專注於感官接收到的每一種感覺，就會無法應付所有感覺，可能會造成車禍。事實上，我們學習任何事，大腦都在不斷比對目前的經驗與已儲存關於過去相似狀況與感覺的模板——尤其是記憶，然後質疑「這是新的經驗嗎？」，以及「這是我該注意的事情嗎？」

因此，當你開車上路時，掌管動作的前庭系統便會告訴你，你現在是什麼姿勢，但你的大腦可能不會替這件事創造新的記憶。你的大腦已經儲存了你以前坐在車上的經驗，與此相關的神經活動模式並不需要改變。這一切都是你曾經歷過的，你曾經到過那裡，做過那件事，全是你熟悉的事物。這也是為什麼你可以在熟悉的高速公路上開一段很長的距離，而幾乎不會記得之前開車的細節。

這很重要，因為所有先前儲存的經驗已經置入神經網絡，也就是你現在用來了解所有新接收的資訊的記憶「模板」。這些模板在大腦各區域中以眾多不同的程度形成，**由於資訊最先進入最低層、最原始的區域，因此許多甚至是意識未能察覺的**。

小時候的蒂娜顯然不知道她與男性的互動、她在我們初次見面時想拉開我褲子拉鍊的行為，都是某個記憶模板所引導與促使的。此外，我們可能都有過受到驚嚇的經驗，還不知道是什麼東西，就先被嚇了一大跳；這是因為大腦的壓力反應系統儲存了潛在威脅的資訊，在腦皮質還沒能考慮做出什麼動作時就以最快的速度做出反應。如果我們像蒂娜一樣有過非常痛苦的經驗，對於那些情況的記憶也可能會非常強烈，並且引發同樣由潛意識過程驅使的反應。

這也意味著，**早期的經驗必然會對晚期的經驗帶來更大的影響**。大腦會搜索模式，試圖理解這個世界。當它再次連結一致、始終相關的模式時，就會替這些模式貼上「正常」或「符合預期」的標籤，不再留意它們。

例如，嬰兒時期的你第一次被大人調整成坐立的姿勢時，會注意到屁股體會到的新奇感覺。你的大腦已學會將感受的壓力與正常坐立的姿勢相連結，你開始學習如何透過內庭系統來保持平衡、挺直身體，最後學會怎麼坐，現在，當你坐著，除非感到不舒服或椅子的材質與形狀比較特別、或是你有某種平衡障礙，否則不太會刻意挺直身體或注意屁股承受的壓力。同樣地，開車時也很少會注意身體的細部感覺。

開車時，你注意的是新奇的事物或是意外事件，例如在高速公路上翻覆的卡車。這是為何我們能卸下我們對於視為正常事物的感覺，好讓我們可以對偏離常軌與需要即刻注意的事物快速做出反應。神經系統已演化成對新鮮的事物特別敏感，因為**新的經驗意味的通常不是危險就是機會**。

記憶與神經組織以及發育最重要的一個特徵，是它們都會隨著一定模式、重複的不斷活動而變化。因此，大腦內不斷活化的系統會改變，未受到刺激的系統就不會改變，這種***「使用依賴性」***的發展，是神經組織最重要的特質之一。這個概念看似簡單，卻有著廣泛的意涵。

> **使用依賴性**
> 有在持續運作的神經系統會愈來愈活躍，沒有使用、未受到刺激的系統則變得愈來愈遲鈍。

我開始相信，這個概念是了解蒂娜這樣的兒童的關鍵。由於幼年時期曾經受虐，她發展出非常不幸的聯想，她與男性及青少年性侵者的最初接觸，塑造了她對於男性及如何與他們互動的認知；我們的世界觀都是從早期與周遭的人互動的經驗塑造而來。大腦每天面對大量資訊，因此我們必須利用這些模式來預測這個世界，如果早期經驗並不正常，那麼這些預測就可能會以不健全的方式引導我們的行為。在蒂娜的世界裡，比她年長的男性都是會強迫她或她母親性交的可怕生物，她在過程中接觸到的氣味、影像與聲音，逐漸形成她用來理解這個世界的「記憶模板」。

因此，她第一次來到我的診間並與男性成人單獨相處時，很自然地就會假設我想要的也是性。在學校裡，她暴露自己的身體或試圖與其他孩子從事性行為，也是在表現她所認知的正常行為。她沒有用意識去思考這樣的行為，這單純是她的異常聯想的一部分，是她對於性這件事的扭曲模板。

不幸地，單憑一週一小時的治療，幾乎不可能矯正那樣的聯想。然而，我還是可以為她示範正常男性的行為，讓她知道哪些情況下的性行為是不適當的，以及幫助她學習抑制衝動的行為，但是在如此有限的時間裡，我無法以新的經驗取代那些隨著一定模式、重複不斷的早期經驗而深植在她剛形成不久的大腦組織裡的模板。我必須更深入地研究人類大腦如何運作、如何改變，以及腦部系統與治療學習的相互作用，之後才能開始改善治療的效果，幫助蒂娜這種生活與記憶遭到早年創傷以各種方式殘害的病患。

改版評註

在兒童的生命中，十年是一段漫長的歲月，但在兒童精神醫學或神經科學等領域的發展上，卻是短暫如瞬。本書初版發行後的十年裡，這些領域的研究大有斬獲，然而，在這之中，推動政策、實踐與計劃的制度與觀念，轉變的速度遠遠跟不上研究發現的腳步。

例如，一個新的概念或實踐原則一旦經過研究確立，據估都要花上二、三十年才能成為實務規範。大家都知道，過了二、三十年，通常會有更新穎的研究針對之前的「創新概念」提出修正，而這些修正的概念又得再等好多年才會成為標準。重點是，發現新觀念的速度，遠比起一些組織或制度去適應與接納這些改變的步伐還要快。

這種「創新落差」的證據在生活中處處可見。關於蒂娜與她的家人面對的主要挑戰，其中一個重要的例子就是發生在幼年初期。數十年來，有非常多的經濟與發展研究顯示，**在孩子的幼年早期**適當介入像蒂娜家這樣「具有風險」的年輕家庭，可以帶來非常大的助益。向幼稚園等優質幼年介入計畫與新手父母的支援方案投入的每一塊美金，能夠帶來價值九塊美金的收益，而這些回饋會反映在個案的**學業進步**、**工作待遇提高**與**上癮症狀**、**心理疾患與犯罪事件減少**方面，但是到目前為止，政府仍然沒有為高風險家庭提供優質且學費公道的幼稚園、有薪育嬰假及適當協助。令人遺憾的是，我們的兒童心理健康、兒童福利、青少年司法與教育等公共制度改變的速度，比企業界的那些組織還要緩慢。

過去這十年來，兒童創傷學會致力在數個領域中消除「創新落差」，其中之一是關於「治療」的概念化。從我治療第一個病患蒂娜起的二十五年裡，我對於治療與治療互動的觀念已有大幅轉變。

在治療工作中，我們努力了解這些兒童之際，也不斷尋找這些問題的答案：什麼是有意義的治療互動？互動的時間應該要多久？十五分鐘、十分鐘，還是兩秒鐘？治療的「給藥行程」以及應有的治療互動必須一週一次、為時五十分鐘嗎？能否改成一週兩次、每次三十分鐘，或是其他頻率與長度？治療的強度要多高才有效？誰來提供治療經驗？只限「受過訓練」的專業人士，還是家長、教練、朋友甚或是病患本身，也可以帶來治療的效果？

每一次的治療互動之間需要間隔多久，才能促成最正面的改變？

如何安排治療強度的「間隔」？是否有特定的模式可帶來更有效的改變，還是簡單一致的模式就好？是否有特定的環境或經驗會干預或促進治療互動？

這十年來，我們對於這些問題的興趣與理解已臻成熟。在第一章的最後一段，我們特別提到，一週一小時的治療，無法消除蒂娜因為過去的受虐經驗而對男性與性行為產生的聯想。在這裡，我們可以更確切地說，治療不會消除病患的聯想，相反地，治療會讓病患建立新的聯想，而這種聯想會隨著時間成為新的「預設」或「模板」，引導患者對於往後經驗的回應。

就蒂娜而言，假如她有足夠的時間和機會，與健康、了解她的男人和男孩互動，長期且明確地從他們身上得到充分的正向或中立的互動經驗，便可以創造對男人與男性象徵的新聯想。這麼一來，她因為幼年遭到性侵而產生的聯想依然會存在，但是受到「觸發」的機會或許可以大幅降低，強度也可望逐漸減弱。

關於這點，最大的挑戰在於，我們不清楚要讓病患接受多大強度的治療，以及如何安排治療經驗，才能促成這樣的改變。然而，有關大腦及其改變機制的研究或許能提供一些線索。近年來，神經科學界熱烈討論「神經可塑性」，這個詞彙指的是，神經元與其網絡受經驗所影響的限度。

針對新的神經突觸（將不同神經元組成網絡的連結）如何形成與轉變以創造或改變記憶的研究，為調整治療強度的概念帶來了大有可為的線索。在神經科學的領域中，最受到關注與最重要的一項議題是所謂的長期增益效果。基本上，長期增益效果指的是突觸連結的強化，而這會因應短暫的劇烈刺激模式而產生。隨這項劇烈刺激而來的細胞變化，會造成長期的神經變化，並連帶影響染色體，改變基因表現。一般認為，長期的增益效果，對學習與記憶的形成有重大影響。

這個理論在治療上意義深遠，它代表著，即使經驗為時短暫，也能帶來巨大的影響。其實，維持不到一分鐘的密集刺激，也可以使神經網絡產生長期與持久性的改變。突觸裂解是這些連結改變的方式之一，只需幾秒鐘的強烈刺激，就能造成這個現象，而如果這種密集的經驗在一小時內重複四次，造成的改變就可長期維持。

正如創傷經驗可以瞬間改變人生，治療的境遇也是如此。只不過，如果想讓正向的互動帶來長期的改變，必須不斷讓病患接觸這種經驗。因此，為了確保治療形成的轉變能長久維持，醫師必須與患者進行密集的治療互動，而這是目前治療會面一週一次、每次五十分鐘的心理治療模型做不到的。若要讓蒂娜這樣的孩子能從治療中得到幫助，就必須在治療中融入可帶來安全感的正向互動。

好消息是，任何人都可以為這部分的「治療」盡一份心力。大家只需要出現在病患的社交場合中，友善地對待他們。受創的孩子若能得到關心、理解與回應，就有機會去控制經驗的頻率與模式，改變對創傷相關的人、事、物的聯想。對於蒂娜這樣曾經遭受性侵的受害者而言，只要有人以支持、尊重與不帶威脅性的方式去了解他們，其實就能慢慢看到復原的效果。我們進行愈多這種簡單、充滿關懷的互動（即便是短暫的點頭示意或眼神接觸），就愈能幫助那些有過不幸經歷的人們從創傷中痊癒。

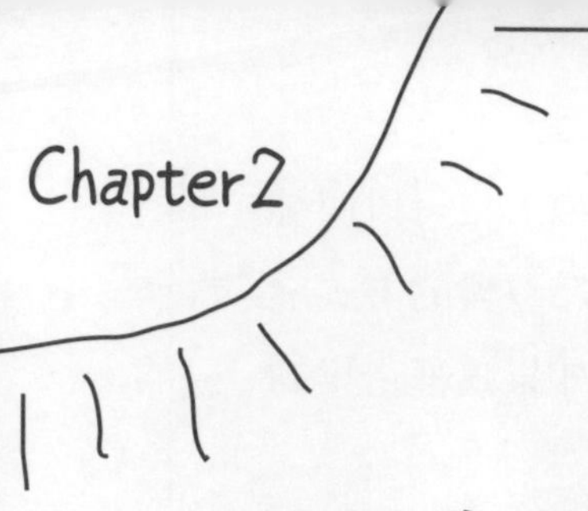

這是為你好

孩子會自己恢復正常？

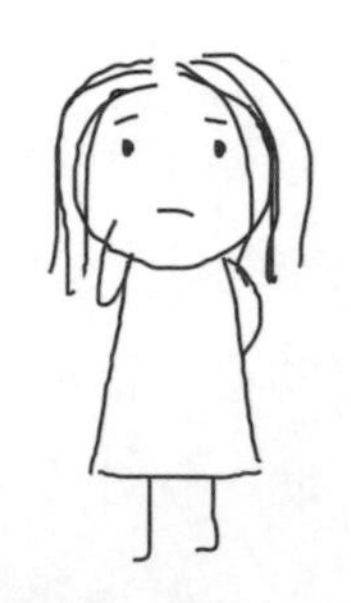

「我需要你的協助。」來電的人是伊利諾州庫克郡公共監護事務處的律師史丹．沃克*。當時是一九九〇年，我已經完成兒童精神醫學的訓練，在芝加哥大學擔任助理教授，同時也在看門診和做實驗。「我剛接到一個排定下週開庭的案子。」史丹說，並解釋這是一起殺人案件。三歲的小女孩珊蒂目睹她母親遭到謀殺，如今過了快一年，檢方要她出庭作證。他說：「我擔心她可能承受不了這個壓力。」問我能否幫珊蒂做好出庭的心理準備。

「承受不了？」我心裡挖苦地想，「你真的這樣擔心？」

史丹是訴訟監護人——法院指派在法制上代表兒童的律師。在芝加哥所在的庫克郡，公共監護事務處設有專任律師，能在兒童保護服務體制的需求下代表兒童出庭。在美國其他地區，幾乎都是由法院指派的律師來擔任這個角色，但他們不一定有兒童法訴訟的經驗，或是受過這方面的訓練。

庫克郡成立這個專任職位，就是希望律師可以全心處理這些案件，以發展兒童相關法律經驗、了解受虐兒童，進而更能勝任訴訟監護的工作，遺憾的是，事務處的案件量與其他各地的兒童保護機構一樣多到無法消化，經費也不足。

「她的心理治療師是誰？」我問，心裡在想，找個比較了解這個孩子的人幫她做出庭準備會比較合適。

「她沒有心理治療師。」史丹說。這是個令人憂心的消息。

「沒有心理治療師？那她住哪裡？」我問。

「我們不太清楚。她有寄養家庭，但因為她的安全一直受到威脅，檢方和兒童與家庭服務部並未透露她的住處。原因是她知道嫌犯是誰，也向警方指認他。他是幫派分子，同夥想殺她滅口。」情況聽來更糟了。

「她才三歲，就能指認嫌犯？」我問。據我所知，由於目擊證詞多是敘述回憶，而回憶難免有漏洞，大多也會為了「滿足」別人的「期待」而說，因此容易在法庭上受到質疑。事發當時，這個小女孩三歲，現在她四歲了，對於事件的回憶還可信嗎？如果檢方沒有提出有力證據，而被告的辯護律師又善於攻防，那麼，推翻珊蒂的證詞輕而易舉。

「但是，珊蒂說她知道凶手是他。」史丹說，「她說是他殺死媽媽的，後來還從一堆照片中認出他的臉。」

我問是否還有其他證據，在想這個女孩或許不需要出庭。如果有足夠的證據，我也許能幫他說服檢方，表示讓年紀這麼小的孩子出庭作證，很有可能讓她受到更大的創傷。

史丹解釋，的確還有其他證據。事實上，凶手在現場留下許多物證，調查人員發現他的衣服上都是小女孩母親的血漬。儘管凶手在犯罪後逃到國外，但他被逮捕時，鞋子上還留著血跡。

「那為什麼珊蒂還是需要到法院作證？」我已經開始想幫助這個孩子了。

「我們也不知道。我們希望能延後開庭，直到我們可以讓法官透過閉路電視訊問她，或是確定她做好出庭的心理準備為止。」他接著描述謀殺案的細節，提到小女孩因為在現場受傷而住院治療，之後被送到寄養家庭。

我邊聽他說，邊掙扎是否要介入。和往常一樣，我的工作量超過負荷，忙得不可開交，此外，法庭會讓我感到不自在，而且我也討厭律師，但史丹說得愈多，我就愈不敢相信自己所聽到的——從兒童與家庭服務部到司法制度，原本該要幫助這個女孩的人員似乎都不了解創傷對兒童的影響。我開始覺得，在這個小女孩的生命中，應該至少要有一個人對於這方面有點了解。

「所以，我整理一下這個狀況，」我說，「三歲的小女孩目睹母親被姦殺。凶手在她的喉嚨上劃了兩刀，把她丟在現場等死。她獨自在公寓裡守了媽媽的屍體十一個小時。然後，她被送到醫院，縫好脖子上的傷口。在醫院裡，醫生建議她持續接受心理評估與治療，但她出院後被安置在寄養家庭，由州政府監護。兒童保護服務機構的社工不認為她需要接受心理治療，因此，儘管醫生給了建議，仍沒有替她安排任何療程。這九個月裡，這個孩子換了一個又一個寄養家庭，沒有接受任何心理輔導或精神照護。而為了保護她的安全，社工也沒有向寄養家庭透露她的經歷。是這樣嗎？」

「嗯，我想你說得都對。」他說。我直白地描述情況時，他聽出我語氣中明顯的沮喪與難過。

「而現在，距離開庭只有十天，你才知道這個情況？」

「是的。」他承認，到這一刻才感到難為情。

「你們哪時候知道這個案子的？」我質問。

「其實，我們在謀殺案事發後就知道了。」

「但你們沒有任何人想到要幫這個小女孩安排心理治療？」

「我們一般都是在快開庭的時候才審閱案件。我們每個人手上都有好幾百個案子。」我並不驚訝。高風險家庭與受虐兒童的案件，多到讓相關公共機構喘不過氣。奇怪的是，我在接受兒童精神治療的臨床訓練的那幾年，很少接觸兒童保護，或是特殊教育和青少年法律扶助的機構——雖然來診所就醫的孩子有三成以上來自那些地方。這些機構裡的職責區分、人員訓練與輔導觀點，都令人難以置信。之後，我逐漸了解，他們的處理方式對孩子造成很大的負面影響。

我問：「我什麼時候可以見她？地點在哪裡？」我忍不住決定幫忙了，並同意隔天就到法院辦公室與珊蒂見面。

/ /

史丹會找上我，讓我有點訝異。那年的不久前，他寄給我一封「禁制信函」。信中寫了落落長的四段內容，要求我立刻為自己在會診的住院治療中心開立降血壓藥物降保適（clonidine）以「控制」兒童的血壓一事提出說明。我在那所治療中心的兒童精神科看診。信中還說，如果我無法提出解釋，就必須立刻停止這種「實驗」治療。史丹・沃克以公共監護律師的身分在信的最後署名。

收到史丹的信件後，我與他聯絡，解釋為何開立這種藥物，以及為何我認為不可以停藥：

那所住院治療中心的問題孩童，是州內最嚴重的兒童案例。有超過一百個男孩因為嚴重的行為與精神問題，在寄養家庭不願再收留他們後被安置在這所中心。在那裡的孩子平均年齡為十歲、平均待過十個寄養家庭，這意味著他們大多都接觸了至少十個寄養家庭，並且讓養父母感到十分頭痛。這些孩子容易躁動、不好管教，而且非常難以安撫，讓每一個帶過他們的保母、治療師與老師都感到棘手。他們被踢出寄養家庭、托兒所、學校，有時甚至還包含診所，最後來到這所治療中心。

我研究了之前或現在待在那所中心的兩百多個男孩的記錄，發現他們都曾經歷嚴重的創傷或虐待，無一例外。其中，大多數的孩子遭受至少六次的重大傷害。他們全都在混亂、脅迫與創傷的環境下長大，生活充滿恐懼。

他們每個人都曾在中心治療的之前或期間接受過心理評估，被診斷出患有各種《精神疾病診斷與統計手冊》記錄的疾病，其中多為注意力缺失／過動症、對立反抗症，以及如第一章描述的病例蒂娜所患有的品行障礙。然而令人驚訝的是，**很少有人認為這些孩子「受到創傷」或「生活在壓力下」；也不認為他們被診斷出的疾病與受到的傷害有關**——與蒂娜的案例很像。雖然這些孩子長期遭受家暴、因為父親或母親被人殺害或病逝而造成家庭關係不斷受干擾、身體受虐、遭到性侵及經歷其他痛苦的重大事件，卻很少被診斷為創傷後壓力症候群。創傷後壓力症候群甚至不在「鑑別診斷」的範圍內——也就是醫師未在病例報告中列入類似症狀的其他可能診斷，然後排除病症的可能性。

當時，創傷後壓力症候群是相當新的概念，在一九八〇年被引進精神疾病診斷系統，用於描述越戰退伍軍人身上的一種病狀，他們從戰場上返國後，經常感到焦慮、出現睡眠問題，腦中不時「閃現」令人心煩的作戰「回憶」。他們總是提心吊膽，有些人即使面對最微小的危脅信號，都會有激烈反應。許多人經常做惡夢，聽到巨大的聲音，彷彿自己還在東南亞的叢林裡，以為那是槍響。

我在一般精神科接受訓練時，曾經治療過患有創傷後壓力症候群的退伍軍人。當時，已有許多精神科醫師在經歷強暴與天災等創傷的病患身上發現這種症狀。我特別注意到的一點是，儘管在創傷後壓力症候群患者身上留下印記的經歷，時間相對短暫（一般最多持續幾個小時），但它們的影響在受害者往後（甚是數十年後）的行為中都可以看得到。這讓我想起西摩．列文博士的幼鼠實驗，他發現，**僅僅幾分鐘的壓力，就能永遠改變老鼠的大腦**。我想，如果孩子遭遇真正的創傷，這樣的經歷會造成多麼深刻的影響！

之後，我在擔任精神科實習醫師時開始研究創傷後壓力症候群退伍軍人的壓力反應系統。我與其他研究員發現，他們的壓力反應系統有過度反應的現象，即科學家所謂的「敏感化」，這表示，**他們只要暴露在少許壓力下，系統就會像面臨巨大威脅般的劇烈反應**。在某些案例中，大腦中與壓力反應相關的系統受到過度刺激，最終不堪損耗，喪失調節其他功能的能力，進而影響大腦調節情緒、社交互動與抽象認知的能力。

在治療中心輔導那些男孩的期間，我依然繼續研究與壓力相關的神經傳導系統。我研究的不只是腎上腺素與正腎上腺素，還包含其他相關的系統，譬如血清素、多巴胺及內源性類鴉片物質——如腦啡肽和腦內啡。血清素最為人所知的，可能是百憂解（Prozac）與樂復德（Zoloft）等抗憂鬱藥物的作用對象；多巴胺則是牽涉愉悅與動力的化學物質，會引起類似服用古柯鹼與安非他命等藥物而產生的「快感」；內源性類鴉片物質是腦內的天然止痛藥，會受到海洛因和嗎啡等藥物的影響。這些化學物質在壓力反應中都扮演著重要的角色，加上腎上腺素與正腎上腺素的作用，可以使人準備好戰鬥或是逃跑，而多巴胺則讓人覺得自己具有達成目標的能力與力量。血清素的作用比較難形容，但鴉片物質的功能，一般都知道可以舒緩與減輕壓力與威脅帶來的痛苦。

我認清蒂娜的注意力和衝動問題，與壓力系統受到過度刺激有關之後，在想緩和壓力系統的藥物也許可以幫助其他有類似問題的孩子。降保適是問世已久且普遍安全的藥物，長久以來用於治療血壓一向正常、但面對壓力就會飆升的病患；它有助於「抑制」這種過度反應。關於這種藥物的初步研究還顯示，它可以幫助患有創傷後壓力症候群的退伍軍人減少過度警覺的症狀。我知道治療中心裡許多男孩呈現的症狀一直與過度反應的壓力系統有關，因此決定在他們的監護人同意下，嘗試利用降保適來治療。

這個藥物對許多孩子確實有效。他們服用藥物的幾個星期後，靜止心跳速率恢復正常，睡眠有所改善，注意力更集中，衝動的行為也減少了，更棒的是，他們的成績開始進步，與同學的互動也愈來愈好。當然，這樣的進展在我意料之中。降保適使這些問題男童的壓力系統不會過度反應，讓他們比較不會因為威脅的信號而分心，能夠更專注於課業與日常的社交線索，在學業與人際關係上有所進步（更多細節可見附錄1 P278）。

我收到史丹·沃克寄來的信件後，向他解釋了這些事情。令我驚訝的是，他聽完後，表示不會反對用藥，並請我提供更多有關兒童創傷的資訊。不過，當時這個領域並沒有太多研究。我寄給他一些早期的研究報告與我自己寫的文章，之後就沒有聯絡了——直到這次的電話。

/ /

隔天，我準備與珊蒂見面之前，試著想像從她的角度看到的犯罪經過。九個月前，她在一片血泊中，趴在媽媽裸露的屍體上，語無倫次地啜泣著。當時，她還沒滿四歲，那些可怕血腥的畫面留在她的心裡，她是怎麼度過這些日子的？出庭作證、面對交叉訊問，這些事情就連成人都備感壓力，我要怎麼幫年幼的她做好心理準備？她實際出庭時會是什麼樣子？

我也在想，她的內心是怎麼熬過來的。她的心智如何能保護她不受這些創傷經驗的影響？任何有理智的人——更別說是受過兒童保護訓練的人士，又怎麼會不知道她經歷這一切之後，需要幫助？

然而不幸地，在當時，針對兒童創傷，普遍認為兒童「有自我復原的能力」——直到今日，仍有不少人抱持這種觀念。我有一個同事成立創傷回應小組，專門幫助犯罪與意外事件的最初目擊者，我們曾一起到某個謀殺案現場查看。警察、急救人員與消防隊員等，經常目睹死亡、肢體傷殘與重創的駭人場景，這當然對他們造成極大的影響，我的同事對自己致力幫助這些專業人士感到非常驕傲。那天，我們走在沙發與牆壁上滿是受害者血跡的命案現場裡，看到三個小孩站在角落，一動也不動。

我往那三個身上濺滿血漬的孩子點了一下頭，問同事說：「那些小孩怎麼辦？」他看了一眼，想了一會兒，回我：「孩子會自己恢復正常。他們不會有事的。」我是同事的晚輩，也很尊敬他，於是我點了點頭表示認同，但其實我心裡在吶喊，這種觀念大錯特錯！

面對創傷，孩子比大人還容易受影響；這是我從列文博士及當代幾十位學者的研究中所得知的。**孩子的自癒能力是後天養成，而不是與生俱來的。**發育中的腦部可塑性最高，對幼年時期的經驗也最敏感，不論好或壞（這說明了為何我們在童年時期學習語言、社交技巧、動作及其他事會如此容易又快速）。

兒童能夠從創傷中復原，是幼年經歷的壓力與養育模式的結果，這點會在後面的章節中詳細敘述。因此，我們年幼時受到的創傷，也會很快且很容易地改變我們。非這方面專業的人不一定看得出來，但當你了解創傷會對孩子造成的影響，很遺憾，你會開始發現後遺症無所不在。

當時，我的實驗室正在研究神經生物機制，而我知道這些與恢復力及容易受壓力影響的程度有關。我們發現，藥物對於我一直在研究的腦部系統的刺激，具有奇特但十分重大的影響，這些影響稱為***敏感化與耐受力***，在了解人類心智與心智對創傷的反應方面，這兩者的研究意義深遠。

就敏感化而言，刺激會導致反應系統對之後類似的刺激變得更加敏感。這正是越戰退伍軍人、先天對壓力過度反應或因幼年受到壓力而特別敏感的老鼠所呈現的症狀。當大腦變得敏感化，即便只是輕微的壓力，都能引發激烈的反應。相反地，耐受力可以讓一個人隨著時間逐漸減緩對於某個

敏感化與耐受力

就敏感化而言，刺激會導致反應系統對之後類似的刺激變得更加敏感。相反地，耐受力可以讓一個人隨著時間逐漸減緩對於某個經驗的反應。

經驗的反應。兩個因素在記憶的運作上都很重要：如果我們對類似經驗沒有耐受力，每當遇到這種狀況，就會覺得陌生，而且可能會無法面對。大腦也可能會像老舊的電腦一樣，儲存空間不足；同樣地，如果我們對某種事物沒有變得愈來愈敏感，遇到類似的狀況，就不能做出更好的反應。

說也奇怪，敏感化與耐受力都可以藉由相同劑量的同一藥物來達到，但如果藥物的使用模式不同，就會得到完全相反的結果。例如，讓老鼠或人類頻繁的服用小劑量藥物——如對多巴胺與鴉片物質有影響的古柯鹼或海洛因，這些藥物便會失去作用。這解釋了藥物成癮的部分原因：成癮者的耐受力變強，因而需要更多劑量才能達到相同程度的「快感」。

相反地，如果每天給動物吃一樣數量的藥物，但是劑量逐漸增多、頻率減少，藥物的作用便會增強。在兩個星期內，第一天造成輕微反應的藥物劑量，到了第十四天就會造成強烈與長期的過度反應。在某些情況下，敏感化會導致癲癇、甚至死亡，這種現象可能是無法解釋的藥物過量所致。對於藥物成癮者而言，他們的藥物需求容易產生耐受力，而不是他們渴望能體會「快感」的敏感化，同時也會造成某些不良影響的敏感性，譬如古柯鹼成癮導致的妄想症。

*就我們的目的而言，更重要的是，恢復力或容易受壓力影響的程度，取決於早年經歷之後神經系統的耐受力或敏感化。這些影響也有助於進一步解釋壓力與創傷的差別，是了解蒂娜與珊蒂等兒童的關鍵。例如，我們在健身房聽到的「用進廢退」就說得很好，肌肉如果沒有鍛鍊，就會鬆弛無力；使用愈頻繁，就會愈強壯，這個原理稱為**使用依賴性。同樣地，大腦的系統愈活化，就會建立或可良好維持愈多突觸連結**。*

肌肉之所以改變（形成某種記憶），是因為一定模式的反覆活動傳送訊號，告訴肌肉細胞「維持這個程度的狀態」，因此為了輕易維持這個狀態，細胞產生分子變化。不過，想要改變肌肉，反覆不斷的動作必須按照固定的模式進行。以冰壺運動為例，投擲十公

斤的冰壺，以十次為一組，在每組間隔一定時間的情況下，連續進行三組，就會使肌肉變得更加強壯。如果間隔時間不固定，肌肉接收到的訊號不一致、混亂與不足，便無法變得強健。**假如沒有依照一定的模式進行，即使動作重複、重量相同，效果也會大打折扣。因此若要創造有效的「記憶」並鍛鍊肌肉，運動必須有固定的模式，持續不斷地實踐。**

神經元、神經系統與大腦也是一樣。經驗的模式很重要。在細胞對細胞的基礎下，最適合因應一定模式的重複訊號而改變的組織，就是細胞。而神經元的功能正是如此。因為這種分子變化的機制，記憶才得以產生。神經元產生突觸連結，使我們可以實行進食、打字、做愛、打籃球這些人類能夠做的事情。正是因為這些構造精密的神經網絡，大腦才能夠運作。

不論是強迫肌肉或大腦去運作，你都在對它們「施加壓力」。生物系統仰賴平衡而維持。為了運作，它們必須保持在適合當下活動的一定範圍內，而負責維持這個必要平衡的就是大腦。實際的經驗是壓力來源；而系統受到的影響是壓力，譬如，你在運動時覺得口渴，是因為大腦驅使你補充需要的水分。同樣地，小孩學習新單字時，腦皮質會受到輕微的壓力，若要正確記憶單字，必須受到反覆的刺激。**如果沒有壓力，生物系統不會知道需要注意新的事物，換句話說，壓力不一定都是不好的。**

適度、可預期與一定模式的壓力，能讓生物系統變得更強大、運作更良好。因此，目前你身上比較強壯的肌肉，就是一直以來持續受到適度壓力刺激所形成的。相同的道理也適用於大腦的壓力反應系統。透過適度、可預知的挑戰，壓力反應系統會逐漸活化，讓我們在面對壓力時，可以恢復正常、隨機應變。如果你擁有強大的壓力反應系統，表示之前已承受過一定模式的適度壓力。

然而，這麼說並不完整。如果你第一次上健身房做仰臥推舉，

*就試圖舉起九十公斤的重量，即使順利舉起，也不可能鍛鍊肌肉，反而容易撕裂肌肉、造成傷害。***經驗的模式與強度非常重要***，假如系統不堪負荷（鍛鍊的強度超過極限），不論是在健身房裡過度使用背部肌肉，或是腦部的壓力網絡面臨無法承受的創傷壓力，都可能導致系統嚴重退化、不協調與失能。這也意味著，由於過去適度與固定模式的經驗的強化作用，讓你備感壓力的事情，可能是別人眼中的小事。就如同健身者可以舉起的啞鈴，沒有健身習慣的人甚至連動都動不了，***一些人可以承受某些創傷事件，但換做是別人，可能就會徹底崩潰***。事件的情況、發生的時間點與當事人做出的反應也有很深的影響。同樣是面對母親的死亡，單親兩歲小孩所受到的打擊，會比已為人父的五十歲男性還要沉痛。*

就蒂娜與治療中心的孩子們而言，壓力的經驗遠超過他們年幼的大腦所能承受的極限。他們的壓力系統並未受到適度、可預期與增強的活化，而是受到年幼時期無預警、長期與極端的經驗所折磨。我認為，珊蒂的情況也是如此。

/ /

與珊蒂見面之前，我盡可能了解她的背景與病史。我和她目前的寄養家庭、新的社工及她的親戚談過。從他們提供的資訊中，我得知她有嚴重的睡眠問題，經常處於焦慮狀態，也愈來愈常受到驚嚇。她與我治療過的越戰軍人一樣，聽到一點聲響，就會心驚膽顫；她還會不時做白日夢，神遊時很難被叫醒。不清楚她病史的醫生，可能會診斷她患有「失神性」或「輕微」癲癇，因為她在發作的時候彷彿沒有意識，對外界也沒有反應。

有時候，珊蒂還會打人、突然發脾氣。這些行為沒有模式，因此她的寄養家庭找不出原因。他們說蒂娜還有其他「怪異」的行為：不願意使用銀製餐具。不出所料，她特別害怕刀子；但她也不喝牛奶，甚至不敢看裝牛奶的瓶子。門鈴響的時候，她會像隻受到驚嚇的貓咪，馬上跑去躲起來，有時寄養父母要花個十幾、二十分鐘才找得到她。偶爾，她會躲在床底下、沙發後面或廚房水槽下方的櫥櫃，身體抽動著大哭。

孩子真的恢復力強嗎？光從珊蒂的驚嚇反應來看，我就知道她的壓力反應系統出現過度反應。出庭作證將使她再度受到母親被殺的痛苦回憶所折磨，我必須了解她是否能忍受這件事。雖然我不想這麼做，但我準備在第一次與她見面時稍微探詢她的記憶，看她會如何反應。我安慰自己，現在的一點痛苦，或許可以讓她之後不會受到更大的打擊，甚至有可能幫助她從創傷中復原。

第一次與珊蒂見面，地點在典型、單調的政府大樓裡的一個小房間。這個房間裡有一些兒童專用的桌椅、玩具、蠟筆、著色簿和圖畫紙，刻意營造出兒童會喜歡的感覺。牆上畫有幾個卡通人物的圖案，但從瓷磚鋪成的地板與暗灰色調的建築，仍可明顯看出這是正經嚴肅的公家機構。

我走進房間時，珊蒂正坐在地板上，身旁放了幾隻洋娃娃。她在著色。如同第一次與蒂娜見面的感覺，我第一眼注意到的是她好小一隻，我猜她身高不到一百二十公分。她有雙水汪汪的褐色大眼睛與一頭濃密的棕色長捲髮，她的脖子兩側、從耳朵到喉嚨中央有明顯的傷疤，但沒有我想像的顯眼，縫合傷口的手術算是很成功。我與史丹走進去時，她停止動作，直盯著我看。

史丹向她介紹我：「珊蒂，這是我之前說過的醫生叔叔。他想跟妳說話，好不好？」珊蒂一動也不動，仍是一臉的懷疑警覺。

史丹看了我一眼，回頭看著她，露出燦爛的微笑，模仿幼稚園老師用精神奕奕的聲音說：「好，很好。那我讓你們兩個聊聊。」

我看著他走出房間，心想他是不是瘋了，怎麼完全不管珊蒂有沒有回答他，就這麼說。我回頭，看到珊蒂臉上寫著跟我一樣的表情。我搖搖頭、聳了聳肩，微微笑了一下。彷彿在照鏡子一樣，珊蒂也學我的動作。

啊哈！我和她之間建立了連結。我想，這是好的開始，不要讓機會溜走了。我知道，如果體型頗大的我朝這個小女孩走去，她敏感的反應系統一定會警鈴大響。從沒見過的大人和地方，以及第一次遇到的情況，周遭的一切對她來說已經很陌生了，我得盡可能讓她保持冷靜。

「我也想塗色。」我刻意不看她，想盡可能不要嚇到她，讓她知道我會一步一步來，不會做出突然的舉動。我心想，壓低身體，坐在地上。不要看她，也不要面向她，著色的時候放慢動作。我坐在距離她一公尺多的地方，盡量讓自己的聲音聽起來是溫柔與平靜的。

「我很喜歡紅色，我要把這臺車子塗成紅色。」我指著我的著色簿說。

珊蒂仔細地看著我的臉、我的手和我緩慢的動作，沒有專心聽我在說什麼。這個小女孩的警覺性這麼高，情有可原。有很長一段時間，只有我在畫畫，自顧自地說我要塗什麼顏色，盡可能表現得隨意和友善，不像剛才史丹為了試著掩飾焦慮而刻意裝出「開心」的樣子。

終於，珊蒂往我這邊靠近了一點，默默地指了一個顏色，我順從她的意思。她一靠過來，我就不說話。後來的幾分鐘裡，我們一起安靜地著色。

我還沒問她那天發生了什麼事，但我感覺得出來，她知道我為什麼會在這裡，而她也知道我清楚這些事情。畢竟，出現在她的「新生活」裡的大人們，總會問起那天晚上發生的事情。

「妳的脖子怎麼了？」我指著她脖子上的兩條疤痕問。她假裝沒聽到，表情也沒變，繼續塗色。我又問了一次。這次，她停止塗色的動作，看著前方發呆。我再問了一次。她拿起蠟筆，在構圖完整、整齊的圖案上塗鴉。

我再問了一次問題。我討厭這樣，我知道我在強迫她回憶痛苦的經歷。

珊蒂站起來，拿了一隻絨毛兔子玩偶，抓著它的耳朵，一邊用蠟筆猛刺玩偶的脖子，一邊不斷地說：「小鬼，我這是為你好。」她一直重複著這句話，像錄音帶播放到一半卡住一樣。她把玩偶丟到地上，爬到暖氣機上，跳下來，又再爬上去，不停地這麼做。我叫她小心，她沒有回應。我擔心她受傷，走過去，等她跳下來的時候抱住她。她整個人癱軟在我的懷裡；之後幾分鐘，我們一起坐在地上。慢慢地，她急促的呼吸穩定了下來。

後來，她緩慢、語氣不帶感情地告訴我那天發生的事。

她媽媽的一個朋友到她們的公寓。他按了門鈴，媽媽開門讓他進來。「媽媽在大叫，那個壞人在刺她。」她說，「我應該要把他殺掉。」

「我從房間走出來，媽媽在睡覺，那個壞人用刀子弄我。他說，『小鬼，我這是為妳好。』」

凶手在珊蒂的喉嚨上劃了兩刀，她立刻昏了過去。之後，她醒過來，試著「叫醒」媽媽。她從冰箱拿了牛奶，喝的時候噎住了；牛奶從她喉嚨的傷口滲了出來。她想給媽媽喝一點，但是，「媽媽不渴。」珊蒂在屋子裡待了十一個小時才有人過來——她們的親戚打電話到公寓，一直沒有人接，有點擔心就過來看看，結果發現這個慘不忍睹的命案現場。

那次面談快結束時，我已經確定，出庭作證會讓珊蒂的心靈崩潰。她需要幫助，如果她真的必須到法院，會需要更多時間做準備。後來，史丹順利延後開庭的日期。他問我：「你可以治療這個孩子嗎？」當然可以。我無法說不。

/ /

面談後，珊蒂的形象深深烙印在我腦海裡：一個三歲小孩，喉嚨被割傷，在媽媽四肢遭到反綁、血淋淋與冰冷的屍體旁啜泣，試著安慰媽媽，同時又期待媽媽能醒過來安慰她。當時，她一定非常無助、困惑與恐懼！「失神」、刻意迴避問題、經常躲起來與特別害怕某些事物等症狀，都是她的大腦為了逃避創傷而形成的防衛反應。了解這些防衛的機制，才能幫助她與其他有類似問題的孩子。

出生後的每一天、每分每秒，大腦都在處理感官不斷接收到的訊號，甚至最初在子宮內也是如此。影像、聲音、觸感、氣味與味道——所有原始的感官資料都將進入大腦的低層部位，而大腦再將這些感覺層層分類，比對之前儲存的模式，最終做出反應（如果必要的話）。許多情況下，訊號的模式都是不斷重複、非常熟悉且安全的，這些模式符合的記憶模板也已經深植於大腦，因此基本上大腦不會注意它們。這種耐受力的形式稱為「習慣化」。我們會忽略尋常情況中熟悉的模式，因此不會記得生活中的大部分時候，像是刷牙或穿衣服等日常瑣事。然而，當熟悉的模式在陌生的情境中

> *出現，我們就會記得。例如，你去露營，早上刷牙時看到日出。那一刻的動人景象會使你記住這次的特別經驗。***情緒是情境的強烈標記。***在這個例子中，日出帶來的愉悅是「刷牙」記憶模板裡不尋常的經驗，讓這次刷牙的記憶變得鮮明難忘。*
>
> *同樣地，假如你刷牙時剛好發生地震，房子倒了，這個事件便可能永遠留在你心中，每當刷牙時就會感到不幸。***負面情緒通常會比正面感覺更令人難忘，因為回想具威脅性的事物及盡量避免類似情況再度發生，大多是生存的關鍵。***舉個例子，有隻老鼠在遇到貓之後，若沒有記住貓的氣味，是不可能存活太久的。然而，這種聯想也可能成為創傷症狀的來源，以刷牙時房子倒塌的地震生還者而言，光是看到牙刷，恐懼的感覺便有可能一發不可收拾。*

就珊蒂的情況來說，牛奶曾經讓她聯想到媽媽的照顧與營養的食物，如今成為從她的喉嚨滲出來的液體，也是躺在地上不動的媽媽「不喝」的東西；銀製的餐具不再是用來吃食物的工具，而是會殺人、傷人的可怕凶器；而一切悲劇的起始點——門鈴，每次一響起，就像在宣示凶手的到來。

對珊蒂而言，這些稀鬆平常的事物，都變成喚起可怕記憶的線索，讓她處於持續的恐懼狀態中。這當然令她的寄養父母與老師困惑，他們不知道她經歷過什麼事情，因此常常找不出孩子怪異行為的起因。他們不懂，珊蒂上一刻還乖巧可人，怎麼下一刻就變得暴躁、不聽話。這樣的暴怒行為似乎與大人們想得到的事件或互動都沒有關係，但這種看似不可預期的衝動行為其實是合理的——她的大腦在試著根據之前對外在世界的認知來保護她。

大腦一向會比較當下接收到的模式與先前儲存的模板與關聯。**這個過程起初發生在大腦最底部、構造最簡單的部位——回應威脅的神經系統。**隨著資訊從第一個處理階段逐漸進入上層部位，大腦有機會再次檢視資料，以進行更複雜的評估與整合，但在一開始，大腦只想知道：傳來的資料是否可能代表危險？

如果這個經驗是熟悉、而且確定是安全的，大腦的壓力系統不會啟動，但接收到的資訊假若是陌生、全新或不尋常的，大腦就會立刻啟動壓力反應。這些壓力系統啟動的程度，依據情況看起來有多危險而定。我們必須了解，大腦的原始設定是懷疑，而不是接受，至少在面臨全新未知的活動模式時我們會提高警覺；此時，大腦的目標是獲得更多資訊，以檢視情況與判定危險程度。由於人類遭遇的敵人之中，最致命的動物還是同類，因此我們會仔細觀察敵人的非語言訊號，例如語調、臉部表情與肢體語言。

根據進一步的評估，大腦會判別新的啟動模式是否出於某種熟悉卻異常的情況。例如，你在圖書館看書，有人把一本厚重的書丟在桌上，發出的巨大聲響讓你立刻停止當下的動作，判斷這個情況是否安全、熟悉，你可能覺得困擾，但不認為需要擔心。另一種情況，你在圖書館聽到巨響，發現周圍的人似乎都一臉驚恐，然後抬頭看到有個人拿著一把槍，你的大腦就會啟動警報，使你驚慌失措；假如幾分鐘後你發現這是惡作劇，大腦便會慢慢使覺醒連續體（arousal continuum，見附錄一P278）回到冷靜的狀態。

恐懼的反應有不同等級，依大腦感受到的威脅程度標定（附錄1P278）。你愈害怕，大腦的威脅系統會持續整合接收到的資訊並協調全身反應，努力使你活下來。為了達到這個目的，神經系統與荷爾蒙系統會互相合作，確保大腦與身體其他部位做出正確反應。

首先，大腦會使你停止思考從額葉皮質傳來的不相干雜訊，然後讓邊緣系統的「社會線索解讀」接著指揮，使你專注在周圍的人身上的線索，來判斷誰有可能保護你或威脅你。你的心跳速率會加快以將血液輸送到肌肉，供你戰鬥或逃跑。同時，肌肉張力會增加，飢餓等感覺會被擱置一旁。大腦保護你的方式有好幾千種！

我們冷靜時，很容易能使大腦皮質運作，利用大腦最高階的功能來思考抽象事物、擬訂計畫、規劃未來及閱讀。但如果有事情讓我們分心、干擾我們的思緒，我們就會開始警戒並武裝自己，將腦部活動的注意力轉移到皮質下的區域，以提高警覺抵禦威脅。然

後，我們的覺醒連續體逐漸導向恐懼時，必然會倚賴大腦相對低層與反應較快速的區域，例如，極度驚恐時我們會做出本能反應，而且幾乎無法控制意識。恐懼確實會使人變笨，它的屬性讓我們在短時間快速反應，有助於短暫的求生。但若恐懼感一直持續，我們便會出現適應不良的症狀；威脅系統會變得敏感，讓我們隨時保持這種狀態。這種「過度警覺」的反應說明了珊蒂大部分的症狀。

但在珊蒂身上，並非所有症狀都是如此。大腦不單只有一組調適威脅的方法。在當時的情況下，珊蒂年紀小、力氣小，而她面臨的威脅強大到她無法反抗或逃跑，如果她的大腦提高心跳速率、增加她的肌肉張力，只會讓她更有可能受傷而失血死亡。令人驚奇的是，大腦也有應對這種情況的調適方法，而這個方法解釋了另一種重大的創傷症狀──「**解離反應**」。

解離是一種非常原始的反應：最初的生命形式（與高等物種的幼小成員）在危急情況下很少可以憑自己的力量逃脫。遭到攻擊或受傷時，他們唯一可能的反應是把身體縮起來，盡可能讓自己顯得渺小，哭喊求救與等待奇蹟出現。這樣的反應似乎是由最原始的大腦系統所驅動，所在位置是腦幹與周圍的部位。對於無法或難以反抗或逃跑的嬰兒與幼童來說，遇到極端的壓力來源時，普遍都會表現出解離反應。此外，這在女性身上也比男性更常見，而且如果時間持續得久一點，解離還會增加罹患創傷後壓力症候群的可能性。

> 解離反應
> 在遭遇極大壓力來源時，會產生麻木、抽離的反應。

解離反應出現時，大腦會讓身體做好受傷的準備。四肢的血液會減少，心跳速率也會變慢，以減少傷口的出血量。腦部會釋放大量內源性鴉片物質（大腦中類似海洛因的自然物質），使人平靜，在心理上產生一種與眼前發生的事情的距離感。

如同過度警覺的反應，解離反應也依層級區分，而且具有連續

> *性。像是做白日夢與睡夢之間的轉換等一般狀況，都屬於輕微的解離；另一個例子是催眠。然而，在極度解離的經驗中，人變得完全只在乎自我，與現實脫離，大腦掌管思考的區域，會將注意力從計畫行動轉移到野蠻的生存；這時，人會感覺時間變慢了，發生的事情變得不「真實」，呼吸減緩，不覺得痛苦，甚至也不感到恐懼。人們敘述解離經驗時，經常提到覺得自己沒有感情、感覺麻木，像在看電影裡的角色發生了什麼事一樣。*
>
> *在最嚴重的創傷經驗裡，過度警覺與解離反應這兩種主要反應會同時出現。其實，在許多案例中，創傷事件發生時，適度的解離可以調整過度警覺的強度與時間，譬如，在戰鬥時變得「麻木」與部分機械化的能力，可以讓士兵繼續作戰而不會感到驚慌。但是，以一些案例而言，過度警覺或解離反應的其中之一會凌駕另一種反應。若是創傷的強度、時間或模式造成這些反應重複啟動，久而久之，調解這些反應的神經系統將會產生「使用依賴」的變化，因而過度反應與敏感化，導致當事人在創傷事件過了很久之後，依然有許多情緒、行為與認知上的問題。*

我們已經了解，許多創傷後的精神症狀不是與對於創傷記憶的解離反應有關，就是牽涉創傷經驗引起的過度警覺反應。這些反應可以幫助人們在當下面對創傷，但要是狀態一直持續，就會使往後的生活出現嚴重問題。

住院治療中心的男孩們，比大多數的創傷案例更能展現這些問題。他們幾乎每個人都被診斷為患有注意力與行為的問題，這顯示了創傷的影響，以及其經常遭到誤診的事實。不幸地，**在學校的課堂上，解離與過度警覺的反應看起來與注意力缺失症、過動症或對立反抗症非常相像。**出現解離反應的孩子顯然注意力不集中：像在做白日夢或「神遊」而沒有專注在課業上——其實他們已經對周遭的世界充耳不聞了。至於過度警覺的孩子，看起來會是過度反應或心不在焉，因為他們注意的是老師的語調或其他小孩的肢體語言，而不是上課的內容。

戰或逃反應引起的侵犯與衝動的行為，也可能看似反抗或故意作對，但其實這是之前回應創傷情況的後遺症，因為受創的孩子在那之後會不斷想起當時的情況。孩子們面對壓力時身體做出的「凍結」反應——突然的靜止，就像在路上被車燈照到的鹿——也常被老師誤解成拒絕服從，因為孩子在當下對任何指令都沒有回應。雖然不是所有注意力缺失症、過動症與對立反抗症都與創傷有關，但導致這些診斷的症狀與重大心理傷害的關聯，往往比任何人所想的都深。

//////////////////////

我第一次為珊蒂進行治療是在教會的交誼室裡——她仍須遵守證人保護計畫的規定，這是為了保護她不受到凶手同夥的威脅，由於他們沒有直接參與犯案，警方無法全數逮捕，因此只能安排在冷門的地方不定期進行治療，後來，經常是星期天在教會裡治療。她與寄養家庭的父母一起出席，我向他們打招呼。珊蒂認得我，但沒有對我笑。我請她的養母也進到托兒教室——我們進行輔導的地方。然後，我拿了一些蠟筆和紙，坐在地板上畫畫。過了一、兩分鐘，珊蒂走過來，也坐在地板上，我抬頭看了珊蒂的養母一眼，對珊蒂說：「珊蒂，莎莉太太要去教堂，我們在這裡玩，好嗎？」

她沒有抬頭看，但還是有回答，「好。」

我們坐在地上靜靜地畫畫。十分鐘過了，我們的舉動就像第一次在法院的面談一樣。然後，情況有了變化。珊蒂停止畫畫，她拿走我手中的蠟筆，拉我的手臂、用力壓我的肩膀，要我趴在地上。

「這是什麼遊戲？」我開玩笑地問。

「不要說話。」她說。她是認真的，她要我跪在地上，雙手放在背後，像是被反綁一樣。

之後，她重演媽媽遇害那天的情況，扮演壞人的角色。接下來的四十分鐘，她在教室裡走來走去，喃喃自語，我只聽到幾個字。

「這很好，你可以吃這個。」她說，拿著蔬菜形狀的玩具，張開我的嘴巴要餵我，接著，她拿了一條毯子蓋在我身上。在那天的第一次治療面談中，她會走到我旁邊、躺在我身上、搖動我的身體、撐開我的嘴巴和眼睛，然後又走到別的地方找東西，每次回來，手上幾乎都會拿著玩具或其他東西。後來，她停止攻擊我，而在往後的治療裡，也不再出現這樣的動作，但她經常在房間走來走去的時候說：「小鬼，這是為妳好。」

她這麼做的時候，我必須完全按照她說的話去做：不能說話、不能動、不能插嘴、也不能停下正在做的事。她重演事發情況時，需要掌控一切。而我開始意識到，讓她有掌控權可能是幫助她復原的關鍵，畢竟，創傷經驗的定義之一是完全無法控制情況與產生徹底的無力感，尤其是令人痛苦到無處可逃而出現解離反應的事件。因此，**要解決創傷壓力，重新取得控制很重要**。在對於「***習得的無助感***」現象的古典研究當中，這種情況明顯可見。

習得的無助感

因為無法掌控、預期所處環境的壓力事件，個體最終變得消極、放棄抵抗的情況。

賓州大學的馬丁．塞利格曼（Martin Seligman）與同事設計了一項實驗，他們將兩隻老鼠關在分隔卻相鄰的籠子裡，第一個籠子裡，每次老鼠按壓桿子想取得食物時，就會先遭到電擊。這當然對老鼠造成壓力，但時間久了，老鼠發現電擊後就能吃東西，便學習忍受電擊；牠知道，只有在按壓桿子的時候才會被電擊；因此，牠還是有控制權的。如之前討論過的，隨著時間過去，**可預期與可控制**的壓力源對系統造成的「壓力」會變小，同時系統的耐受力會增加。

第二個籠子裡面，儘管老鼠也可以按壓桿子來取得食物，但是牠會在「另一隻」老鼠按壓時被電擊——換句話說，第二個籠子裡的老鼠無法預期哪個時候會遭到電擊，無法控制情況。因此，這隻老鼠無法習慣壓力，反而對壓力愈來愈敏感。

兩隻老鼠的腦部壓力系統都產生重大變化：可以控制電擊的老鼠變得更健康，無法掌控情況的老鼠則出現惡化與失調的狀況。第二隻老鼠經常出現潰瘍、體重減輕、免疫力下降，更容易生病。之後，即使讓兩隻老鼠都能控制電擊，之前長期無法控制情況的老鼠還是會因為太害怕而不敢按壓桿子，不知道如何改變自己的處境。這種意志消沉與放棄的現象，也常見於精神沮喪的人身上。

此外，也有愈來愈多研究指出，罹患憂鬱症的可能性，與幼年時期遭遇不可控制的壓力事件的多寡有關，難怪創傷後壓力症候群患者經常有憂鬱傾向。

有鑑於控制與習慣、無法控制與過度敏感之間的關係，受害者必須回到可預期且安全的情況下，才能從創傷中復原。我們的大腦會本能地將創傷看成是我們可以承受的，並使心理產生轉變，讓我們在面對創傷經驗時，不會覺得無助，而是握有某些控制權。

這正是珊蒂在重演事發情況時的行為。治療面談過程中，她透過一種能讓她仔細評估壓力程度的方式來控制我們的互動。就像醫生藉由選擇正確的劑量來平衡藥物的效用與副作用，珊蒂調節自己暴露在情況重演的壓力下的程度。她的大腦促使她創造出更可以耐受的壓力模式，以及更能預期的經驗，讓她能夠不去在意那個經驗。透過情境重演，她的大腦試著將創傷轉變成某種可預期的經驗，希望這種經驗到最後會變得無趣，讓她不再注意。其中，模式與重複是關鍵。一定模式、重複的刺激能引發耐受力，混亂、不規律的訊號則會導致敏感化。

為了重新回到平衡狀態，大腦會使我們不斷、一點一點地回想創傷經驗，試著讓過度反應、與創傷有關的記憶平靜下來，目的是讓過度反應的系統可以發展出耐受性，而這麼做通常都能見效。我們經歷痛苦或創傷的事件時，會產生侵入性思維：不斷想著發生的事情，夢到當時的情況，不想回憶的時候也會想到，也會經常跟好友或親人一再敘述事發經過。孩子會在遊戲、畫圖與日常對話的過程中重演創傷事件。然而，遭遇的經驗愈強烈、愈令人難以承受，當事人就愈難對所有與創傷相關的記憶釋懷。

珊蒂在我面前重演事發情況時，試圖讓自己學著承受可怕的痛苦回憶。她已經可以控制如何重演事件；這種主導權可以幫助她調整痛苦的程度。如果感受太過強烈，她可以重來一次，而她也的確經常這麼做。我不會干預重演的過程，或是像第一次面談為了評估她是否可以出庭而強迫她回想當時的情況。

/ /

在治療的頭幾個月，每一次的面談都以相同的方式開始：起初，我們兩個人都不說話。她會拉我的手，帶我走到房間的中央，要我躺下並按照她的指令動作。我會躺在地上，身體彎成四肢被反綁的姿勢。然後，她會在房間裡走來走去，一下回來找我，一下又去拿東西。最後，她會走過來躺在我的背上，開始低聲哼唱，身體也會跟著搖晃。我知道，這時候最好不要說話或改變姿勢，我讓她完全掌握她需要的控制權。看到她這樣，實在令人心痛。

受創兒童的反應通常會受人誤解，有時珊蒂在寄養家庭甚至也會遇到這種情形。**新環境原本就會帶給人壓力，再加上經歷創傷的孩子通常在最初生長的家庭裡會覺得混亂與不可預期的情況是正常的，因此，他們可能會在平靜與安全的環境中感到恐懼。**他們試著去控制他們認為必定會回到混亂狀態的情況，看起來似乎是在誘發情況，其實是為了讓情況變得更不痛苦、更能夠預期。因此，當孩子為了誘發熟悉的尖叫聲與嚴厲的處罰，而故意反抗或破壞東西時，他與寄養家庭的「蜜月期」就結束了。受創的孩子跟所有人一樣，面對熟悉的事物時都感到比較自在，如一位家庭治療師說的名言，**在「必然的痛苦與難以預料的痛苦」之中，我們大多會選擇前者。**如果受創兒童的這種反應遭到養育者所誤解，通常會造成嚴重的問題。

幸好，就珊蒂的情況而言，我能夠告訴她的寄養父母，可能會遇到什麼情況及如何回應。不過，在治療以外的時間裡，她一開始會睡不好、覺得焦慮，也一直出現行為問題。她的靜止心跳率超過一百二十下，以同年齡的女孩來說非常高。儘管有時會出現嚴重的解離行為，她還是顯得警覺性很高、容易過度反應，這在某些方面類似住院治療中心的男孩們的症狀。

我與她的寄養家庭、社工及史丹討論過，讓珊蒂服用降保適可能會帶來哪些正面影響。他們同意試試看，使用之後，的確，珊蒂的睡眠問題很快就得到改善，精神崩潰的頻率、程度與時間也減少了。她在家裡與在幼稚園裡，都變得比較好相處，也比較聽話。

我持續為她進行治療。過了十幾次，她開始要我改變躺下來的姿勢。我不再需要擺出四肢被反綁的姿勢，而是改成側躺。而她還是一樣在房間裡走來走去，每次回到房間中央都會拿東西給我；她還是會想要餵我吃東西。之後，她會躺在我身上，身體擺動地哼唱旋律，有時會突然停住，像是全身凍結一樣，有時也會哭泣。這種情況通常會持續四十分鐘，過程中我會保持沉默。

不過，久而久之，她改變了情況重演的方式。她比較少喃喃自語、在房間四處找東西或晃來晃去地哼歌。經過好幾個月的治療後，有天我正走向房間中央要躺下時，她拉起我的手，帶我走到搖椅旁，要我坐下。她走到書架前，拿了一本書，爬到我腿上。「說故事給我聽。」她說。我開始唸的時候，她說：「搖呀。」之後，珊蒂都會坐在我腿上，我們在搖椅上邊搖邊說故事。

這不算是從創傷中復原，但卻是個好的開始。雖然，之後珊蒂必須面臨生父、外婆與寄養家庭之間可怕的監護權大戰，我還是替現在的她感到開心。她的進步雖然緩慢，但是很穩定，尤其是寄養家庭後來取得監護權，可以陪她度過她接下來的童年。有時候，她還是會難過，但大部分的時候表現都很好。她交了朋友，課業成績優良，與別人互動也非常友善。

依照往例，過了幾年後，我就沒有她的消息了。不過，我還是經常想起珊蒂，還有一起治療時她讓我學到的東西。令人高興的是，幾個月前我得知她過得很好，由於她的情況特殊，我不能再透露任何細節，但我可以說，她正如大家所希望地過著幸福與充實的生活。看到她這樣，我也心滿意足了。

改版評註

今日，沒有人會質疑，一個親眼目睹母親遭到殺害的三歲小孩在被歹徒割傷並丟在現場等死後，又交由寄養家庭照顧，內心會留下永久創傷。雖然多數的孩子擁有復原的能力，但自本書初版推出以來，不斷有證據顯示，幼年時期遭遇的嚴重壓力會造成永久性的影響。

關於敏感化與耐受性在創傷和療癒上所扮演的角色，我們累積的知識也不斷呈現這樣的結果。這兩個主要過程可以改變大腦的關鍵壓力反應網絡。敏感化可激發這些系統的基礎活動與反應性，而耐受性則可抑制壓力反應的活躍程度（見本評註末的圖表 P075）。值得注意的是，某些活化模式會導致敏感化與一些問題，而其他模式則可引發耐受性且培養復原的能力。

神經科學家已研究這些現象超過五十年。這些現象與藥物的使用和成癮及疼痛處理的關聯，一向顯而易見，但在十年前，只有少數人開始意識到，它們對於了解幼年創傷的影響舉足輕重。

如今，關於敏感化與耐受性的神經生物學，帶我們深入認識了**模式與可預測性在壓力反應系統的發展上所扮演的重要角色**。幼年時期的生活經歷為往後的生活回應樹立模板——不只對於記憶是如此，對於我們的壓力反應亦然。改變壓力系統的平均活躍程度及其在發展過程中的回應度或反應性，會造成深遠的影響。

這裡的關鍵在於，某些經驗模式讓這些系統變得更容易被啟動，而且對於細微的改變更加敏感；其他模式則可幫助這些系統更順暢地做出回應，減少過度反應的可能性。因此，數十年來探討這些機制如何運作的神經科學研究，不僅可說明創傷經驗如何與為何會導致種種症狀，也能提供治療過程的必要線索。

過去十年來臨床領域的重大進展之一，是理解某些形式的發展經驗——如**食物與住所的不穩定、種族或文化的邊緣化，以及其他通常與貧窮有關的壓力——會造成生理、情緒、社交與認知的症狀，而這些症狀類似於人在巨大創傷事件（包含肢體暴力、性侵或是家暴）後出現的傾向**。這些知識讓一些相關學者對比「T」創傷與「t」創傷（意指大創傷與小創傷，T和t為trauma一字的代稱）；我們不使用這種語言，但其凸顯的重點值得討論。我們傾向將這兩種創傷類型視為壓力反應活化進入「敏感」模式的範例，這種模式會導致大腦與身體出現可預期的變化。

在神經科學的研究中，只要讓實驗對象接觸不可控制、無可預測的小型壓力源，就可以創造敏感化的壓力反應，如果受試者只有一或兩次這樣的經驗，或是事先知道壓力發生的時機，一般而言是不會受到創傷的。

許多人在現實生活中都有過以下類似經驗，在一間公司裡，主管的行為反覆無常，一下羞辱人、一下鼓勵人，不時又會勃然大怒。時間久了，在這種情況下，許多員工會對主管的情緒愈來愈敏感，並且產生焦慮、侵入性想法與煩惱——尤其是避免與主管打交道的欲望。這些全是創傷後壓力症候群的典型症狀，但話說回來，主管人再怎麼差勁，也很少會差勁到讓不曾經歷發展障礙的人出現這種症狀。

孩子的行為完全出乎照顧者的意料時，養父母會出現這種經常被形容為「小心翼翼」的敏感化行為。顯然，與目睹槍殺事件相比，面對兒童的暴怒行為並不足以造成「創傷」，不過**隨著時間的流逝，許多細微、不可控制的壓力所造成的生理與心理的影響，可能會非常類似一般因為極端經驗而出現的相關傾向**。

壓力系統活化的模式與背景——即無論它能否受到控制、發作的時機與程度是否可以預期——都與活化的強度一樣重要，地位有時甚至更勝一籌。在現實世界裡，這意味著，有色的貧困兒童即使不曾經歷虐待、家暴或其他外顯「創傷」，也有可能出現「與創傷有關」的問題，而這些問題，看起來就像曾經目睹槍擊案或在天災後倖存的孩子會有的症狀。此外，如果這樣的孩子也曾經歷社群暴力等外顯的重大創傷，將會出現各式各樣的問題。

為了深入探討這點，我們簡短回顧一下反應輕微的壓力活化模式具有哪些特性。首先，大多數與發展創傷有關的生理、情緒、行為、社會與認知問題，可以與有關壓力反應、分佈廣泛的神經網絡形成連結。並且，神經網絡「具有可塑性」，是可改變的。有鑑於此，我們從神經可塑性領域的研究中能學到哪些改變這些系統的方法？

神經可塑性的首要原則是，為了（以任何方式）刻意修改特定的神經網絡，我們首先必須「啟動」（或是「關閉」）目標的神經網絡。這個道理很容易理解；就跟一個人若想學會彈鋼琴，就必須坐在鋼琴前面不斷練習一樣。因為，光是閱讀相關的書籍或觀賞影片，並不能改變主掌彈鋼琴的特定神經網絡。這麼做也許可以節省時間，但除非你實際敲打琴鍵，以啟動使你能「彈鋼琴」的廣泛神經網絡，否則你將無法創造或修改它。

同樣的道理也適用於創傷記憶與敏感化的壓力反應網絡，這些網絡在創傷事件後與複雜、無所不在的創傷反應緊密相關。以珊蒂為例，每當有線索喚起這一連串的回憶時，創傷記憶就會強化，例如她光是喝牛奶都會想起媽媽被殺的那天。在母親被謀殺後的頭幾年，這些記憶的活化有絕大部分是她無法預期的，她不知道什麼時候會想起當時的經歷。因此，她的壓力反應系統變得愈來愈敏感，而且經常出現劇烈與長時間的回應。如此一來，她的狀況便日益惡化。

面對曾有過創傷且壓力反應過度敏感的個案，治療的主要挑戰在於，醫師必須遵守明確的原則才能改變敏感化的壓力反應系統；患者若要復原，必須透過某種方式來「回想」與「重新喚起」痛苦經驗。若想確保治療與復原能有效進行，醫師必須留意，建立復原能力及療癒的壓力活化模式的三個必要元素：可預測性、可控制性與調節。

我們從寫作本書初版之後，所學到關於這些因素的知識，與前面提到「調整治療強度」的觀念有關。讓個案回顧創傷與重新喚起創傷記憶到什麼程度才算適當？誰來決定適當的標準，是要求孩子回想創傷事件的醫生，還是孩子本身？

我們要求孩子每週來診所一次，在五十分鐘的治療過程中回想創傷經歷，這麼做實際上不就是奪走了他們的控制權？我們可以營造安全與適當的環境，讓孩子們控制治療的程度、間隔與模式嗎？就珊蒂的案例而言，在治療期間，她可以選擇重回那段黑暗的日子，花一些時間與重新喚起的創傷記憶共處，但她也可以控制脫離回憶的時機與程度，以在回想之前先進行自我調節。

她可以決定要重新喚起哪些部分的回應，這為她帶來了可控制性；她也可以決定回想的時間長短，這讓她控制了回顧的程度；她還控制了回想經歷的間隔時間，這使她得以掌控活動的間隔。在我們的治療中，她允許自己喚醒廣泛創傷記憶的一些元素，然後透過可控制、可預期且適度的方式來啟動敏感化的壓力反應系統。時間一久，這可以減緩壓力的反應、改善症狀並達到一定程度的復原。

我們強烈呼籲大家，**盡量讓受創兒童獲得控制權、可預期性，與調節回顧經歷的時機、時間長度與程度**。對他們而言，這些元素愈多愈好，不只在治療過程，在其他的生活面向也是如此，尤其是他們長時間待的環境（譬如學校）。為了復原，孩子需要可以讓他們感到安全與舒適的環境，以及知道之後會發生什麼事，這麼一來，他們過度敏感的壓力系統才能逐漸緩和，更「平順」地進行調節。

下圖說明這裡提到的主要原則。

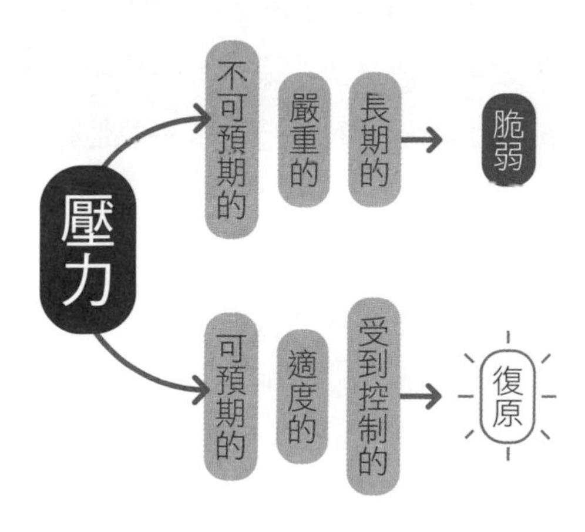

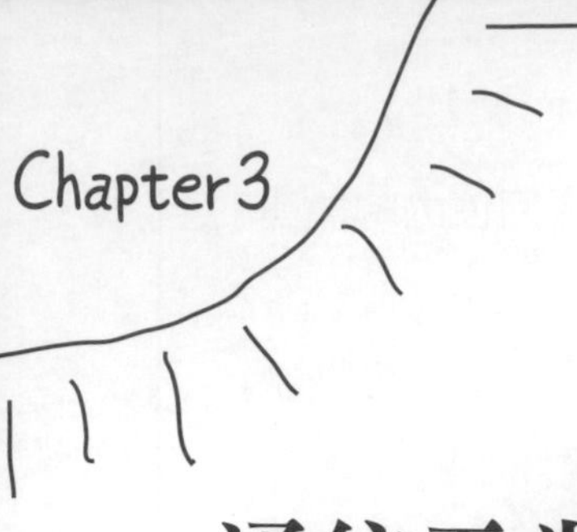

通往天堂的階梯

人際關係帶來的創傷緩衝

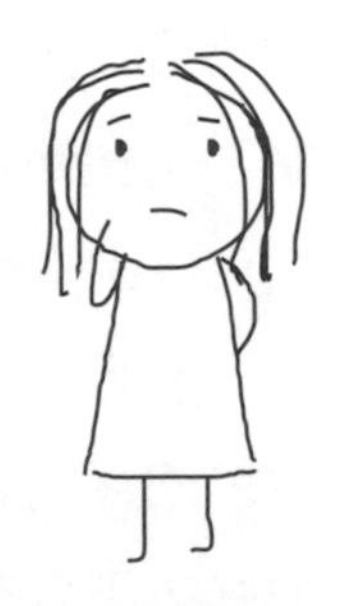

在德州韋科鎮的大衛教派莊園裡，孩子們生活在充滿恐懼的地獄中，即使是嬰兒也不例外，因為教主大衛・柯瑞許（David Koresh）認為，透過嚴格的身體鍛鍊來摧毀嬰兒的意志（有些才八個月大），才能夠讓他們沐浴在「上帝的榮光」中。

柯瑞許性情反覆無常，前一刻表現得親切、體貼與關愛信眾，下一刻就變成狂暴的先知。他的怒火來得又急又快，沒有人能倖免。大衛教派的信徒（以迦密山為據點的宗教群體成員）都提心吊膽，為了不惹他動怒而極力迎合，不過還是經常在他大發雷霆時倒楣受罪。

個性善變與發起脾氣來令人懼怕的柯瑞許，十分擅長不時利用極端的威脅或善解人意的關心來讓教徒感到不安。他採取鐵腕的領導方式，控制莊園裡的所有人、事、物。他硬生生拆散夫妻、父母與子女、朋友，破壞一切人際關係，以免威脅到他在每個教徒的生命中最主要、最強大的地位。每個人的愛就像輪胎的輻條，在柯瑞許身上輻合，而他是軸心。他是所有洞見、智慧、愛意與力量的來源；就算不是人世間的上帝，也是教徒與上帝之間的媒介。

此外，他還是利用恐懼來治理人民的上帝。孩子（有時是大人）成天戒慎恐懼，害怕犯了像不小心把牛奶潑出去的一點小錯，就會遭到毆打與公然羞辱的懲罰。他通常會用名為「幫手」的木槳來打教徒，把他們打得身上都是血。那裡的孩子們也害怕飢餓：「不乖」的孩童好幾天都不能吃飯，或是只能吃馬鈴薯或麵包，有時還會被單獨關起來過夜。

至於女孩們，則被灌輸她們最終將成為「大衛的新娘」的觀念。在認可性侵的獨特形式下，有些女孩才十歲就淪為柯瑞許的性伴侶。一名脫離教派的教徒表示，柯瑞許曾興奮地將他侵犯的女童比喻成囊中的獵物。

然而，在柯瑞許灌輸教徒們的恐懼之中，最普遍是「巴比倫人」的入侵，指的是生活在莊園以外的人們、政府官員與異教徒。柯瑞許為信眾講道，不斷要他們準備好迎接「最後的戰役」。教徒們（包含兒童在內）都為即將到來的世界末日做好準備，因此柯瑞許將莊園取名為「天啟牧場」。

準備工作包含軍事演習、半夜起床與一對一打鬥。如果小孩不配合，或是在戰鬥訓練中不夠凶狠，就會遭到羞辱，有時還會被毆打。就連最幼小的教徒也得學習拿槍。柯瑞許教導教徒飲彈自盡的技巧，告訴他們，萬一被「巴比倫人」抓住，就對準嘴巴後面「軟軟的部位」開槍，這麼做的理由是「異教徒」終究會把他們所有人都殺了。不過，柯瑞許向教徒保證，他們死後會在天堂與家人們團聚，而他本人——也就是上帝——將會回到地球消滅敵人。

/ /

我在一九九二年來到德州，在休士頓貝勒醫學院的精神醫學系擔任研究副主任，同時也擔任德州兒童醫院精神科主任與休士頓榮民醫院創傷治療計畫的負責人。

基於過去治療蒂娜、珊蒂、住院治療中心的男孩們及其他類似問題兒童的經驗，我相信，我們對於創傷、創傷對兒童心理健康的影響，了解得還不夠多。我們不知道成長過程遭遇的創傷如何在特定兒童身上造成特定的問題。沒人能夠解釋為什麼有些小孩經歷創傷之後看起來似乎不受影響，有些孩子卻發展出嚴重的精神疾病與行為問題。沒人知道創傷後壓力症候群等毀滅性的症狀是如何形成的，也不清楚為何一些兒童會產生解離症狀、有些則變得高度警覺。若想找出這些答案的唯一方法，似乎得在創傷事件發生後立刻對受害的兒童進行仔細研究。遺憾地，我們遇到的孩子通常都是經歷了多年創傷後才被帶來求診。

為了解決這個問題，我協調貝勒醫學院、德州兒童醫院及休士頓榮民醫院共同成立「快速反應」的創傷評估小組。我們希望能夠幫助兒童面對如槍擊、車禍、天災等重大事件的劇烈創傷，同時了解兒童在創傷事件的第一時間會有哪些反應，以及這些狀態與他們最終會出現的任何症狀有何關聯。不幸地，韋科鎮的孩子是很好的研究樣本。

/ /

一九九三年二月二十八日，美國菸酒槍砲管理局的「巴比倫人」以大衛・柯瑞許違反槍枝條例為由，前往大衛教派的莊園逮捕他。他沒有乖乖就範，在隨後的襲擊行動中，有四名管理局的探員與至少六名的教徒遭到殺害。

接下來的三天內，美國聯邦調查局（FBI）與人質談判小組成功解救出二十一名兒童。就在這時，我們的創傷評估小組也到了現場，幫助我們認為是第一批被救出莊園的孩子。當時，我們所不知道的是，我們無法見到其他大衛教派的兒童了——圍攻行動在四月十九日更大規模的第二次突襲中結束，八十名教徒（包含二十三名兒童）在駭人的大火中身亡。

我跟大多數的人一樣，從電視新聞得知警方突襲大衛教派的莊園。幾乎就在我看到新聞的同時，許多記者打來問我，突襲行動會對莊園裡的孩子有什麼影響。被問到會如何幫助那些從莊園中獲釋的兒童時，我立刻表示，我相信政府一定會讓他們得到妥善的照顧。

然而，我才剛說出口，就意識到自己也許錯了。政府機構很少有具體的計畫去處置突然冒出來的一大群受創兒童，尤其是長期經費不足、案件過多的兒童保護服務體制。而且，聯邦政府、州政府到地方機構裡牽涉執法與兒童保護服務的指揮鏈，通常並不清楚韋科鎮對峙的這種特殊、變化快速的危機。

愈深入思考這件事，我就愈想知道，創傷評估小組擁有關於童年創傷的專業知識是否能盡一份心力。我在想，我們可以提供一些基本資訊給輔導韋科慘案中倖存的孩子的人員，可以進行電話諮詢以協助解決特定問題，並幫助他們更了解情況。

我聯絡了幾所機構，但沒人可以告訴我「負責」這件事的人是誰，最後，我打電話到州長辦公室。不到幾個小時，我接到州立兒童保護服務處打來的電話，邀請我到韋科鎮提供諮詢。我以為這會是一次性的輔導，結果，那天下午的會面變成六個星期的治療，是我職業生涯中最難處理的案例。

／／／／／／／／／／／／／／／／／／／／／／／／／

我到了韋科鎮，發現處理危機的政府機構與兒童照護都陷入一片混亂。受虐兒童從莊園中獲釋的頭幾天，政府用坦克般的大型車輛將他們載走。無論他們獲釋的時間是白天還晚上，都立刻交由聯邦調查局與德州騎警進行偵訊，而且經常是進行了好幾個小時才結束。聯邦調查局這麼做無可厚非；他們需要盡快獲取資訊，才能幫助釐清牧場裡的情況、解救更多的教徒。德州騎警也需要孩子們的證詞，負責蒐集後續罪刑審判的證據，以起訴槍殺美國菸酒槍砲及爆裂物管理局人員的凶手。

但是，兩個單位都沒有考慮到這些孩子，設想他們被迫與父母分開、在目睹家裡遭到致命突襲的事件後被坦克車載到軍械庫，接受無數個帶著武器的陌生人的冗長訊問，會是什麼心情。

警方發動第一次突襲後，全憑巧合才讓大衛教派的孩子們聚在一起。原本德州的兒童保護服務處計畫將他們個別安置在寄養家庭，但他們一時之間找不到那麼多寄養家庭。結果，讓這些孩子一起生活變成是這個情況下最有利於治療的決定：這些孩童需要彼此。在他們經歷了可怕事件後，將他們與同伴和／或兄弟姊妹拆散，只會使他們更不幸。

後來，這些孩子被帶到韋科鎮上的衛理兒童之家，一個像校園般的快樂環境。他們住在寬敞的木屋裡，起初由兩名武裝的德州巡警保護。兩對夫妻輪流當這些孩子的「家庭母親」與「家庭父親」，照顧他們的生活。儘管州政府為他們提供心理照護的安排立意良好，但是治療並沒有特別見效。德州政府找的人員來自繁忙的公共機關，一個人基本上只能撥出一小時協助。因此，心理治療的出診沒有固定的時間與人員，孩子們看到陌生臉孔，變得更無助。

一開始，兒童之家的情況也是一樣混亂，來自不同執法單位的人員不論白天或晚上隨時都有可能現身，將特定的孩子帶去問訊。這些孩子的日常生活不規律，見到的人也不固定。

當時，關於這些受創兒童，我可以確定的少數幾件事之一，是他們需要可預測的事物、規律、控制情況的力量，以及與照護者建立穩定的關係。對於大衛教派的兒童，這些事情甚至比以往還要重要，因為他們多年來生活在警覺的狀態下，隨時都在準備迎接災難。

我到那裡的第一個下午，與相關的幾個主要單位開會，建議他們注意以下幾個方向：**建立一致性、規律與熟悉度**。這表示建立秩序、設定明確的界線、促進不同組織間的溝通，以及聘請可定期前來輔導孩子的人員。我也建議，應該只讓受過兒童訊問訓練的人來替德州騎警與聯邦調查局進行司法訪談。

會議的最後，兒童保護處的主管問我是否願意負責協調這些事務。那天，我與聯邦調查局的探員會面後，他們也請我協助司法訪談。當時，我們仍然認為這場危機應該會在幾天內落幕，因此我同意了。我想這會是個有趣的機會，幫助這些孩子的同時也能學到一些東西。我開車到木屋去見這群與眾不同的兒童。

/ /

我抵達木屋時，一名巡警在門口攔住我。他身材高大，戴著德州執法標誌的牛仔帽。留著長髮、身穿牛仔褲的我表示自己是來輔導孩子的精神科醫生，而他懷疑地看著我。即使我又表明自己確實是培理博士，他還是說我看起來不像醫生，而且，「那些孩子不需要心理醫生。他們需要的只是一點關愛，還有離開這裡，愈遠愈好。」

後來我發現，孩子們待在木屋的那幾個星期裡，這位巡警是最正面與最有效幫助孩子復原的人士之一。他冷靜沉著，對孩子很好，憑直覺似乎都知道要在孩子需要他的時候適時出現。但是那天當下，他不讓我進門。我對他說：「好吧，我跟你說。你知道怎麼量脈搏嗎？」我看到一個小女孩在旁邊的沙發上睡覺，於是跟他打賭，如果她的脈搏低於一百，我就離開。正常來說，那個年紀的孩子靜止心跳率每分鐘應該介於七十到九十之間。

他彎腰抬起小女孩的手腕，過了一會兒，他露出焦急的表情。「快叫醫生來。」他說。

「我就是醫生。」我回他。

「不，找真正的醫生來。」他說，「這孩子的脈搏飆到一百六了。」

我一再向他保證，精神科醫師是受過正規醫學訓練的醫生，之後，我描述了創傷對兒童造成的生理影響。這個小女孩的心跳速率可能反映了她的壓力反應系統長期處於活躍的狀態。那名巡警知道戰或逃反應的原理——幾乎所有執法人員都有這方面的經驗。

我指出，面對帶來壓力的事件時，大腦所大量分泌的荷爾蒙與神經傳導物質——腎上腺素與正腎上腺素——也會調整心跳速率，這是因為需要改變心跳以回應壓力。從治療其他創傷兒童的經驗中，我知道，**即使創傷事件過了幾個月、甚至幾年，許多孩子依然呈現過度活躍的壓力反應**。這是個穩贏的賭注，因為這個小女孩才剛經歷重大的事件，心跳一定還很急促。

後來，那名巡警讓我進去屋內。

/ /

二月的突襲行動之後的頭三天，大衛分批釋放孩子，一次釋放四名兒童。他們年紀最小五歲，最大十二歲，大多介於四到十一歲之間，來自十個不同的家庭，獲釋的二十一個孩子中，十七個有一個以上的兄弟姊妹。雖然一些前教派成員反駁教派虐待兒童的指控（而且媒體錯誤引述我的話，說我不認為那些孩子受到虐待），但孩子們毫無疑問地已受到創傷，原因當然是警方襲擊莊園的行動，同時也包含他們之前在莊園裡的生活。

有個小女孩獲釋的時候，衣服上別著一張紙條，紙條上頭寫著，等到女孩的親人們看到這張紙條時，女孩的母親已經死去；還有另一個孩子在媽媽與她吻別、把她交給聯邦調查局探員的時候對她說：「他們是來殺我們的人，我們在天堂見。」

莊園發生大火之前，獲釋的孩子們表現得像是父母已經死了一樣（他們離開莊園時，都知道至少有爸爸或媽媽還活著）。事實上，我第一次見到這些孩子的時候，他們正坐著吃午餐。我走進房間時，其中一個幼童抬起頭來平靜地問我：「你是來殺我們的嗎？」

這些兒童並不覺得自己獲得自由。相反地，由於他們被灌輸莊園以外的人都是壞人，加上目睹了暴力的景象，因此感覺自己像是人質。看到我們，他們比之前待在莊園時還要害怕，不只是因為突然與家人分開、到了陌生的地方，也因為柯瑞許的預言成真了。他們以為，如果柯瑞許說「異教徒」會來攻擊他們是真的，那麼，他說我們意圖殺掉他們和他們的家人這件事，可能也會是真的。

/ /

我們立刻就明白，這群孩子生活在恐懼之中。要讓他們獲得需要的幫助，唯一的方法是運用我們對於恐懼如何影響大腦的知識，進而改變他們的行為。

恐懼是人類最原始的情緒，在進化上也有助益，如果沒有恐懼，我們的祖先很難存活。恐懼源自於大腦的核心，影響腦部的所有區域及其功能，可迅速引起一波波的神經化學反應。其中的一些重要化學物質包含之前討論過的腎上腺素與正腎上腺素，還有一種名為可體松（cortisol，又稱皮質醇）的壓力荷爾蒙也很重要。

與恐懼有關的主要腦部區域有兩個，一個是藍斑核，即腦部大多數正腎上腺素神經元的來源，另一個是邊緣系統中呈現杏仁狀的杏仁核。

如先前所述，大腦的演化是由內而外的，發育的順序也大致相同。最底層、最原始的區域——腦幹——在子宮內與嬰兒期之初幾乎已經發展完成。接著是中腦與邊緣系統，在三歲之前蓬勃發育。

掌管計畫、自我控制與抽象思考的前額葉皮質，則要等到青少年時期、甚至成人後才會發育完全，到了二十幾歲時才算成熟。

大腦依序發展、而且在成長早期階段迅速發育的事實，說明了為何兒童如此有可能受到創傷的持久影響。兒童的大腦擁有不可思議的可塑性，可以很快地學會關愛和語言，但不幸地，也讓他們非常容易受到負面經驗的影響，就像胎兒在母體剛懷孕的三個月裡特別容易受到某些毒素的危害，幼童面臨創傷時，也容易遭受長久的影響。因此，**不同時期遭遇的創傷，可能會導致不同的症狀。**

例如，一個蹣跚學步、還不會描述自己反覆遇到痛苦性侵的孩子，長大後可能會變得完全不願意被人觸碰、在親密的人際關係上產生廣泛問題，並且經常感到焦慮。但是，一個十歲大的孩子如果遇到同樣的性侵情況，更有可能發展出與事件有關的特定恐懼，刻意避開與事發的地點、人物與方式相關的特定線索，他的焦慮感將隨著與性侵線索的接觸而變化。至於年齡較大的兒童，或許會對自己的遭遇感到羞恥與罪惡——由大腦皮質調解的複雜情緒。幼兒大腦的這個區域發育相對不完全，因此如果性侵事件在成長早期結束，就比較不會出現羞恥與罪惡感。

然而，**人在可怕的情況下，無論年紀多大，大腦都會先關閉最上層的皮質區**，我們會喪失計畫或感覺飢餓的能力，因為這兩者都對眼前的生存沒有幫助。通常，我們面臨嚴重的威脅時會無法「思考」、甚至說話，只會做出反應。如果恐懼感持續，大腦會產生慢性或幾近永久的變化。長期恐懼——尤其是在幼年時期——造成的大腦變化，**可能會導致長大之後變得比較衝動、愛挑釁、考慮不夠周詳，而且缺乏同理心。**

這是因為腦部系統出現「使用依賴性」的變化，如之前所述。就像肌肉一樣，腦部系統的壓力反應網絡愈常「活動」，變化就愈多，功能轉變的風險也愈高；同時，一般控制與緩和壓力的皮質區

愈不常活動，變化就愈少，功能也會變得愈弱。讓一個人暴露在慢性的恐懼與壓力之中，有如削弱車子的剎車功能，同時又加大引擎的馬力：你正在改變避免「機器」失控的安全機制。如同在理解外界的記憶中形成的使用依賴模板，這種不同腦部系統因為使用依賴而產生的相對變化，是人類行為的關鍵決定因素。若要治療才剛經歷天啟牧場第一次突襲行動而受到創傷的兒童，我們就必須了解使用依賴發展的重要性。

/ /

說來奇怪，我到了這時才開始明白，人際關係對於治療過程有多麼重要。我們與其他組織都觀察到，兒童在經歷創傷之前與之後的人際關係，似乎在形塑他們對於創傷的反應方面扮演至關重要的角色。**如果孩子們擁有令他們安心、熟悉與有能力的照護者，就會比較容易復原，通常也不會受到創傷事件長期的負面影響。**我們知道，人際關係的「創傷緩衝」效應也是由大腦所調解的。

但是，這是怎麼做到的？動物為了在生物鏈中存活，就必須在大腦的指引下完成三個基本指令：首先是活下來，第二是繁殖，第三，如果牠們像人類一樣順利繁衍後代，就必須保護與養育後代，直到後代有能力防衛為止。即便是人類也是如此，大腦數以千計的複雜功能，也都與最初演化來推動這三項功能的系統具有某種關聯。

然而，以人類而言，這三個必要功能全都仰賴大腦建立與維持人際關係的能力。人如果單獨行動而沒有別人的幫助，會動作緩慢、力量薄弱，無法在自然界長期生存；在我們的祖先演化的世界裡，人類若隻身行動，必定存活不了多久。唯有透過合作，與家族的成員一同分享、生活在群體中，一同狩獵採集，才能生存下來。這也是為什麼我們在小時候看到認識的人就會感到安心的原因；在安全與熟悉的環境裡，我們的心跳速率與血壓會比較穩定，壓力反應系統也會保持平靜。

綜觀歷史，雖然有些人一直是我們最好的朋友、保護我們的安全，但也有些人是我們最可怕的敵人，人類的主要掠食者正是人類。人的壓力反應系統與解讀和回應社交線索的系統緊密相連。因此，我們對於別人的表情、手勢與情緒非常敏感，我們會觀察周遭的人來解讀威脅並學習如何回應壓力。我們的大腦甚至會有特殊的細胞開始作用，這發生在我們看到他人回應威脅的時候，而不是我們移動或表達情緒之際。人類的社交生活建立在這種「反映」他人與回應這些觀察的能力之上，結果有好有壞。

例如，你帶著好心情去上班，看到主管情緒欠佳，不久你可能也會覺得心情很糟。假如一個老師表現出生氣或沮喪的樣子，班上的學生也會反映出老師表達的強烈情緒，開始出現不當行為。**同樣地，如果想安撫受驚嚇的孩子，你必須先保持冷靜。**

對於有效的治療工作，認清人際關係的力量與關係的線索是很必要的，其實，親子之間、照顧者與被照顧者之間、師生之間及其他人際來往也是如此。在一開始治療大衛教派的兒童時，這是很大的挑戰，因為我很快便發現，參與其中的兒童保護服務處的社工、執法人員與心理治療師，全都感到難以承受、壓力過大，而且處於緊張的狀態。

此外，我愈了解柯瑞許及大衛教派，就愈清楚我們必須把這些兒童看成來自與我們截然不同的文化；他們的世界觀當然也與新的照護者天差地遠。不幸地，**讓我們與他人建立關係的能力，也會使我們聯合起來擊敗共同的敵人**；我們能展現愛意，也能排斥與攻擊那些「非我族類」。這種部落意識會導致最極端的仇恨與暴力。我知道，大衛教派的兒童經過柯瑞許的教化之後，把我們都看成外人、異教徒與威脅。但是，我不知道如何解決這個問題。

/ /

在韋科鎮的頭兩天，我開始與每個孩子進行個別訪談，試圖獲取實用資訊以幫助聯邦調查員解開僵局。在兒童可能曾經受虐的任何情況下，這種訪談並不容易，因為孩子們會理所當然地擔心害自己的父母惹上麻煩。而大衛教派的案子更加複雜，因為信徒們在教主的洗腦下，認為「巴比倫人」是上帝的敵人，因此對我們說謊也沒關係。我知道，孩子們會害怕說出真相不只可能背叛父母，也等於犯了大罪。

我驚訝地清楚意識到，每個孩子都有一個巨大、可怕的祕密。當我問到在牧場裡發生什麼事，他們會以預示不祥的態度說：「到時你就知道了。」被問到父母在哪裡的時候，他們會回答「他們死了」或「他們很快就會死了」。他們告訴我，要等到大衛回來殺光異教徒的時候，才能再見到爸爸媽媽。但是，他們不願意透露細節。

孩子為了隱瞞不願透露的實情而撒謊或語帶保留，是很正常的——尤其是在家人指導的情況下，不過，**他們無法隱藏圖畫表現出的真實想法與情緒**。因此，對於年紀大到可以畫畫的兒童，我會跟他一邊畫畫，一邊聊天。

我訪談的第一批孩童中，有個名為麥可的十歲男孩，我請他畫一幅畫給我。他很快地畫了一隻獨角獸，背景是蒼翠繁茂的山林，天空掛著雲朵、一座城堡與一道彩虹。我稱讚他畫得很好，他跟我說，大衛喜歡他畫的馬，還說他畫的神聖城堡與結合在畫作裡的教派象徵——大衛之星——很受大家喜愛。

後來，我要他畫一幅自畫像，他卻畫了一個線條簡單的人形，就像是四歲小孩畫的一樣。更令我驚訝的是，我要他畫家人時，他停止動作，一副疑惑的樣子。最後，他的畫一片空白，右下角只有一個小小的人像代表自己。他的圖畫反映出他在教派裡學到的事情：柯瑞許喜歡的精緻畫像、教主至高無上的地位、混亂且貧乏的家庭觀，以及不成熟、依賴性高的自我。

慢慢了解大衛教派的孩童之後，我一再看到類似的對比：才能、知識與關係，像一座孤島般被忽視的大海包圍。譬如，以年紀來說，他們因為經常研讀《聖經》，閱讀能力還算良好，但對數學可說是一竅不通。他們的才能與受到刺激的腦部區域及獲得獎賞的行為有關聯。就麥可的情況而言，圖畫裡之所以會有大片空白，是因為缺乏發展、獨自做決定的機會，以及不像多數孩子在探索自己喜歡什麼與自己是誰的時候擁有基本的選擇。

在大衛教派的莊園裡，幾乎每件事——從吃什麼、穿什麼，到如何思考與祈禱——都是別人替他們做好決定。如同腦部的其他區域，牽涉自我的區域會不斷成長還是發展停滯，取決於它們有多常受到刺激。**為了發展自我，人必須有所抉擇，並從選擇的後果中學習；如果只學會順從，就不會知道自己喜歡什麼、想要什麼。**

之後，我與一個年約六歲的小女孩進行訪談。我請她畫一張家的圖畫，而她畫了大衛教派的莊園。接著，我問她家裡發生了什麼事，她又畫了同一棟莊園，房子周圍都是火焰，屋頂上有一條通往天堂的階梯。當時第一次突襲行動才剛結束，而我在想這個事件有可能會以悲劇收場。這段期間，其他孩子也畫了大火與爆炸的圖畫；有些孩子甚至會說「我們要把你們全部炸掉」和「每個人都會死」之類的話。我認為這些資訊很重要，有必要傳達給聯邦調查局的人質談判小組與領導團隊。

之前，我們成立了一個小組來促進各執法單位與創傷評估小組的溝通。我們與聯邦調查局達成協議：如果他們尊重我們幫助這些受創兒童復原的原則，我們就會提供輔導過程中得知的資訊，幫助他們突破談判的僵局。

看了孩子們的圖畫與聽了他們的言談之後，我立刻把我擔心的事情告訴聯邦調查局，表示若進一步攻擊莊園，可能會促使某種悲劇發生。我不知道悲劇的確切形式是什麼，但看來似乎會是爆炸性、激烈的下場。孩子們的話語、圖畫與行為，表明他們全都相信這次的突襲會以死亡告終——他們描述的其實就是集體自殺。我害怕他們是想要挑釁聯邦調查局，以激起最後的戰役。

我與聯邦調查局的聯絡人及行為科學小組的成員見了好幾次面，後來得知他們也和我有相同看法，認為進一步的執法行動將更有可能引發災難，而不是屈服。但是，他們沒有決定權，能夠作主的是戰略小組，而他們並沒有聽進我們的話，以為眼前面對的只是個騙子與罪犯。他們並不了解，柯瑞許的追隨者真的相信他是上帝的信使、甚至可能是耶穌轉世，願意為他犧牲自我與奉獻一切。這種群體看法的分歧，導致行動愈演愈烈，釀成最後的大災難。

/ /

我完成初步訪談後，十幾位來自休士頓的人員來到韋科鎮加入我們的臨床團隊。連同原本的巡警、兒童保護服務處的社工與衛理兒童之家的人員，大家一起努力，希望能終結這些孩子們的混亂。我們規定就寢與用餐時間、安排課程與自由活動，並讓孩子們了解莊園裡發生的事情。由於無法預期突襲行動的結果，我們不讓他們看電視或接觸任何媒體報導。

一開始，團隊裡有一些人急著開始「治療」這些兒童。但我認為，眼前更重要的是恢復秩序，還有能夠幫助孩子們、與他們互動、教養、尊重、聆聽、陪他們玩，以及隨時「陪伴」他們。以我看來，他們才剛經歷創傷，如果馬上與陌生人（尤其是「巴比倫人」）進行傳統的療程，可能會令他們感到痛苦。

順帶一提，韋科鎮的事件之後，研究顯示，讓遭受創傷的人太快與新的治療師或諮商師面談，通常會使受害者感覺被侵犯、想要抗拒，而且會帶來反效果，事實上，一些研究發現，這種「治療」會使受害者罹患創傷後壓力症候群的機率倍增。我們的研究也指出，最有效的介入包含教育與鞏固現有的社會支持網絡——特別是家人，讓他們知道劇烈創傷會帶來哪些影響，並且只在家人發現受害者出現極端或長期的創傷後症狀時，提供更多治療協助。

我認為，這些孩子需要時間以自己的步調和方式去消化經歷的事件。如果他們想談，可以找他們覺得相處起來最自在的人員聊聊；如果不想談，可以採取安全的方式，建立新的童年記憶與經驗，來取代之前可怕的經歷。我們希望為他們的生活建立架構，而不是嚴格管教；我們希望撫育他們的成長，而不是強迫他們回應我們的關愛。

每天晚上孩子就寢後，我們便召開小組會議，討論一整天的活動與每個孩子的狀況。慢慢地，這種「人員配置」的過程顯示，輔導員與孩子的治療都是短短幾分鐘的互動。我們統計這些互動的時間，發現每個孩子每天實際上有數小時進行親密互動、接受教養與建立治療關係的時間。他們可以控制什麼時候、與什麼人進行治療，以及透過什麼方式來與兒童照護的工作人員互動。由於我們的人員各有強項，有人擅長表達感情與照顧孩子，有人富有幽默感，也有人善於傾聽或提供資訊，孩子們可以在需要時獲取他們想要的資源——這形成了強大的治療網絡。

因此，孩子們會依自己的個性、發展階段或心情來挑合適的人員。由於我喜歡開玩笑、打打鬧鬧，他們想玩的時候，就會來找我。對於一些兒童，我會陪他們畫畫或玩遊戲，回答他們的問題或排解他們的恐懼；對於其他兒童，我會扮演不同的角色。

例如，有個男孩特別喜歡偷襲我。我也會陪他玩，有時假裝受到驚嚇，有時讓他知道我看到他來了，其他時候則是真的被嚇到。這個形式的躲貓貓很好玩。這些短暫互動帶給他交流、溝通的感覺，我相信，其中還包含了安全感。由於我負責訪談所有的孩子，加上他們看到其他人都聽從我的指示，因此他們知道我是「老大」。基於從小長大的背景，他們對於主導地位的跡象與權力的線索極為敏感。在柯瑞許強制實行的父權制度下，這些線索有明確的性別區分。

當時，對這個男孩而言，「這裡的老大在跟我玩」的想法帶給他真正的安全感。知道自己可以與老大互動、當朋友，也使他擁有控制感，這與之前只能順從與充滿恐懼的生活形成強烈對比。同樣地，若一個小女孩擔心還在莊園裡的媽媽，就會去找女性輔導員談談，但假使談話變得太激烈、太深入與太有威脅性，她可以走開去做其他事情，或是待在輔導員身邊玩玩具。

在小組會議中，我們會記錄每個孩子每天與輔導員的互動，好讓大家都知道每個孩子的完整情況，進而在下一次的互動中採取適當的輔導方式。

但是，除了能夠選擇談話對象與內容，這些孩子還需要規律生活帶來的穩定。突襲行動後的頭幾天，他們沒有外部組織的介入安置，生活立即呈現出大衛教派獨裁集權、性別分明的文化，在莊園裡，十二歲以上的男孩與男人必須與女孩與女人隔離，而大衛・柯瑞許及他的代理人擁有絕對的權力。

兩個年紀最大的孩子是一對兄妹，他們宣稱自己是「領袖」。女領袖掌管女孩們，替她們做決定；男領袖率領男孩們，也有權支配女領袖，其他孩子則聽從命令，沒有任何抱怨。女孩與男孩不同桌吃飯；玩遊戲也分開，盡量避免互動。年紀最大的女孩們（之前在莊園裡準備當大衛的「新娘」），會在便條紙上畫大衛之星或是寫上「大衛是神」，然後將它們貼滿木屋各處。

然而，面對最簡單的選擇時，沒有一個孩子知道該怎麼做：被問到想要花生醬還是果醬的三明治時會不知所措，甚至還會生氣。在莊園裡，幾乎每件事都已經決定好。他們在開始探索喜歡什麼與自己是誰的階段，從未被允許做大多數兒童擁有的選擇，完全沒有自我意識。自我決定的概念就像所有全新事物一樣地陌生，讓他們變得焦慮。因此，孩子們尋求領袖的指示，讓他們做決定。

一開始，我們不確定如何解決這個問題。我們希望能夠讓這些孩子有「在家」的熟悉感，認為規律的生活也許能帶給他們安全感。另一方面，我們也知道，他們很快就會離開這裡，需要學習如何面對外在的世界。

我們不斷從錯誤中學習。我第一次嘗試打破男孩與女孩們之間的藩籬，結果徹底失敗：

一天，我和女孩們一起吃午餐。我一坐下來，她們立刻緊張了起來。一個大約三、四歲大的女孩直接跟我說：「你不能坐這裡。」我問她為什麼。她說：「因為你是男生。」

「妳怎麼知道？」我問，試圖利用幽默化解緊張的氣氛，但她堅持要我走，並且去問女領袖的意見。女領袖告訴她，我的確是男生。我繼續坐在那一桌，而幾乎所有的女孩都變得氣呼呼且充滿敵意，讓我都不禁擔心會發生暴動。一些女孩站起來，擺出要攻擊我的姿勢，我只好離開。

那次之後，我們讓孩子繼續維持男女分桌，飲食方式也依照柯瑞許當初的奇怪規定，例如一餐不得同時吃水果與蔬菜。

我們只能為這些孩子示範大人是怎麼生活、怎麼和別人互動的，希望時間久了他們會明白，選擇像我們一樣的生活方式沒有壞處。

紀律當然是特別棘手的問題。我們刻意不實行嚴格的規定、體罰、隔離或肢體約束——這些全是莊園裡實施的紀律手段。少數時候，孩子做出攻擊行為或說了傷人的話，我們會以溫和的方式糾正他們，直到他們冷靜下來，必要時也會要求他們道歉。由於經歷創傷後的反應會使孩子處於持續警戒、恐懼的狀態，因此我們知道恐懼感可能會讓他們出現衝動或暴力的行為，而且無法及時控制這些反應。我們不想因為這些自然的反應而處罰他們。

此外，我們發現，這些孩子在莊園遭到突襲的可怕經歷之後，回應記憶的方式，與在事件當下的反應方式類似。因此，假如他們當時能夠逃走，現在就會以逃避來回應；如果他們當時有反擊，現在可能會出現攻擊的行為；如果他們當時出現解離反應——人的心理與身體感覺與現實事件脫離——現在就會有相同的回應。當大衛教派的兒童感到混亂、或必須面對還沒準備好去思考的事情時（如接受執法單位的訪談），就會出現這些反應。

我與其中一名六歲的女孩蘇西進行訪談時，看到之前從未見過最嚴重的一種解離反應。我問蘇西，媽媽在哪裡。她裝作沒有聽到我的問題，她爬到桌子底下，像胎兒一樣捲起身體，不動也不說話。即使我試著安慰她，她也完全沒有反應，六分鐘後我走出房間，她也沒有發現。

我在另一個房間透過單向透明玻璃鏡觀察她，三分鐘後，她開始有動作，對外界的刺激又有反應了。這些孩子有時會做出攻擊行為，被問到使他們回憶起當初事件的問題時，會亂丟東西，或生氣地大吼大叫。有些孩子則會折斷蠟筆，或是起身走到別的地方。

當然，不是只有我們的問題讓他們想起之前的經歷。有一天，孩子們在外面玩的時候，新聞臺的直升機飛過木屋。之前，柯瑞許告訴他們，聯邦調查局的人會開著直升機來莊園潑灑汽油，把大家都燒死。直升機飛過才幾秒鐘，孩子們通通躲起來，就像戰爭電影裡的部隊。等到直升機離開，他們排成兩列，一列男生，一列女生，然後一邊整齊地走進木屋，一邊高唱自己是上帝的士兵。那是我見過最怪異的景象之一。

有一次也是類似的情況，他們看到一臺白色貨車，外觀就像莊園未遭襲擊時他們看到的菸酒槍砲管理局的車子，他們也是立刻跑去躲起來。正如我們之前假設及其他學者所證實的，**創傷後壓力症候群並不是重大事件過了很久之後發展出零碎的新症狀，很多時候是面對事件時，回應的機制出現適應不良的現象。**

/ /

在韋科鎮事件的僵持期間，我們的人員基本上與大衛教派的兒童們住在一起。有時，我會開幾小時的車程回休士頓，處理一些行政事務，還有看看家人。

我會與合作的組織花好幾小時開會討論危機，希望確保孩子離開這裡之後，可以找到安全、健康的寄養家庭，也試著確保需要心理治療的孩子們往後獲得持續的輔導。

我也花了很多時間向願意傾聽與有權改變談判策略的主管，提供集體自殺或針對駐守莊園的人員發動自殺恐怖攻擊的情報。我將孩子們畫圖與不斷出現威脅行為的情況告訴聯邦調查局；描述每個男孩與女孩走進面談室，看到地上的玩具時，都被一把逼真的玩具來福槍所吸引，立刻拿起來檢查槍是否有上膛。一個四歲的女孩把槍拿起來，扣了扳機之後，鄙視地說：「這不是真的槍。」

然而，主導行動的戰略小組仍然認為柯瑞許只是騙子，而非宗教領袖。就在突襲行動逼使狂熱信徒採取可怕的反擊時，執法單位內部的情況也一樣危急。可悲地，雙方都忽視自己不認同、不符合自身經驗模板的世界觀。執法單位自顧自地渲染關於柯瑞許的誇大謠言；外界一度以為柯瑞許握有核子武器，計畫在莊園裡發動攻擊。兩邊都只願意聽信贊同他們早已認定的看法的意見。

治療大衛教派兒童與目睹韋科鎮從內到外危機四佈的經驗，不斷提醒我：有權力的群體是如何影響人類的生活，以及就高等物種的人類而言，如果沒有徹底了解一個人的背景，是無法真正理解他／她在想什麼的。

/ /

四月十九日一大早，我在休士頓接到一位不認識的聯邦調查局探員打來的電話。他要我立刻到韋科鎮，因為政府已經開始對莊園展開襲擊，試圖終止對峙的局面，並且救出還困在裡面的孩童。

我一邊開車，一邊聽廣播報導事件的進展。我開到城市邊界的山丘時，遠遠就看到巨大的黑色煙柱與橘紅色的火海。我連忙趕去衛理兒童之家，那裡的人員一臉憂愁，但還是努力不讓孩子們知道發生什麼事。他們透過孩子關於兄弟姊妹的談話與柯瑞許在莊園裡錄下的音檔，得知那裡還有二十三個兒童受困。現在，他們能體會那些孩童的不幸，也清楚要是他們死了，一定會影響到這些正在接受治療的兒童。

雪上加霜的是，我們知道，這段時間以來與孩子建立的信任可能會就此消失。我們一直告訴他們，我們不是敵人，他們的父母、兄弟姊妹和朋友也不會被殺掉，但如今的情況證實了柯瑞許的預言：正如他所告訴教徒的，「壞人」會來攻擊莊園，大家也將會在熊熊大火中喪命。這樣的發展將會加深孩子們經歷的創傷。理所當然地，下一個預言將是柯瑞許會回來殺光所有的「異教徒」，而已經脫離教義的孩子們，此刻顯然已被視為「異教徒」的一分子。

我們必須仔細想想，怎麼跟孩子們說這件事才是最好的方式。由於事件的發展，我們等到隔天都沒有收到生還者的消息，才告訴他們。

我們在木屋的客廳裡召開會議。那時，每個孩子已經與至少一位的輔導員建立起親暱的關係。我們的計畫是，由我盡可能如實與清楚地告訴大家莊園內發生的事情，然後問孩子們有沒有任何問題，讓他們與二或三位熟悉的輔導員深入溝通。

這是我臨床生涯中最艱難的時刻之一。你要怎麼告訴一群孩子們，他們的父母、兄弟姊妹和朋友都死了？還有跟他們說，沒錯，你的親人都像柯瑞許預言的一樣死了。然後再向他們保證，這種事不會再次發生。起初，一些孩子聽到消息的時候完全不相信我，他們不斷地說「這不是真的」，如同許多人面對摯愛的人去世時會有的反應。有些孩子說「不可能」，其他人的反應則是「我就知道會這樣」或是「我早就說了」。

最令人難受的是，事情原本可以不必如此收場的。對於最後一次的襲擊，大衛教徒的反應在我們的意料之內，如果無法避免這樣的結局，至少也可以挽救一些人的生命。雖然如此，聯邦政府採取了最有可能造成災難的行動，導致八十個人喪生，而這些罹難者幾乎都是兒童之家的孩子們認識的人。

莊園陷入火海的時候，許多之前被救出來的孩子已經離開當地到親戚家住了；只剩十一名兒童還住在木屋，繼續接受心理治療。不出所料，襲擊行動加深了大多數孩子的傷痛。他們的創傷症狀復發，也再度出現遵循柯瑞許制定的飲食規範與性別隔離的行為。

到了這時，我們才知道，進行輔導時必須非常小心。比方說，在處理孩子們吃飯時依照性別分桌坐的這一點，大家各有不同的看法。最後，我提議可以搬走一張桌子，看看會發生什麼事。一個女孩問我為什麼搬走桌子，我告訴她，我們不需要那張桌子了。她接受這個答案，不再多問；當時木屋裡明顯少了很多孩子。一開始，女孩們坐在桌子一角，男孩則坐在另一邊。慢慢地，他們自然而然地開始說話，也會坐在一起了。隨著時間過去，孩子們的創傷症狀又逐漸緩和，也不再遵守柯瑞許的規定。

/ /

如今，二十四年過去了，我們利用各種非正式的管道追蹤大衛教派的孩子們。我們知道，他們每個人都因為先前的事件受到深遠的影響。有半數的孩子與親戚同住，而他們至今依然相信柯瑞許的預言，一些孩子也依舊信奉當初培育他們長大的信仰。有些孩子上了大學，開始工作，而且擁有自己的家庭；有些孩子則過著一團亂的生活。

之後，關於大衛教派事件的討論層出不窮，包含各界的詢問、國會聽證會、書籍、機密文件與紀錄片等。然而，儘管這個事件備受關注，但過了短短幾個月後，就沒人在關心受害兒童的後續情況了。當時，法院召開審判，律師進行相關的民事訴訟，社會上也出現大量輿論與憤怒的聲音。兒童服務保護處、聯邦調查局、德州騎警及我們的創傷評估小組幾乎都已回到常軌，不過，雖然我們的工作還是跟以前一樣沒有太大的變動，想法卻大幅地改變了。

我們發現，一些最有效的治療經驗不是發生在治療的過程中，而在於自然發展的健康關係裡，不論是像我一樣的專業人士與孩子之間，阿姨與受到驚嚇的小女孩之間，或是冷靜的巡警與過動的小男孩之間。經歷過莊園的生活之後，復原得最好的個案，並不是承受最少壓力或與輔導員互動最頻繁的兒童，而是後來生活在最健全、充滿最多關愛的環境的孩子，無論他們是與家人同住、是否依然相信大衛教派，或是與根本不相信柯瑞許的家人一起生活。事實上，關於受創兒童最有效的治療方式的研究，可能會做出這樣的結論：**最有效的治療方法，就是增進孩子的人際關係質量。**

在那次的事件中，我也了解到，讓領域迥異的群體一起合作，即使各自有不同的任務，通常也都能夠發揮作用。十幾所州立、聯邦與地方的機構同心協力，讓這些孩子得到妥善的照顧。面對面交流的力量，促使我們致力幫助這些兒童。當中，人際關係不可或缺：有了信任，才能推動體制的改變，而信任來自健康的合作關係。

能夠改變人的不是計畫，而是人本身，儘管突襲莊園的行動最終釀成悲劇，但我們的合作與尊重帶來了希望，讓我們知道自己可以改變他人的生活。在韋科鎮大火的灰燼裡，這些經驗替治療創傷兒童的新方式播下了種子。

改版評註

當年，警方對德州韋科鎮的大衛教派莊園展開毀滅性襲擊，如今二十五年過去，我們逐漸認識到威脅與恐懼如何影響群體和個人。

具體而言，我們比以往更加了解，人際關係在群體內部對於個案的發展與復原機會至關重要，也愈來愈清楚，群體的健康可以為個人的健康帶來重大影響。

如之前所見，個體感受到的威脅與恐懼，將會改變其大腦在任何情況下的運作方式。**通常，人感覺到威脅時，大腦皮質的主要網絡會關閉，也就是說，牽涉推理、計畫與其他複雜思考的區域會停止運作**，這項機制可讓個體在緊急情況下迅速行動，不過在課堂上或準備考試的時候，這顯然不會是你想要的狀態（見附錄1 P278）。

事實上，大腦的所有功能——學習、思考、感覺、移動、調節荷爾蒙和其他化學物質——都具有「狀態依賴」的性質。換句話說，這些功能會隨著人體的生理、情緒狀態（這裡的重點）與經驗而改變。

這樣的結果意義深遠：處於恐懼狀態的孩子將會難以學習任何事物（見附錄2 P280），即便是運動等體能活動也不例外。而孩子的行為也將反映他們的情緒狀態：如之前提到的，他們感到恐懼時，本能反應會是反抗、停止不動或是逃跑。

但是，我們在第二本書《為愛而生：同理心為何不可或缺，又何以岌岌可危》中深入探討的同時，群體也以狀態依賴的方式對情況做出回應（見附錄3 P282、附錄4 P284）。人類是群體動物，我們個人的神經生物機制與身體的生理機能會受到周遭的人們所影響，尤其是群體公認的「領袖」。這具有無數的意涵，其中，**與受創、遭到虐待和感到恐懼的兒童最相關的是，「提供協助」的成人除非自己處於情緒平靜與調節適當的狀態，否則無法教導孩子調節情緒與行為。**

所有的人類——尤其是受創兒童，就跟狗一樣，可以感覺到恐懼與焦慮，因此與受創兒童接觸的人員必須能夠照顧自己，才能提供有效的治療。第一線的工作人員——家長、老師或照顧者——如果遭到上司或其他掌權者的不良對待，有可能會不慎將壓力傳遞給這些脆弱的兒童。這麼一來，士氣低落、不受尊重與工作過量的醫師，將會難以提供有效的治療；薪資微薄、受到嚴密管控的教師，將會難以鼓勵學生；壓力過大、焦慮與疲憊不堪的養父母也將無法隨時關心、照顧與調節孩子的狀況（珊卓拉．布魯姆〔Sandra Bloom〕提出的「避難模式」〔Sanctuary Model〕喚起組織對這一點的優先關注，是我見過最傑出的理論。如果你希望協助領導階層實行相關的改變，請上Sanctuaryweb.com參考更多資訊）。

過去十年裡，這個領域還有另一個重大轉變，就是日益注重「負面童年經驗」的流行病學研究。如本書不斷提到的，發展障礙對於全身上下都有影響，而不只是大腦而已。

第一項針對負面童年經驗的研究，由疾病管制局的羅伯特．安達（Robert Anda）與美國加州凱薩醫療機構的文森．費利帝（Vincent

Felitti）引領，探究一萬七千名成人的健康。他們在一九九八年發表研究結果，基本的發現令人震驚：負面的童年經驗愈多，成年後罹患心臟病、中風、肥胖、成癮與憂鬱症的機率就愈高（我們在本書中多次討論到這點；如欲了解這項研究的細節，請見《為愛而生：同理心為何不可或缺，又何以岌岌可危》第七章）。

儘管這些發現重要且影響深遠，緊接在後的卻是長達二十年的「創新落差」時期。直到最近五年，這些重大的研究才開始在治療的實踐與政策上發揮廣泛的影響。

至今，類似的研究發現已在教育、青少年司法、心理健康、兒童保護甚至是社區群體的領域中引起不計其數的「創傷知情」實踐。這樣的發展著實鼓舞人心，也有許多計畫確實改變了受創兒童的生活。

遺憾的是，在此同時，隨著社會關注的焦點大幅轉變——尤其是向錢看的風氣，相關計畫的品質參差不齊。自稱專家的人士隨著成堆的治療計畫層出不窮，讓各機構與體制得以在「創傷知情」的工作上敷衍了事。時間一久，這種現象將會消退，而我們依舊希望，最後可以看到正面的結果。

同時，了解組織的狀態依賴性質（見附錄4 P284），也有助於認清我們嘗試在任何組織或制度內促成治療實踐、計畫與政策的正向改變時，遇到的某些挑戰（見附錄3 P282）。

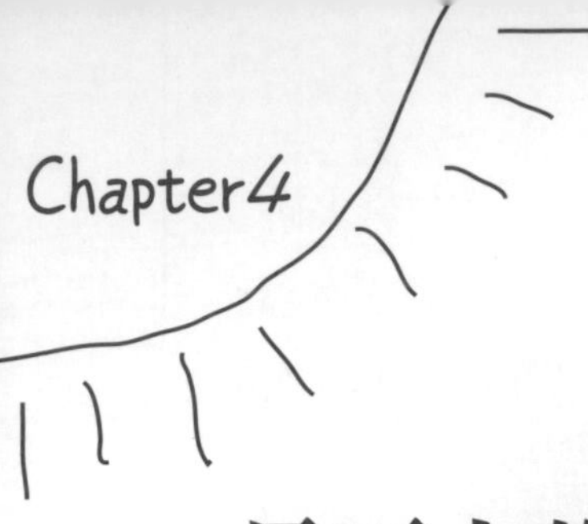

長不大的孩子

情感性營養不良

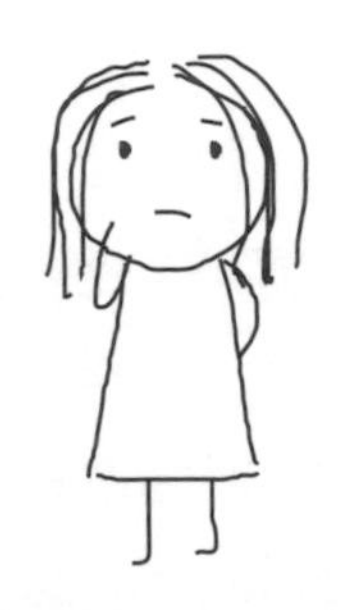

醫生與每個人一樣，都享受成就受人肯定的感覺，發現新的疾病，或者解開令人卻步的醫療難題，都必定能在醫界得到名聲。而在我會診的德州醫院裡，七二三病房的小女孩正是醫生眼中的艱難挑戰。

蘿拉四歲大，雖然已經靠鼻胃管攝取高熱量的流質食物好幾週，體重卻不到十二公斤。我在護理站看到她的病歷厚厚一疊，大概有一・二公尺——比這個瘦巴巴的小女生還要高。

如同韋科鎮的孩子們，蘿拉的故事也讓我們更加了解兒童如何回應早期經驗。她的案例說明了心理與生理的治療密不可分，並且揭露了：嬰兒與幼童需要哪些事物才能有健康的腦部發展，以及這些需求如何對兒童成長的每一個面向造成深遠的影響。

蘿拉的病歷資料多達數千頁，其中有內分泌科醫師、腸胃科醫師、營養師及其他專科醫師在治療過程中所做的詳細記錄，還有一長串血液、染色體、荷爾蒙及切片等檢查報告。這些文件還包含了侵入性的檢查，像是從喉嚨插入胃管，以及從直腸插入管子以檢查腸道；另外還有會診醫師寫的許多報告。這個可憐的女孩甚至還做了內視鏡檢查，過程中，醫生將探測管插入她的腹部，檢查內部器官，也切了一小片小腸的組織，送交國家衛生研究院分析。

終於，經過一個月的腸胃科特殊研究後，社工向蘿拉的醫生提出精神科的治療需求。腸胃科的研究員在幾年前第一次看到蘿拉時，以為這是「腸胃型癲癇」，而心理醫師也針對蘿拉的案例提出了全新的見解。

首次來會診的心理醫生專攻飲食障礙領域，他認為，蘿拉是史上第一起「幼兒厭食症」的病例。喜出望外的他與心理治療的同事們討論這個病例，最後，他請我去會診，因為我在這方面有比較多的學術研究經驗，而他相信這個案例值得深入探究。

他告訴我，這個孩子一定都偷偷把食物倒掉，或是晚上不睡覺、爬起來拚命運動，否則，她怎麼會攝取這麼多熱量還是長不大？他想聽聽我對這個第一次在兒童身上看到的新病症有什麼看法。

我也很好奇，我從來沒聽過「幼兒厭食症」這個疾病。我到了德州醫院，打算一如往常地進行會診。我查看資料，想盡可能了解這個孩子的病史，但是，我發現她才四歲就已經有二十幾次的住院記錄、看過六次的專科門診，累積了堆起來高達一・二公尺的病歷檔案，於是決定大概看一下住院報告，然後就進去病房向蘿拉與她的母親自我介紹。

走進病房，我看到令人難過的景象。蘿拉二十二歲的母親維吉妮亞*正在看電視，坐得離蘿拉遠遠的，母女之間沒有任何互動。身材矮小、消瘦的蘿拉安靜地坐著，眼睛睜得斗大，直盯著一盤食物看。她的鼻子插著一根將養分輸送到胃部的管子。

我後來得知，飲食障礙的心理醫生要求維吉妮亞在蘿拉吃飯時，不要和她說話。這麼做的目的，是為了避免疑似患有幼兒厭食症的蘿拉利用吃飯這件事來引起媽媽的注意。當時，醫界普遍認為，厭食症患者享受自己不吃飯時所獲得的關注，而且會藉此來控制家人，因此，不讓他們得到這種感受，理論上便可以幫助他們復原。然而，我只看到一個沮喪、瘦得只剩皮包骨的小女孩，以及一個漠不關心的母親。

大腦是一個會做記錄的器官，可以儲存我們的個人故事。人生經驗在我們的大腦中建立模板記憶，引導我們的行為，有時是可以察覺得到的，更多時候則是在無意識的情況下進行，進而塑造了我們。因此，若要解決與大腦相關的臨床問題，精確記錄病患的經驗是關鍵因素。由於腦部有大部分都在幼年時期發展，因此接受的教養對大腦的發展具有重大影響。

有鑑於人們傾向以小時候受到養育的方式來培育自己的小孩，因此如果要了解一個孩子的「大腦」史，就得先認識養育者的童年與早期經驗。要了解蘿拉，我就必須認識她的家人，也就是她的母親。

一開始，我問了維吉妮亞一些無害的基本問題。才談話不久，我就開始懷疑，蘿拉的問題是源自於這位年輕、在乎孩子卻經驗不足的母親的過去。

「請問妳來自哪裡？」我問她。

「應該是奧斯汀吧（美國德州首府）。」她說。

「妳的父母是哪裡人？」

「我不知道。」

/ /

短短幾分鐘，我發現維吉妮雅從小就待在寄養家庭。她出生時被染上毒癮的母親拋棄，父親身分不明，在她成長的年代裡，兒童福利機構普遍會讓幼兒每六個月換一個寄養家庭，以避免孩子過度依賴任何的養育者。當然，**現在我們知道，幼兒與少數的長期養育者之間的依附關係，對於他們的情緒健康、甚至生理發育都十分重要**。但在當時，兒童福利機構根本還沒有這個觀念。

相較於其他物種，人類的幼兒更加脆弱與依賴父母。懷孕和育嬰的階段會讓母親消耗大量的精力，也間接需要其他家人的支援與照顧。雖然生產過程劇痛、懷孕與哺乳會出現諸多不適、新生兒也會不斷哭鬧，為人母者依然會全心奉獻，努力安撫、餵養與保護自己的孩子。其實，大多數的媽媽都甘之如飴，不會如此的母親，是不正常的。

對於外星人、甚至許多沒有子女的人而言，這種行為就像個謎。是什麼讓父母願意犧牲睡眠、性愛、交際、個人的時間及幾乎所有娛樂，來照顧一個哭鬧不停、總是失控又貪得無厭的小傢伙？

答案是，在許多方面，照顧小孩能夠帶給父母難以形容的快樂。我們與孩子——尤其是嬰兒——互動會得到大腦的回饋，像是他們的氣味、冷靜時發出咿咿啊啊的聲音、細嫩的皮膚，還有可愛討喜的臉蛋。我們所說的「可愛」，其實是演化的適應作用，讓嬰兒能夠從父母的照顧得到滿足，而父母也會樂在其中，不求回報。

因此，我們在成長時期的一般過程中，會得到照顧、理解與關愛。當我們覺得冷、餓、渴、害怕或難過時，只要放聲大哭，讓我們感到安心的人就會滿足我們的需求與舒緩我們的疼痛。

有了這些關愛，我們正在發育的大腦裡，兩種主要的神經網絡會同時受到刺激。

一種是與人際互動有關聯的複雜感知，使我們察覺照顧者的表情、微笑、聲音、撫摸與氣味；另一種是調解「愉快」的神經網絡。有許多方式都能啟動這個「回饋系統」，其中之一是解除痛苦。口渴的時候有水喝、餓的時候有食物吃、焦慮的時候有人安撫，這些全都會帶來愉悅與舒適的感覺。如之前討論過的，如果這兩種模式的神經活動同時發生，而且重複的次數夠多，兩者之間就會產生連結。

在有回應的教養情況下，愉快的感覺與人際互動緊密相連。這種連結是重要的神經生物「黏著劑」，可以聯繫與創造健康的人際關係。這麼一來，最強大的回饋就是我們得到摯愛的關心、認同與情感。同樣地，最深刻的痛苦也會是我們的摯愛不再給予關心、認同與情感，最明顯的例子，當然就是我們深愛的人離開人世。這也是為什麼即使我們擁有再多的知識、再卓越的運動能力或再專業的成就，如果沒人可以分享，還是會感到空虛。

如果你和大多數人一樣，小時候出生在充滿關愛的家庭，就會有熟悉、關懷備至的照顧者（爸爸或媽媽）總是在你身邊、滿足你

的需求。每次你因為肚子餓、覺得冷或害怕而哭鬧時，爸爸、媽媽會來安撫你。隨著大腦的發育，你會從慈愛的照顧者身上學習並建立人際關係的模板，這時，依附性即為人際關係的記憶模板。這個模板會塑造你對人際關係的主要「世界觀」。無論你經歷溫暖、富同理心的教養，還是受到不一致、經常中斷、虐待性或疏忽的「照顧」，都會對這個模板造成深刻的影響。

如同先前所述，大腦會以使用依賴性的方式發展。有在運作的神經系統會變得愈來愈活躍，沒有使用的神經系統則變得愈來愈遲鈍。孩子長大的過程中，腦部有許多系統都需要受到刺激才會發育。此外，這種使用依賴的發展必須在特定的時間出現，這些系統才能發揮最大的效用，如果錯過這個「關鍵時期」，某些系統可能就永遠無法達到最大的潛力；在一些情況下，這會造成與忽視有關的缺陷。

例如，假使小貓在出生的頭幾週裡有隻眼睛一直閉著，那麼這隻眼睛即使完全正常，之後也會失明。因為大腦的視覺迴路需要正常的視覺經驗才能運作；如果缺乏視覺的刺激，眼睛的神經元便會無法形成重要的連結，並且失去感覺視線與深度的機會。同理，假如孩子在小時候沒有學習語言，可能就永遠都不會正常地說話或與人溝通。如果一個小孩在青春期之前沒有發展流利的第二種語言，之後學習任何語言，幾乎都會帶有原本的口音。

雖然我們並不知道，正常依附的發展是否像語言和視覺一樣，具有固定的「關鍵時期」，但的確有研究顯示，像維吉妮亞那樣，在三歲以前沒有機會與一、兩位主要照顧者發展永久關係，會長久影響他們與他人建立正常、親密連結的能力。未能得到一致、肢體上的接觸，或者沒有機會建立親密關係的孩子，就不會接收到必要的模式固定、不斷重複的刺激，以適當建立可以連結回饋、愉悅感與人際互動的腦部系統。

這正是維吉妮亞的問題。由於童年時期受到的照顧短暫而零碎，她無法像多數的母親一樣，從擁抱孩子、聞孩子身上的氣味、與孩子互動的過程中得到相同程度的回饋——愉悅的感覺。

/ /

維吉妮亞在五歲時，終於找到了一個長久的家。她的寄養父母充滿愛心，是非常虔誠的基督徒，也是很好的父母。他們讓她學習禮貌，教她「己所不欲，勿施於人」，也為她示範基本、人道的正常行為。他們教導她，偷竊是不對的，因此不能未經允許就拿別人的東西。他們告訴她，毒品不好，所以她不吸毒；教她要認真讀書、乖乖上學，而她也這麼做了。

他們希望能正式收養她，而她也希望被他們收養，但是州政府不會終止親生父母的親權，不時也會有社工前來探訪，看她是否有可能回到生母的身邊，因此收養手續一直沒能完成。

不幸地，這意味著她到了十八歲時，政府對她不再有法律上的照顧責任。因此，她必須離開寄養家庭，而她的養父母也被要求不得再與她聯絡，他們是否配合社工的請求，關係到他們之後領養其他孩子的資格。由於這種不人道的兒福政策——目的不是保護兒童，而是減少政府的法律責任——維吉妮亞失去了她唯一熟悉的父母。

那時她已從高中畢業。她被安置在低收入區的中途之家，那裡專門收容年紀超過寄養限制的孩子。

失去親愛的養父母、加上沒有明確的教養，由於渴望愛情，她很快就懷孕了。孩子的父親離開她，但她想要有個孩子可以疼愛，想要做對的事情，就像養父母教她的那些事。因此，她尋求產前照護，不久便加入一個很好的高風險媽媽計畫。遺憾地，寶寶一生下來，她因為沒有懷孕而不再具有參與計畫的資格，之後，她得完全靠自己。

然而，維吉妮亞離開醫院後，根本不知道怎麼照顧寶寶。她在幼年時與父母的連結遭到突然且殘忍的終止，因此沒有發展出所謂的「母性本能」。認知上，她知道自己需要做哪些基本的事情，例如餵奶、幫蘿拉穿衣服和洗澡等，但在情感上，她一片空白。

之前，沒有人想到要特別教她必須讓寶寶感受到關愛、親撫和擁抱，而她也不覺得有必要這麼做。維吉妮亞照顧孩子的時候，完全不覺得快樂，一直以來都沒有人教她，這些事情是應該的。

維吉妮亞的邊緣系統與情感系統並未受到驅動，掌管認知與資訊的皮質區域也沒有受到刺激，因此她不帶感情地養育自己的孩子。她很少抱蘿拉；孩子餓了，她就拿奶瓶塞到她嘴裡，而不是抱在胸前哺乳。她不會抱著蘿拉搖來搖去、不會唱歌給她聽，也不會溫柔地對她說話、看著她的眼睛、逗弄她小巧可愛的腳趾頭，或是像擁有正常童年的人，照顧嬰兒的時候，出於本能會做一些愚蠢卻極為重要的事情。

至於小蘿拉，則因為缺少這些哺乳動物成長時都需要的肢體與情感訊號，而停止發育。

維吉妮亞做了她認為是對的事情，但並不是發自內心，而是因為她的心理告訴她，這是媽媽「應該」要做的。她感到挫折時，不是嚴厲管教蘿拉，就是乾脆不理她。她無法感受正向親子關係中的滿足與喜悅，一般而言，這些感覺能夠幫助父母克服扶養小孩時在情感與生理上所面臨的艱難挑戰。

正常且健康的嬰兒因為缺乏大人的關愛而不會長大或甚至體重下降的情況，稱為「發育遲緩」。

即便在蘿拉才剛出生的八〇年代，「發育遲緩」早已經是遭到虐待與忽視的兒童常見的病症，尤其是那些在成長過程當中沒有得到足夠的照顧與關心的孩子們。

這種現象早在幾世紀前就有文獻記錄，最常見於孤兒院與其他兒童得不到充分關愛的機構，這個病症如果沒有及早治療，是可以致命的。

四〇年代的一項研究發現，在沒有受到大人呵護的環境下長大的孩子，有超過三分之一不到兩歲就死亡——死亡率異常地高。經歷情感剝奪而存活下來的孩子，例如近年的東歐孤兒（將在後面的章節敘述），通常會出現嚴重的行為問題，像是貯藏食物，以及與陌生人過度親密、卻難以與應該親近的人維持良好的關係。

/ /

維吉妮亞在蘿拉八週大的時候第一次帶她就醫，蘿拉被診斷為「發育遲緩」，並住院接受營養照護。但是，醫生並未向維吉妮亞解釋這個病症。孩子出院時，醫護人員只有指示她如何為蘿拉補充營養，並沒有建議她該如何照料孩子。雖然醫生有建議兒福機構派社工進行探訪，但從未確實執行。醫療團隊並未注意母親是否忽視孩子的問題，絕大部分的原因是，**很多醫生認為比起主要的「生理」疾病，「心理」或社會層面的醫療問題沒那麼重要**，再加上維吉妮亞看起來不像是會疏於照顧孩子的母親。畢竟，如果她不關心小孩，又怎麼會帶著新生兒來求診呢？

因此，蘿拉還是長不大。

幾個月後，維吉妮亞帶她回急診室求助。醫生不知道維吉妮亞在幼年時親子關係中斷的經歷，認為蘿拉會成長遲緩一定與消化道系統有關係，而不是她的大腦。就這樣，蘿拉展開了四年的漫長治療旅程，接受檢查、程序、特殊飲食、手術與鼻胃管灌食。維吉妮亞依然不知道，她的孩子需要擁抱、哄睡、逗弄與肢體上的安撫。

嬰兒在出生時就已具備壓力反應的核心元素，而且就位於發展中的大腦接近底部、最原始的部位。當嬰兒的大腦接收到身體以外或來自外部感官的異常訊號時，就會將這些訊號視為壓力。如果寶寶需要熱量，就會產生「飢餓」的壓力；如果他缺乏水分，就會產生「口渴」的壓力；如果他感受到外部的威脅，就會有「焦慮」的壓力。而當壓力解除時，寶寶便會感到愉悅。

這是因為人體的壓力反應神經生物的系統與大腦的「愉悅／回饋」、以及其他掌管疼痛、不適與焦慮的部位互相連結。能夠減輕

壓力與促進生存的經驗，會帶給我們愉悅的感覺；增加風險的經驗通常會造成壓迫感。

寶寶遇到壓力時，會立刻要爸爸或媽媽抱、撫摸、輕輕搖晃與逗弄。如果他們受到關愛的照顧，每當感覺飢餓或害怕時都有人照料，那麼得到餵食與安慰而產生的喜悅和慰藉感就會與這種互動建立連結。因此，如之前所說的，在正常的童年裡，充滿關愛的人際互動，會與愉快感產生緊密且有力的關聯。

經由數千次安撫嚎啕大哭的嬰兒的過程，我們幫助寶寶發展健全的能力，讓他／她能夠從未來的人際關係中得到愉悅感。

大腦裡調解關係與愉悅的神經系統皆與壓力反應系統相連，因此與親愛的人互動，會是我們緩解壓力的主要機制。起初，寶寶必須依賴周遭的人紓解沒有吃東西的飢餓感以及獨處的焦慮和恐懼感。他們從照顧者的身上，學習回應這些感覺與需求。如果他們餓的時候有父母餵食，害怕的時候得到安撫，情感與肢體上的需求也獲得滿足，最終便會建立起自我調適的能力，以順利面對往後人生的高低起伏。

我們都看過，正在學走路的幼童跌倒擦傷膝蓋時會看媽媽：如果媽媽沒有露出擔心的表情，小孩不會哭；但如果媽媽顯得擔憂，小孩就會放聲大哭。從這個例子明顯可見，**孩子從照顧者身上學習情緒自我調節**的複雜關係。

當然，一些小孩可能天生對於壓力與刺激比較敏感或比較遲鈍，但是，基因的長處或弱處會在孩子的第一段人際關係中擴大或減弱。大部分的人（包含成人）光是看到熟悉的人、聽到親愛的人的聲音，或是看到他們的身影，就能夠調節壓力反應神經系統的活動、減少壓力荷爾蒙的分泌，並且減輕痛苦的感覺。只要牽著親愛的人的手，就能幫助我們減輕許多壓力。

大腦裡還有一種名為「鏡像神經元」的神經細胞，會在我們看到別人動作的同時做出反應，這種雙向調節的能力，為情感依附提供另一個基礎。例如，寶寶在微笑，媽媽看到時，大腦裡的鏡像神經元通常會回應一系列的模式，而這些反應幾乎會與媽媽自己微笑時所產生的神經元反應一樣。

正常來說，這個***鏡射作用***會使媽媽也對寶寶微笑，因此，我們不難看出，當媽媽與小孩同步反應且互相強化時，兩人的鏡像神經元彼此映射對方的喜悅與連通感，這時，同理心與回應人際關係的能力便會產生。

> **鏡射作用**
> 大腦裡有一種鏡像神經元，會在我們看到別人動作的同時做出反應，這種雙向調節的能力，為情感依附提供另一個基礎。

然而，假使寶寶的微笑遭到忽略、哭鬧一直沒人理、肚子餓沒人餵奶、或是喝奶時沒有得到溫柔的安撫或擁抱，寶寶可能就不會發展出人際互動與安全感、可預期性及愉悅感之間的正向連結。

如同維吉妮亞的情況，倘若兒童才剛與一個人建立關係，但在熟悉了那個人的氣味、步調與微笑——適應新的照顧者不久後——就遭到遺棄，那麼，這樣的連結永遠都無法成形，因為**沒有反覆出現的互動以鞏固連結，而這種互動的關係是無法在換了對象之後照樣延續的**。愛的代價是失去的悲痛，這個過程從嬰兒時期就開始了。

寶寶與最初的主要照顧者之間的依附關係非常重要：**寶寶對於照顧者的愛意與最浪漫的伴侶關係一樣深刻**。其實，正是因為這種主要依附關係的模板記憶，孩子長大後才能擁有健康的親密關係。

維吉尼亞在小時候從來沒有機會去真正體會被愛的感覺；她一習慣這個寄養家庭，就又被帶到另一個家庭。她的人生中沒有一或兩位固定的照顧者，因此她從未經歷特定的反覆互動，無法將人際互動與愉悅感連結在一起。她並未發展出基本的神經生物能力，去體會自己的孩子對於肢體接觸的需求。由於她曾在腦部的認知領域快速發展的時期處於穩定、充滿關愛的家庭，因此她知道自己身為母親「應該」要做哪些事情，不過，她依然缺乏自然展現母性的情感基礎。

因此，蘿拉出生時，維吉妮亞知道應該要「愛」自己的寶寶，但她感受愛意的方式與多數人不同，因而無法透過肢體接觸來表達愛意。

缺乏關愛的刺激對蘿拉造成了毀滅性的衝擊。她的身體出現荷爾蒙失調的情況，即使補充大量的養分，還是無法正常發育。這個問題類似其他哺乳類動物的「矮小症候群」。老鼠、甚至貓與狗等動物的幼兒，如果沒有外在的干預，體型瘦小、力量薄弱的牠們通常會在出生的幾週內就死亡。小動物沒有力氣去吸吮母親的乳頭以獲得足夠的乳汁（許多物種的幼嬰偏好吮吸特定的乳頭），也無法引起母親的注意。如果母親忙著照顧其他孩子，而沒有適度幫牠梳理或清潔毛髮或洗澡，就會更加限制牠的成長。這麼一來，牠的生長荷爾蒙會減少，即使有食物可吃，還是長不大。

這項機制會將母親的資源轉移到其他能夠有效利用養分的孩子，對於遭到忽略的幼兒可說是十分殘忍。這麼一來，母親會餵養其他比較健康的孩子，因為牠們有更好的機會能夠生存與傳承基因。

經診斷為「發育遲緩」的幼兒，生長荷爾蒙通常都分泌不足，這正是蘿拉長不大的原因。

她的身體沒有得到分泌這些荷爾蒙所需的刺激，因此將食物當成廢物。她根本不需要刻意嘔吐或運動來減肥：肢體刺激的不足已經使她的身體停止發育。沒有愛，孩子不會長大。蘿拉沒有罹患厭食症，她就像一群幼犬中不受媽媽照顧的乾瘦小狗，身體沒有得到肢體接觸的關愛，沒有感受到有人需要她、她可以安全長大的訊息。

/ /

我剛到休士頓的時候認識了一位寄養家庭的媽媽，她經常帶孩子來求診。皮媽媽*是個溫暖、熱情的人，不拘小節，而且總是有話直說。她收留的孩子大多是受虐且遭到創傷的兒童，而她似乎都能憑直覺就知道孩子們的需求。

思考該如何幫助維吉妮亞與蘿拉時，我想到皮媽媽教會我的事情。

第一次見到她的時候，我對德州還不太熟悉。我成立了一家教學診所，醫療陣容有十幾位精神科醫師、心理醫師、小兒科與精神科住院醫師、醫學系學生及其他員工與實習生。這家診所有部分的宗旨是讓實習生從旁見習資深醫師與

「專家」如何診療病患。一次，皮媽媽帶她的一位寄養小孩來做初步評估，在她聽取評估結果時，有人介紹我們認識。

皮媽媽身材高壯，動作充滿自信與力量。當時，她身穿寬鬆鮮豔的夏威夷長裝，脖子上圍了一條披巾。她帶七歲的養子羅伯特來諮詢。三年前，這個男孩的生母被判終止監護權，她是名妓女，孩子出生後，她就染上吸食古柯鹼與酗酒的習慣，疏於照顧羅伯特，而且還會打他。羅伯特看過母親被嫖客與皮條客毆打，也曾被他們恐嚇與虐待過。

羅伯特被兒福機構帶離原本的家庭之後，先後待過六個寄養家庭與三間收容所。他曾經因為行為失控住院三次，也被診斷出多起病症，包含注意力缺失過動症、對立缺失症、躁鬱症、情感性精神分裂症與各種學習障礙。他平常是個溫順可愛的孩子，但偶爾會「抓狂」、做出攻擊行為，讓同學、老師與寄養父母大受驚嚇，並因此排斥他、拒絕與他相處。皮媽媽帶他來求診，因為他在學校不專心與打人的行為再次讓他惹上麻煩，而學校要求他接受治療。羅伯特讓我想起在芝加哥住院治療中心的那些問題男童。

我試圖與皮媽媽聊天，讓她覺得自在。我知道，如果人們覺得平靜，會比較能夠「聽進去」並消化別人說的話；我想讓她覺得安全與受到尊重。現在回想起來，我當時一定表現得太高傲了。我太有自信，以為自己知道她的孩子發生了什麼事，傳達給她「我才了解這個孩子，妳不了解」的訊息。

皮媽媽不滿地看著我，一臉嚴肅，雙臂交叉。我滔滔不絕地用她很有可能聽不懂的術語解釋壓力反應的生物學，以及這項機制如何導致羅伯特出現攻擊與高度警覺的症狀。那時，我還不知道要怎麼清楚解釋創傷對兒童的影響。

「所以，你要怎麼幫助我的寶寶？」她問。她的話讓我愣了一下：她為什麼把這個七歲大的小孩叫做寶寶？我不知道她為何這麼說。

我建議讓孩子吃降保適，也就是我用來治療珊蒂與治療中心那些男童的藥物。她輕聲而堅定地打斷我的話：「我不會讓我的寶寶吃藥。」

我試著解釋，我們對於使用藥物的態度很保守，但她充耳不聞。「沒有醫生可以讓我的寶寶吃藥。」她說。這時，兒童精神科的研究員、羅伯特的主治醫師在旁邊開始坐立不安，氣氛實在令人尷尬，堂堂一個副所長與精神科主任讓自己出盡洋相。我無法說服這個母親，一點辦法也沒有。我又解釋了一次壓力反應系統的生理機制，但她再次打斷我。

「這些話你留著跟學校解釋吧，」她尖銳地說，「我的寶寶不需要吃藥。他需要有人愛他、對他好。學校和所有的老師都不了解他。」

「好吧，我們可以向學校解釋。」我退讓。

不久，我投降了。我問：「皮媽媽，妳要怎麼幫助他？」我想知道為何羅伯特在她身邊不會像在之前的寄養家庭與學校一樣出現「發狂暴怒」的舉動。

「我只是抱他和輕輕地搖他。晚上他睡到一半被夢嚇醒，在家裡走來走去的時候，我就讓他睡在我的旁邊，摸他的背，唱歌給他聽，他就會睡著了。」研究員偷偷看我一眼，顯然在想：七歲的小孩不應該與照顧者同睡一張床。但我很好奇，因此繼續聽她說。

「他白天焦躁的時候，妳都怎麼安撫他？」我問。

「一樣啊，我放下手邊的事情，過去抱著他，坐在椅子上輕輕地搖。過了一下子他就好了。」

聽她這麼說，我想起羅伯特病史中反覆出現的模式。每一個接觸過這孩子的人，包含最近轉介他來輔導的學校，憤怒的老師們都拿他不服從與「像小寶寶一樣」的幼稚行為沒辦法，抱怨他貪得無厭、老愛黏人。我問皮媽媽：「他那麼做的時候，妳都不會覺得沮喪和生氣嗎？」

「小寶寶哭鬧，你會對他生氣嗎？」她說，「不會，因為寶寶就是會那樣。如果他們把東西弄得亂七八糟、哭個不停或吐口水在我們身上，我們還是會原諒他們。」

「妳把羅伯特當成小寶寶？」

「孩子都是我的寶寶，只是羅伯特七年來都是這樣。」

我們結束這次的面談，約好一週後再見。我承諾會打電話給學校。皮媽媽看著我陪羅伯特走到診所大廳。我開玩笑說，羅伯特需要再回來教我們更多的事情，她聽到這句話，終於笑了。

這些年來，皮媽媽經常帶她收容的小孩來求診，我們也不斷從她身上學到東西。她比我們更早發現，許多遭到虐待與忽視的兒童需要身體的刺激，像是被人溫柔地搖晃與擁抱——雖然似乎年紀更小的孩子才需要這種安撫。她也知道，**不應該依照孩子的年齡來與他們互動，而是根據他們的需要、以及他們可能在發育的「關鍵時期」錯過哪些事情。**幾乎每一個送到她家的孩子都非常需要被擁抱與觸摸。每次，我們診所的醫生看到她在候診室抱著這些孩子搖來搖去，都很擔心她這種將孩子幼兒化的行為。

但是，我逐漸了解，為何皮媽媽這種過度呵護、觸摸身體的照顧方式（我起初擔心這樣會令年紀比較大的孩子難以承受），正是醫生應該指示許多父母去做的。**這些孩子從未受過反覆、固定的身體撫摸，而這正是他們發展調節良好、有所回應的壓力反應系統所需要的。**他們從來都不知道有人關愛與安全的感覺，也沒有支持他們盡情探索世界、安心長大的安全感。他們渴望有人撫摸他們，而皮媽媽滿足了他們的需求。

/ /

此刻，蘿拉與維吉尼亞坐在我旁邊，我想，皮媽媽的育兒智慧與不可思議的母性和呵護本性，可以幫助維吉妮亞。

我回到護士站，找到皮媽媽的電話並打給她，我問她是否願意讓一對母女搬到她家住，好讓這個母親學習如何撫養孩子。她二話不說就同意了。幸運的是，這兩個家庭都屬於私人資助的計畫，我們才付得起這種寄養家庭制度通常不會允許的照護方案。

現在，我必須說服維吉妮亞，還有我的同事。我回到候診室，發現維吉妮亞一臉焦慮。精神科的同事給她看了一篇我寫的受虐兒童臨床治療的文章，她以為我認為她是不適任的母親。我還沒開口，她就說：「如果這樣可以幫助我的小孩，那就請你們把她帶走吧！」維吉妮亞深愛她的孩子，才會願意這麼做。

我解釋我沒有想這麼做，而是想讓她們搬去與皮媽媽同住。她與皮媽媽一樣，立刻同意了，表示只要能幫助蘿拉，她什麼事都願意做。

然而，診所的小兒科同事依舊非常擔心蘿拉的營養需求。她體重過輕，他們害怕她在沒有醫療支援的情況下，熱量的攝取會不足——畢竟，蘿拉目前是靠鼻胃管進食。我告訴其他醫師，我們會嚴格監控她的飲食，確保她攝取足夠的熱量，而後來證明，我們做了一個很好的決定。

之後，蘿拉的狀況有了大幅改善。搬到皮媽媽家的第一個月，蘿拉攝取的熱量與前一個月住院時一樣，體重勉強維持在十二公斤上下。不過，在皮媽媽的細心呵護下，蘿拉在第二個月就增加了四・五公斤，體重從接近十二公斤變成十六公斤！這段期間，她攝取的熱量沒有增減，體重卻上升了三十五%，都是因為她現在得到了身體上的關愛，使大腦能夠分泌發育所需的荷爾蒙。

維吉妮亞跟在皮媽媽身邊，看到她照顧孩子的方式，開始了解到蘿拉需要什麼，以及如何滿足蘿拉的需求。來到皮媽媽家之前，她餵蘿拉吃飯時一直都像機器人般生硬：各個醫生與醫院給的飲食指示與建議都不同，反而讓她更不知道該怎麼與蘿拉互動。

另外，由於維吉妮亞不了解孩子的需要，因此她不是太過溫柔，就是太過嚴厲，最後乾脆不管女兒。母女之間沒有正常情況下養育所帶來的回饋，因而讓維吉妮亞格外容易感到沮喪。**教養並不容易，如果沒有神經生物的能力可以去感受教養的喜悅，就會變得愈來愈惱怒。**

皮媽媽的幽默感、溫暖與擁抱，彌補了一些維吉妮亞小時候欠缺的母愛。她看到皮媽媽回應蘿拉與其他孩子的方式，也開始學會觀察蘿拉需要什麼。現在，她比之前更能知道蘿拉是否肚子餓了、想玩耍，還是想小睡一下。四歲大的蘿拉似乎處於「難搞的兩歲」階段，但維吉妮亞在情緒與肢體上慢慢變得成熟多了。隨著蘿拉逐漸長大，她們在吃飯時間也不再出現緊張的氣氛。維吉妮亞不再像以前那樣備感壓力，也比較能夠以耐心與原則來管教蘿拉。

這對母女在皮媽媽家住了一年左右。之後，維吉妮亞與皮媽媽依然是好朋友，而她還搬到皮媽媽家附近，以便隨時聯絡。蘿拉慢慢長大，變得聰明伶俐，和媽媽一樣對人冷淡，但是非常具有道德感；她們都有強烈的正面價值觀。維吉妮亞懷第二胎的時候，從一開始就知道要如何照顧兒子，而孩子也沒有發育的問題。後來，維吉妮亞上了大學，蘿拉和弟弟在學校也表現良好，他們交了新朋友，也參加受資助宗教社區的活動，當然，有問題的時候，去找住在同一條街上的皮媽媽就好。

但是，蘿拉與維吉妮亞的童年創傷仍然存在。假如你偷偷觀察她們，會發現她們有時會流露空洞、甚至悲傷的表情，一旦察覺有人在注意她，就會擺出社交的形象與做出適當的回應，但要是你憑直覺判斷，便會察覺你們的互動有些尷尬或不自然。她們可以像一般人一樣與人互動，但還是很難自然地微笑或展現擁抱等溫暖的肢體行為。

雖然我們與別人互動時多少都會「裝出」某種樣子，但就幼年時期缺乏照顧的人而言，很容易露出馬腳。在更高的認知程度上，這對母女是很好的人。她們學會利用道德原則與虔誠的信仰來抑制自己的恐懼與渴望，但在大腦的關係與社交溝通的系統裡——即情感連結的來源——童年缺乏呵護的經歷還是留下了陰影。成長經驗的本質與時機塑造了我們，維吉妮亞與蘿拉就像長大後才開始學習外語的人，永遠無法不帶口音地運用愛的話語。

改版評註

這些年來，一直有人問我書中提到的孩子後來過得如何。有些人想知道他們的近況；很多時候，會有人猜測孩子的真實身分；有些人則會向我描述類似的症狀，因而更加了解自己，並且感到寬慰。一些醫師也會與我分享同樣的難題，或者指出我漏掉的重要問題，而之所以會有這樣的疏忽，是因為我本身的知識有限，以及論述這種極其複雜的臨床表現的固有限制。一些讀者甚至還表示，願意收養或領養書中的兒童。

讀者提出的評論與疑問五花八門，然而到目前為止，我最常聽到的問題都是關於皮媽媽的，像是「我可以見皮媽媽一面嗎？」「她住在德州嗎？」「她現在還收養兒童嗎？」還有人表示自己「好像認識皮媽媽」。

每個人在生活中，都應該要認識像皮媽媽這樣的人。她的美好特質——耐心、堅強、智慧與愛人的能力——使她成為獨特與有力的療癒者，而她身為寄養社群的長期領袖，也是所在地區的兒福體制中的重要人物。雖然如此，我還是不能透露皮媽媽的個人資訊。

一九八四年，我在耶魯大學醫學院開始擔任成人的精神科住院醫師。從那時起，美國兒童福利制度的本質開始大幅轉變，其中一個重大變化是，兒福制度服務孩子與家庭的方式。兒福體制著重於替孩子尋找「永久的家庭」，將愈來愈多的注意力放在讓孩子受到永久的監護（監護人通常是他們的親戚，如姑姑、嬸嬸或祖父母）或收養。從兒童創傷的角度來看，這是正向的趨勢，但就如同其他牽涉人類制度的事物，各種問題也隨之而來。

在美國，給予補助與兒童福利服務的責任落在國家身上，這些服務包含調查兒童的家庭、移置生活在高風險家庭的兒童、將孩子安置在寄養家庭、收容所、關係緊密的家庭，以及補助某種程度的評估與所需的醫療和心理健康服務。每一州可以自由決定如何進行，一些州政府會將大部分的責任委託給郡政府，並監督組織的運作與補助；其他州則實行統一的制度。

在所有案件中，聯邦政府會向兒福機構核發補助。「Title IV-E」是一項聯邦計畫，旨在提供各州一些補助，以彌補他們替符合聯邦資格標準的兒童進行寄養安置、收養協助與親屬監護，所付出的部分成本。並不是所有需要兒童保護服務處協助的孩子都符合這些標準，因此一般來說，「IV-E」補助的案件數量，比州政府實際處理的案件還要少，儘管如此，一九八四到二〇一三年之間獲得「Title IV-E」補助的案件的轉變，顯示兒童福利資源的焦點出現劇烈變化。

一九八四年，有十萬兩千一百名兒童受到托育或替代性照護，這些照護就是由「IV-E」聯邦計畫補助的寄養照顧或親屬代養服務。有一萬一千六百名兒童在「IV-E」計畫下得到收養或安置在監護人的家庭，換句話說，所有獲得補助的案件中，只有十％的兒童得到永久安置。然而，到了二〇〇一年，有四十九％受「IV-E」補助的兒童獲得收養或永久監護人，而在二〇一三年，這個比例增加到七十四％。二〇一五年，約有四十三萬名兒童接受寄養照顧（包含「IV-E」計畫以內和以外的兒童），至少有五十萬個孩子待在「IV-E」補助的永久收容或監護家庭中。

那麼，這樣的轉變有何重要性？

本書通篇都在講述，發展創傷、忽視、依附關係的中斷與相關的童年困境對兒童造成的影響，我們也知道，離開原生家庭的兒童，出現重大情緒、行為、社會與認知問題的比例高達七成，隨著時間過去，人數可能更多。問題兒童的人數不斷增長，而他們進入所謂的「永久的家庭」之後，與發展創傷有關的問題並不會就此消失。久而久之，處理這些兒童複雜問題的重擔，轉而落到了為他們提供永久性元素的家人身上，也就是孩子的親屬與養父母。但是，兒童福利制度至今仍跟不上問題發生的速度（即前述的「創新落差」），以致無法開發優質的「發展知情」與「創傷知情」的資源，來提供給這些問題家庭或每年照顧數萬名兒童的寄養家庭。他們只是把問題丟給其他制度而已。

要是接受寄養照顧的四十三萬名兒童都有像皮媽媽這樣的照顧者，可以從他們身上得到需要且應得的專屬、充滿關愛的照顧，那該有多好！倘若處於永久收容或監護家庭中的五十萬個孩子，都擁有了解發展創傷的複雜性的照顧者，問題便會簡單得多。

可惜的是，大多數州政府的寄養制度都難以替孩子找到合格的家庭，而且就算真的找到合適的寄養家庭，政府單位也很少會提供關於發展、創傷、依附關係及孩子面臨的各種挑戰的知識，多數照顧者都是獨自摸索所有的潛在利益與難題。

一般而言，許多寄養與收養家庭並無法應付這些兒童的需求與問題，多數照顧者也沒有足夠的能力或資源，可以解決孩子們的各種複雜問題。除此之外，就連學校也無法幫助寄養家庭，而且經常忽視家長提供的適當刺激，而是透過禁學、開除、禁閉與限制等方式來管教孩子，而這些手段只會讓孩子與其家庭的狀況變得更糟。

後來，醫療社群出現，它們應該要對這些問題有比一般人更深的理解，學校與家庭也都將其視為專家，但有太多時候，這些團體其實是在自我吹噓。有些醫療社群（包括精神病學的社群）與大眾一樣，對創傷與發展一無所知。過去的十年裡，這種情形令人遺憾地並無太多改變。

這樣的無知，在不當與有害的藥物使用上特別嚴重。如果非要說什麼的話，那就是過去十年來，這樣的現象更加惡化了。不明事理的精神病藥理學失控地發展，醫生開立處方籤，但是並沒有證據顯示藥物有效或無效。多項藥物的使用——即多重用藥——也是如此，即便幾乎沒有相關證據可印證藥物的有效性。

寄養兒童得到醫生開立多種卻無效的藥物的可能性，遠高於其他有類似問題的孩子。這些藥物——尤其是所謂的非典型抗精神病藥物，如理思必妥（Risperdal）、安立復（Abilify）和思樂康（Seroquel）——可能會減短人的壽命，而且還會引起嚴重的副作用，這些副作用從體重大幅增加、到糖尿病機率升高等都有。

這種對寄養兒童開立過量與不當處方的現象愈演愈烈，以至於美國政府審計署發出特別報告以示譴責。聯邦政府與數個州政府都因為寄養兒童的問題而控告大製藥廠（Big Pharma），最終，雙方以數百萬元美金達成和解。

近年來，法律團體對這些問題的關注提高了大眾對此的重視，種種調查與倡議引起一些正向的轉變。例如，加州通過法規嚴格監督醫師對寄養兒童開立處方的制度。

然而，令人遺憾的是，多數醫療與精神病學的組織，不但未加入或帶頭提升寄養與領養青少年的照顧品質，反倒抗拒、甚至公開反對這些努力。

改變是困難的，對於弱勢者而言更是如此。就如我與安娜特・傑克森（Annette Jackson）在二〇一四年所寫的：「創新挑戰了學術或利益團體現有的參考架構或觀點，而受到最大威脅的組織，會對新的看法產生最大的反彈與敵意。」

儘管如此，我們仍堅持創新。

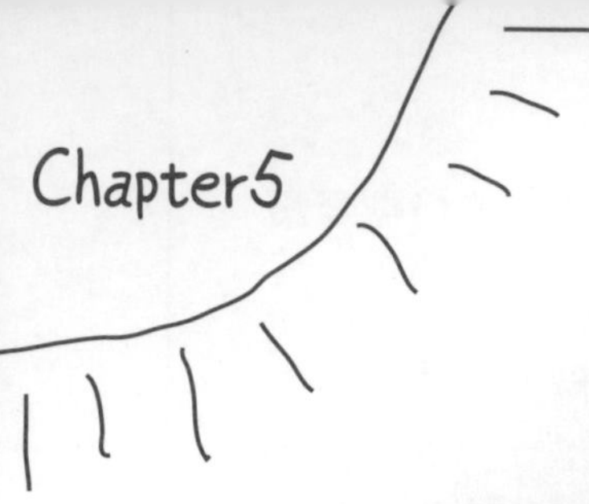

冷血無情的少年犯

天生壞胚子？

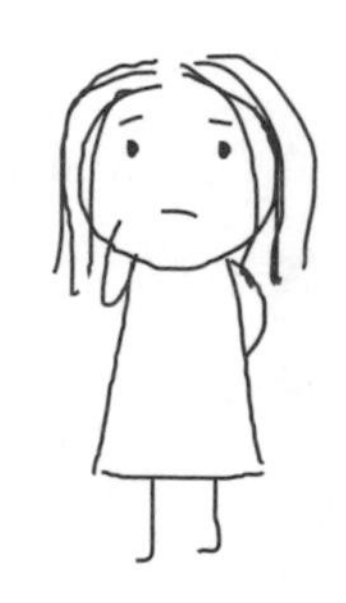

走進戒備森嚴的監獄總令人提心吊膽：經過門口仔細的身分檢查後，必須交出身上的鑰匙、皮夾、手機與其他任何可能被偷或被當成武器的物品。除了衣服，任何能表明身分的東西都會被沒收。經過第一道上鎖的大門，上頭的標示寫著「過了這裡，如果你遭到囚犯劫持為人質，獄方概不負責」，這表面上雖是防止訪客假裝遭囚犯劫持以幫助他們逃獄，卻也帶給人不安的感覺。之後，走過至少三、四扇厚重的鐵門，每扇鐵門都有兩道鎖，門與門之間有重重警力與電子保全防護，每走過一扇門，沉甸甸的柵門就會砰然關上。終於，我見到了要面談的囚犯——利昂，他在十六歲時喪心病狂地謀殺兩名少女後強姦她們的屍體。

從維吉妮亞與蘿拉的案例，我們看到，幼年時期缺乏照顧，會妨礙大腦發展掌管同理心與建立良好人際關係的區域，這樣的不幸通常會使個案與人互動時感到不自在、覺得孤單與不擅社交。然而，小時候經歷情感剝奪的人，也傾向對人懷有敵意，或是不願意與人來往，幸好，那對母女儘管同理心發展不完全，長大後依然富有道德感；童年時期的經驗使她們不擅於表達情感，而且通常不會注意社交線索，但是卻未滿懷憤怒與憎恨。

利昂的故事則呈現了更危險的潛在結果，幸好，這種案例並不常見。他讓我認識到，父母對孩子的忽視（即使不是刻意的）會造成多少傷害，以及現代西方文化是如何破壞傳統上保護許多孩子不受忽視的大家族網絡。利昂被判死刑，他的辯護律師聘請我在審判的量刑階段出庭作證。這場聽證會將決定判刑時是否應考量「減刑」因素，例如利昂是否患有心理疾病或曾受過虐待。我的證詞將幫助法庭決定判處無期徒刑或死刑。

/ /

我在一個暖和宜人的春日來到監獄，那天天氣晴朗，大多數的人看到，應該都會覺得生命無限美好。鳥兒輕快的啁啾聲與溫暖和煦的陽光，與我面前巨大的灰色建築十分不搭調。那是一棟五層樓高的水泥樓房，設有欄柵的窗戶只有幾扇，有面牆的前方建有一間門口漆成紅色的綠色警衛室，與體積雄偉的監獄相比顯得非常不調和。建築外面圍有六公尺長的鐵絲網，上頭還加了三圈刺鐵絲網。當時只有我一個人在監獄外面。停車場上有幾部老舊的車子。

我走向紅色門口，心臟跳得很快，手心也在冒汗，我告訴自己要鎮定。這個地方看起來充滿了肅殺之氣。我走過一扇雙開柵門，通過金屬探測器、接受搜身，然後被一個看起來像囚犯一樣遭到禁錮、滿腹憤恨的警衛帶到監獄裡面。

「你是心理學家？」她懷疑地問我。

「不，我是精神科醫師。」

「隨便，反正你有可能一輩子的時間都會耗在這裡。」她鄙視地笑著說。我勉強擠出笑容。「這是規定，一定要看。」她交給我一張文件，「不可以帶違禁品和武器，不可以帶禮物，也不能從監獄裡帶走任何東西。」我不喜歡她的口氣和態度。她這麼憤世，也許是因為天氣這麼好，她卻得待在監獄，又或許是她覺得與法院合作的心理治療專業人士大多都是來幫助罪犯逃避刑責的。

「好的。」我試著保持禮貌。但是，我看得出她對我已有成見，難怪她這麼有敵意。我們的大腦會適應環境，而這個地方看來很難激發善意或信任。

/ /

面試室很小，只有一張鐵桌與兩張椅子。地板鋪著冷灰色、有著綠色斑點的磁磚，牆壁由煤渣磚砌成。兩名男警衛把利昂帶進來，他身材矮小，看起來稚氣未脫，身穿橘色囚衣，戴著手銬與腳鐐。以他的年紀而言，他過於瘦小，看起來也沒有危險性。他一臉凶狠，我也注意到他的前臂有囚犯的刺青，是一個彎彎曲曲的「X」，然而，他的凶狠只是虛張聲勢，就像一隻瘦小的公貓為了讓體型膨脹而豎起毛髮。很難相信，眼前這個剛滿十八歲的少年曾殘忍地殺了兩個人。

他在住處大樓的電梯遇見那兩名少女。雖然當時是下午三、四點，但他已經喝了一些啤酒，他以粗俗的言詞挑逗她們。不出所料地，女孩們拒絕了他，而他尾隨她們進入公寓，經過一陣扭打後用餐刀刺死她們。

雀里絲十二歲，她的朋友露西十三歲，兩人幾乎都還沒開始發育。利昂的攻擊來得太快，加上他的體型比她們大，因此兩個女孩沒能自衛。利昂很快地用皮帶把雀里絲綁起來，之後，露西試著反抗，於是他殺了她，可能是為了不留下目擊者，或是還在氣頭上，他又殺了雀里絲。接著，他強暴了兩人的屍體，怒氣未消的他還對屍體又踩又踹。

雖然他經常因為惹事生非而被警察抓，但從過去的記錄看來，他並不像是會犯下這種大罪的人。他的父母是努力工作的合法移民，沒有任何犯罪記錄。他的家庭從來沒有涉及兒童保護服務，沒有家庭暴力、寄養安置或任何依附問題的癥兆。然而，他的記錄顯示，他十分擅長操弄身邊的人，更不妙的是，他沒有任何親近的人。別人常形容他沒有同理心：不知悔改、冷酷無情，不怕校規，也不受少年感化教育的影響。

我看到他年紀輕輕就被關在這座可怕的監獄，為他感到難過。之後，我們開始談話。

「你就是他們安排的醫生嗎？」他失望地問。

「是啊。」

「我有說我想要女的心理醫生耶。」他輕蔑地笑著說。他把椅子推開，踹了幾腳。我問他是否有和律師討論過我要來探訪的事情以及面談的目的。

他點點頭，試著表現出不在乎的樣子，但我知道他一定嚇壞了。他或許不會承認或甚至意識到這件事，但他確實隨時都處在警戒狀態，時時刻刻都在觀察周遭的人，看誰能夠幫他、誰會害他，找出別人的弱點，弄清楚別人要什麼、害怕什麼。

我從走進面談室的那一刻起，就知道他也在觀察我，試圖找出我的弱點、摸索操弄我的方法。他很聰明，知道典型的精神科醫師心胸開闊、過度善良；他已經成功掌握檢察官的心理，讓她開始同情他，甚至還說服她，他是冤枉的。他讓檢察官相信，是那兩個女孩邀他到家裡，而且承諾要與他發生性關係，後來事情變調才發生意外。他不小心絆到她們的屍體，所以靴子上才有血跡。他從來都沒想過要傷害她們。而現在，他也想說服我，那兩個少女是挑逗與勾引他的賤貨，他才是受害者。

「跟我說說你的事。」我先提出開放性的問題，想聽聽他會怎麼說。

「什麼意思？這是精神科醫師的把戲嗎？」他猜疑地問。

「沒有，我只是想，你最能告訴我你是怎樣的人。我聽了很多人對你的看法，老師、治療師、觀護人和記者等等，他們都說了自己的意見。所以我也想聽聽你的說法。」

「你想知道什麼？」

「你想告訴我什麼？」我們就這樣一來一往地繞圈子。這個伎倆我再熟悉不過了，他很厲害，但我也經驗豐富。

「好吧，那說說現在，在監獄裡的生活如何？」

「很無聊啊。感覺還好，沒那麼糟，但沒什麼事可做。」

「說說你一天都在做什麼。」

他開始敘述，說到監獄裡的作息與之前在少年監獄的經驗時，感覺慢慢失去戒心。我讓他盡情地說，過了幾個小時，我們休息一下，讓他抽根菸。我回來時，決定切入重點。

「跟我說說那兩個女孩發生什麼事。」

「真的沒什麼啊。我只是到處晃晃，然後遇到她們。我們聊了一下，她們問我要不要去她們家玩。到家後，她們又改變心意了。我很不爽。」這跟他最初和後來的說詞都不一樣。看來距離犯罪的時間點愈來愈遠，他把事情描述得愈來愈不凶殘。每次他敘述事發經過，都慢慢推卸責任，讓自己逐漸取代那兩個女孩，成為受害者。

「那是意外。我只是想嚇她們，但那兩個愚蠢的賤貨就是不閉嘴。」他繼續說。我的胃在翻騰，但我告訴自己，不要有任何反應，保持冷靜，如果他察覺我的恐懼和作嘔，就不會說實話。要冷靜。我向他點點頭。

「她們有大叫嗎？」我努力不帶情緒地問。

「對啊。我跟她們說，如果她們閉嘴，我就不會傷害她們。」他對我描述一個簡短、經過粉飾的版本，沒有提到強姦，也略過他是如何殘忍地踐踏女孩們的屍體。

我問他，女孩們的尖叫聲是否激怒了他，所以他才會踢她們的屍體。解剖報告顯示，那名十三歲女孩的臉部、頸部與胸部都有遭到踩踏的痕跡。

「我沒有踢她們，我是被屍體絆倒。你也知道，我喝了一點酒。」他的故事裡留了一些空白，希望我會自己填補完整。他看我的表情，想判斷我是否相信他的謊言。他的表情或聲音沒有什麼情緒，描述謀殺經過時，就像在課堂上做報告一樣；他顯露的唯一情緒是不屑，對我表示，是那兩個女孩讓他不得不痛下毒手，她們一直反抗，讓他很生氣。

這個男孩的冷血令人震驚。他是個掠食者，只在乎能夠從別人身上得到什麼、能夠驅使別人做什麼，以及如何利用別人來滿足自己的欲望。在辯護律師請來的心理醫生面前，他甚至無法裝出有一絲同情心的模樣，枉費律師還期盼能從他身上找到最後一點良心或希望。

他並不是不知道應該試著裝出悔恨的樣子，但他只會利用別人，無法顧慮別人的感受。他沒有同理心，因此也無法偽裝得很好。利昂並不笨，其實，他的智商在某些方面遠超過平均值，但是整體成績參差不齊。雖然他的語言智商低於正常範圍，但他的操作分數（包含推理與空間能力等）卻是相當高。他在解讀社會情境與理解他人意圖的方面，分數特別出眾。

這種語言與操作表現的差異，經常可見於受虐或創傷兒童的身

上，這也凸顯了他們大腦某些區域的發展需求並未獲得滿足，尤其是位於下層、比較敏感的皮質區。一般人口中，約有五%的人呈現這樣的模式，但在監獄與少年感化院中，比例超過三十五%。這種現象反映了大腦的使用依賴性：

在成長過程中面對愈多混亂與威脅，大腦的壓力反應系統與負責解讀與威脅相關的社交線索的區域發展得愈多；小時候缺乏關愛與呵護，就會導致掌管同情心與自我控制的系統發育不良。智商測試結果是第一個線索，指出利昂的童年可能出了問題。

我試圖從面談中了解他在幼年時期發生了什麼事，但進展不多。畢竟，多數人不太會記得出生後到上幼稚園這段關鍵發育期當中發生了哪些事。然而，有證據指出，他從很小的時候就已經出現問題，記錄顯示，他在幼稚園時期已有攻擊行為。從我們的談話也可以感覺得出來，他沒有幾個朋友，除了家人以外也沒與任何人建立長久的關係。他曾經霸凌別人，也犯過偷竊等小罪，但直到這次才被關進成人監獄。他在青少年時期的罪行大多獲得緩刑；儘管犯下一些嚴重的傷害罪，卻沒有在少年觀護所待多久。

雖然如此，我發現他犯下、或疑似犯了數起傷害罪，但由於證據不足，因此沒有遭到起訴或定罪。例如，他有一輛腳踏車被人發現是贓物，而身為車主的青少年被打成重傷，因為有生命危險而被送醫急救。不過，這次的攻擊沒有目擊者（或是沒有人願意挺身作證），因此利昂只被以持有贓物罪起訴。之後，我到監獄與他面談了幾次，他開始吹噓自己的性侵經驗，態度與先前描述謀殺案的時候一樣冷酷輕蔑。

我想知道他有沒有一絲悔恨，最後問了他一個本來應該是很簡單的問題。

「現在回頭想想，如果再重來一次，你會怎麼做？」我期待他至少能吐出一些陳腔濫調，說自己會控制脾氣、不會傷人之類的話。

他想了一下，回答：「不知道，可能把靴子丟了吧。」

「丟掉靴子？」

「對啊，就是靴子的鞋印和上面的血跡害我被抓的。」

/ /

換做是其他精神科醫師，一定會有很多人就這麼離開監獄，認為利昂是個「壞胚子」，天生就是個怪胎、沒有同情心的惡魔。儘管基因傾向似乎會影響大腦牽涉同理心的系統，但我根據自己的研究認為，像利昂如此極端的行為，大多都出現在幼年時曾遭遇某種情感與／或生理剝奪的人身上。

此外，如果利昂具有增加反社會行為風險的基因（假使這種基因真的存在的話），那麼他的家人或親戚——如父母、祖父母、甚至叔叔等——應該也會有類似或比較輕微的前科才對，譬如曾遭到多次逮捕。另外，利昂是因親哥哥報警而被抓的，他的哥哥看起來與他截然不同。

利昂的哥哥法蘭克*與父母及其他親戚一樣，收入穩定。他是個事業有成的水電工，已婚並育有兩個小孩，在社區裡受人敬重。利昂犯罪那天，他回到家，看到利昂坐在客廳看電視，腳上還穿著染有血跡的靴子。電視上的新聞快報說利昂住的大樓有兩名少女慘遭殺害。法蘭克不經意瞥到利昂腳上的靴子，等到他離開，便打電話報警，表示自己的弟弟涉嫌犯案。

兄弟姊妹的基因至少有一半是相同的。法蘭克可能比較受到眷顧，在基因上擁有比利昂多的同理心，但這不可能是他們迥異的個性與際遇的唯一因素。雖然就我所知，利昂與法蘭克在同一個家庭長大，是同一對父母生的，因此利昂的罪行看起來也不像是成長環境造成的。只有與法蘭克、以及他的父母瑪麗亞*和艾倫*當面談過，我才能確定利昂的問題根源。

第一次會面時，可以明顯看出他們全都對利昂的罪行感到痛心。

/ /

瑪麗亞身材嬌小、穿著保守，身上的開襟羊毛衫從脖子一路扣到底。她坐得挺直，膝蓋併攏，雙手抓著大腿上的手提袋。艾倫身穿墨綠色的工作服，口袋上縫了一塊白色橢圓形的名牌。法蘭克穿著一件藍色襯衫與卡其褲。

瑪麗亞看起來傷心又脆弱；艾倫面露愧疚，法蘭克則一臉憤怒。我和他們一一握手，試圖建立眼神交流。

「很遺憾，我們必須在這種情況下見面。」我說，同時仔細地觀察他們。我想看他們彼此的關係如何、是否展現同理心，是否有任何利昂病史或家族史以外的病態或怪異行為的跡象。然而，他們的回應都適當得宜，他們感到難過、歉疚與憂心，就像任何發現摯愛犯下難以言說的罪行的家人會有的舉動。

「你們都知道，利昂的辯護律師請我在判刑期間對他進行評估。我見過利昂兩次。現在，我想花點時間與你們談談，了解他小時候的狀況。」他的父母認真地聽我說，但是都沒有看我的眼睛。法蘭克則是盯著我看，一副保護爸媽、深怕他們受到傷害的樣子。

「我們都在設法了解他為什麼這麼做。」我如此斷定。瑪麗亞與艾倫看著我點頭；艾倫的眼眶含著淚水。面談室裡瀰漫著這對夫婦的悲傷。此時，法蘭克轉過頭，默默留下眼淚。

我可以想像，他們聽到消息後是多麼悲傷、困惑與內疚，不停地問「為什麼」。「為什麼我們的兒子做出這種事？他怎麼會變成這樣？我們犯了什麼錯？是我們管教不當，還是他天生就這麼壞？」他們的言談充滿了對利昂的不解，並對我說，他們盡力了，努力工作，滿足他的需要。他們帶他去教會，也按照老師、學校與諮商師的指示做。我聽到他們的自責：也許我們應該再嚴格一點，或是我們太嚴厲了。早知道如此，我應該在他第一次惹麻煩的時候就送他到奶奶家住。每一天，他們努力想通利昂殺人的原因，悲痛令他們疲憊不堪，總是徹夜難眠，還要假裝忽視鄰居與同事的注目與白眼。

我說：「我們從頭開始。你們當初是怎麼認識的？」艾倫先說，他想起自己的童年與追求瑪麗亞的過程，露出一絲微笑。他們是青梅竹馬，住在農村，同屬一個大家族。他們讀同一間學校、上同一所教會，住在同一個社區，家境貧窮但和家人感情甚篤，從小都與表親、嬸嬸、叔叔與爺爺、奶奶一起生活。大家都了解彼此，也互相照顧，在他們的家鄉，小孩做什麼事都有親人看顧。

瑪麗亞在十五歲時從高中輟學，在當地的旅館當服務生。艾倫念到高中畢業，之後在附近的工廠工作。二十歲時，他與十八歲的瑪麗亞結婚，他在工廠表現良好，收入優渥。不久後，瑪莉亞就懷孕了。

懷孕的消息讓雙方家族都很開心。瑪麗亞備受照顧，後來辭職待在家顧小孩。這對年輕夫妻住在瑪麗亞舅舅的公寓的地下室，她的父母住在隔壁，而艾倫的老家只隔了一個街區。他們倆說起這段日子，相視而笑。大部分時候都是艾倫在說話，瑪麗亞點頭附和；法蘭克則是聽得入神，彷彿從來都不知道這段過去。有時候，他們好像幾乎忘了為什麼要來這裡。

談話都是艾倫在主導，我有時也會問瑪麗亞問題，但很多時候她只是禮貌地對我微笑，然後看著丈夫，讓他回答。我後來發現，她心地善良又有禮貌，但其實有智能障礙，我提的許多問題，她似乎都聽不懂。最後，我問她：「妳喜歡上學嗎？」艾倫看著我，小聲地說：「她念書不在行，那方面可能有點遲緩。」瑪麗亞羞怯地看著我，我向她點點頭，回以微笑。她的先生與兒子顯然很保護她。

艾倫繼續描述長子法蘭克的誕生。瑪麗亞出院回家後，兩人的媽媽、伯母與表親都幫忙照顧她與剛出生的孩子，母子倆沉浸在家人們的關注與愛護之中。每當瑪麗亞照顧孩子累到受不了的時候，都會有人在旁邊幫忙。當法蘭克不停哭鬧、讓她崩潰時，她總是能請家人代為照顧，有點喘息的時間。但過了不久，艾倫失業了，他積極尋找新工作，但是因為工廠倒閉，加上他沒有大學學歷，很難找到像樣的工作。失業六個月後，他總算找到另一份工廠的差事，只不過地點在大城市，距離家裡有一百六十多公里。不過，他別無選擇。

他們帶著三歲的法蘭克搬到城市裡一棟社區型大樓。他們只買得起位於殘破不堪的內城貧民區的房子，那裡的犯罪率高，毒犯也很多，居民大多是外地來的失業人口。在當地，如同美國的常見情況，親戚散居各地，不像他們在家鄉那樣彼此住得很近。此外，還有許多單親媽媽獨自扶養孩子的家庭。

很快地，瑪麗亞懷了利昂。

然而，這次懷孕與第一胎的情況非常的不一樣，瑪麗亞整天待在狹小的公寓裡，唯一的伴是還在學走路的法蘭克。新生活讓她感到困惑與寂寞。她在這裡一個人都不認識，也不知道怎麼與鄰居往來。艾倫的工作時間很長，下班回家後已經精疲力竭。

三歲大的兒子成了瑪麗亞最好的朋友。他們母子倆有很多時間相處，會一起到附近的公園散步、搭巴士到城裡免費的博物館參觀，還有參加教會的親子活動。慢慢地，瑪麗亞養成習慣，一大早就帶著法蘭克出門，在外面一整天，回家前去買食物和雜貨，這樣的作息讓她覺得很舒適。於是，她每天都這麼做，也逐漸認識當地人，讓她想起之前熟悉的老家。不過，她還是想念那些親人、鄰居，還有在她生第一胎時幫忙照顧孩子的婆婆媽媽們。

後來，利昂出生了。

面對索求無度的新生兒，瑪麗亞精疲力盡。她從來沒有獨力扶養過小孩。我了解到，瑪麗亞的家人知道她能力有限，當她需要幫助時，便會伸出援手，讓法蘭克在充滿關愛、可預期與安全的環境中長大。但是，利昂出生時，親人提供的這個安全網不見了。我開始明白，利昂與法蘭克為什麼長大後會變成兩個完全不同的人了。

瑪麗亞跟我說：「利昂這個孩子很難帶，常常都在哭鬧。」

她露出微笑，我也回以微笑。

「那妳怎麼安撫他？」

「我餵他喝奶，有時候他碰到奶瓶就不哭了。」

「還有呢？」

「有時候他會一直哭，我們還是一樣出門散步。」

「我們？」

「我和法蘭克。」

「喔。有人來幫妳照顧利昂？」

「沒有。我們起床，餵完他之後，就去散步，」

「就像利昂出生之前，妳帶法蘭克出去散步那樣嗎？」

「對啊。我們去公園玩一下，接著搭巴士到教會，在那裡吃午餐。然後去兒童博物館，之後搭巴士到市場買晚餐，然後回家。」

「所以你們幾乎一整天都在外面？」

「對。」

//////////////////////////

我一點一滴拼湊出問題的原因了。利昂出生才四週，她的母親就開始像之前一樣與四歲的大兒子散步，她讓還在襁褓中的利昂獨自一人待在陰暗的公寓裡。聽到這個無知、忽略嬰兒需要的媽媽描述習以為常地忽略幼子的過程，我的心往下一沉。我們很難去批評她關心、照顧四歲大的兒子，但同時卻剝奪了剛出生的幼子賴以建立與維持健康人際關係的必要經驗。

「他後來就不再那麼常哭鬧了。」她以為自己的方法奏效了。

但是，根據這對父母的敘述，利昂長大後，從來都不像法蘭克那樣對他們的教養有反應。每當法蘭克被他們責罵，都會覺得自己讓父母感到失望，知道要改正；受到他們稱讚時，他會露出微笑，對父母的獎勵感到高興。他常常黏在爸爸或媽媽身邊，親暱地擁抱他們。

然而，利昂被父母責罵或處罰時，總是無動於衷。他似乎不在乎自己讓爸媽失望，也不在乎傷害別人的感情或身體。他不會改過。而當父母或老師稱讚他，他似乎也一樣淡然。他不讓別人碰他，他也不碰別人。

隨著時間過去，他學會利用諂媚奉承等方式操縱別人來達到目的。如果這些方法沒有用，他就直接硬來，要是得不到自己想要的，就乾脆用搶的。假使被發現做錯事，他就會說謊，萬一謊話被揭穿，他也不在乎受到責罵與處罰。他從懲罰中學會的事情，似乎只有加強自己說謊與隱瞞的能力。

老師、心理諮商師、牧師與家庭教師都說：利昂似乎不在意任何人或任何事情，他只在乎自己。正常人際互動的回饋與結果，像是讓父母感到驕傲、讓朋友開心、傷害親愛的人會覺得難過等，他一點也不為所動。

因此，他從托兒所、幼稚園到小學都不斷惹麻煩。起初只是小事，例如偷糖果、輕微的霸凌、用鉛筆戳同學、跟老師頂嘴和違反規定等等。但是到了三年級，他被要求接受心理輔導；上了五年級，他經常因為逃學、偷竊與破壞公物的行為上少年法庭。這種漫不在乎與違法的行為，讓他到十歲時就被診斷為具有「品行障礙」。

瑪麗亞帶法蘭克出門散步的時候，利昂起初會在嬰兒床上嚎啕大哭，但他很快了解到，哭得再大聲也不會有人來照顧他，因此他不哭了。他躺在床上，孤單一人，沒有人呵護、跟他說話，學會翻身或爬動也沒有人稱讚（嬰兒床不大，他也沒有地方可去）。很多時候，他聽不到別人說話，看不到新奇的東西，也沒有得到任何關心。

如同蘿拉與維吉妮亞的情況，利昂缺少必要的刺激以發展調節壓力的腦部區域，無法將愉悅及舒適與別人的陪伴相連結。他的哭泣無人回應，幼年需要溫暖與撫觸的需求也未得到滿足。維吉妮亞雖然換過好幾個寄養家庭，但她至少有得到一致的照顧，而蘿拉也至少都有母親陪在身邊——即使她缺乏身體的呵護。但是，利昂的童年太不穩定了。有時瑪麗亞會照顧他，但其他時間都讓他獨自一人待在家裡。偶爾，艾倫回家會陪他玩，但他經常在外工作，或是一整天過後回到家已經累得不想動。這種斷斷續續的照顧，加上不時被遺棄在家，對於孩子而言是最糟糕的成長環境。

大腦需要固定、重複的刺激才能適當發展。處於恐懼、孤獨、不安與飢餓、不知道何時會有人來解救的狀態，會使嬰兒的壓力系統隨時警戒。利昂的恐懼與需要沒有得到一致的關愛回應，無法發展出人際接觸與壓力解除的正常連結。他只學到一件事：唯一可以依靠的人是自己。

與別人互動的時候，對於關愛的需求使他轉而變得難以滿足、愛攻擊人與冷酷。利昂無法得到極度需要的愛與關心，因此惱羞成怒、打人、搶別人的東西並大搞破壞。然而，這些行為只會替他帶來懲罰，進而加深他的憤怒。他的行為「愈糟糕」，就愈讓周遭的人認定他是「壞孩子」、不值得愛護。這形成了惡性循環，利昂長愈大，不良行為也變本加厲，從霸凌變成犯罪。

利昂知道，其他人喜歡被擁抱與撫摸，但是他得不到，便逐漸厭惡這種親密舉動。他看得出別人喜歡與他人互動，但因為他在幼年時期沒有得到關注，以致現在變得冷漠無情。他完全不了解人際關係如何運作。

利昂喜歡吃東西，喜歡玩玩具與看電視等物質享受，也能體會感官的刺激，包含與青春期發育有關的肉體歡愉。但是，因為他在腦部的關鍵社交迴路發展時遭到忽視，因此無法領會取悅別人或得到讚賞的快樂，也不會因為被老師責罵或被同學排斥而難過。他未能建立互動與愉悅之間的關聯，因此他不覺得有需要符合別人的期望，不會因為讓別人開心而感到喜悅，也不在乎自己是否傷害了別人。

利昂兩歲半的時候，因為行為問題而接受學齡前早期輔導，這原本會是個導正他的好機會——但事實上卻使他的問題變得更嚴重。他的母親不再讓他一個人待在家裡，她讓他接觸足夠的認知刺激以學習說話與理解別人對他的期望，但這沒能彌補他過去所錯失的事物。這個計畫儘管立意良好，但一名照顧者得同時照顧五到六名有嚴重問題的幼兒，這樣的比例，連同年齡的正常幼兒都無法得到適當的照顧，更別說是有情緒障礙的孩子了。

然而，利昂的大腦皮質還是有一定的認知發展，這讓他能夠留意別人的行為。隨著年紀增長，他開始能夠在需要時模仿適當的行為，這使他得以操弄別人來獲得自己想要的東西——雖然他大腦的邊緣系統與人際關係相關的神經系統發育不全，只能與別人建立淺薄的關係。

對他來說，別人不是障礙、就是有利用價值的工具。他是典型的反社會人格（精神科診斷名稱為「反社會人格疾患」），而我認為他的問題完全是環境因素造成的，不是他的基因。我相信，如果他小時候像哥哥法蘭克一樣受到照顧，也許就能擁有正常的人生，也必定不會成為殺人凶手與強暴犯。

他接受的幫助——例如讓他與其他問題兒童一起治療的學齡前輔導，反而讓他的情況更糟，**不斷有研究發現，讓小孩與其他問題兒童共處，只會使行為不當的情況惡化。**利昂進入幼年與青少年時期，被轉到「特殊教育」與其他輔導計畫之後，這種治療依然持續造成反效果。在那裡，他找到其他一樣具有反社會傾向的同儕，變得更會逞凶鬥狠。他們一起做壞事，彼此慫恿、認為暴力是解決問題最好的方法。

此外，他在住家附近、電影與電視上經常看到暴力事件，更以為暴力可以解決問題，並認為控制別人是一件好玩的事。利昂學會模仿最壞的人類行為，但他依然不懂，為何應該效法良好的行為。

還有其他腦部障礙也會影響人的同理心，這點有助於我們了解利昂這種反社會人格。最明顯的疾病如泛自閉症障礙，包含過去大家所知的亞斯伯格症候群——比較輕微的自閉症。泛自閉症障礙大多為基因造成，與障礙的關聯各有不同。約有三分之一的自閉症兒童無法學會說話，而且他們全都傾向與他人隔絕，經常只注意物體。患有自閉症的男孩通常不玩想像的遊戲，雖然許多自閉症患者極欲與別人有所連結，卻非常難以建立與理解人際關係。

泛自閉症障礙幾乎都會伴隨著感覺統合的問題，對於事物的敏感度也不同，例如無法忍受「穿了會癢」的衣服，還有討厭噪音或亮光。自閉症兒童也會出現重複性的行為，例如身體不停搖晃、對某些事物特別著迷——一般是火車或玩具車的輪子等會動的物品。某些自閉症患者十分擅長理解複雜的系統，譬如數學、音樂或電腦科學，大部分也會發展出對特定物品或想法的興趣。

相較於症狀嚴重的自閉症患者，亞斯伯格症患者比較能與別人建立關係，但是他們會沉迷於特定的事物，也無法解讀社交線索，因而通常遭到孤立。儘管一些患者擁有出眾的數學與工程能力，但由於社交技巧不足，還是很難找工作。許多因為無法與同儕建立友誼而被當成「怪胎」或「書呆子」的孩子，可能就是泛自閉症障礙的患者，或是有這個疾病的傾向。

為了在社會上生活，人們必須發展所謂的「心智解讀」能力。我們必須知道，別人與我們不同，對世界所具有的知識不一樣，也有不同的渴望和興趣。在自閉症患者的世界裡，這種區別是模糊的。一些自閉症兒童不說話，有個原因是他們不覺得需要跟別人溝通；他們沒有意識到別人的想法與自己不一樣。

在一個知名的實驗中，學者將鉛筆放在管狀的糖果盒裡，問自閉症兒童，如果別人走進房間看到這個盒子，會認為裡面裝什麼東西。心智正常與患有唐氏症的幼兒都說糖果，但自閉症兒童堅持認為是鉛筆，他們不懂，沒有看到糖果被拿走的人，會以為裡面裝的是糖果。這些孩子知道糖果不見了，但他們也假設每個人都知道（學者認為，大腦中負責「心智解讀」的區域位於額葉皮質內側的左半部，就在眼睛上方的位置）。

然而，自閉症患者與利昂等反社會人格不同，他們雖然個性古怪，無法解讀別人的心智，也不知道忽略某人可能會傷害到對方，但是他們沒有暴力傾向。他們在同理心方面是概念上的問題。

自閉症患者對別人的感受與需求很遲鈍，但這通常發生在他們不能完全察覺這些感受時，而不是因為他們刻意傷害人或不友善。他們能夠愛人，也能感受情感的痛苦，只是大腦的系統無法輕易的去理解如何與他人互動及建立關係。他們可能難以設身處地替別人著想——有時稱為「**心盲**」——但是他們意識到別人的經驗時，是有同理心的。

心盲
Mindblindness，指缺乏理解他人心理狀態的能力。

像利昂這樣的反社會人格就不是如此。他們缺乏同理心的表現，是難以體會別人的感受，對別人的遭遇也沒有同情心，換句話說，他們不但不能認知他人的感受，也不在乎自己是否傷了別人，甚至還會刻意這麼做。他們有設身處地的能力，也可以根據這種能力來預期別人會怎麼做，但他們一點也不在乎別人的心情。這種人只在意別人對自己有什麼影響。

本質上，他們擁有心智解讀的能力，但解讀的方式是扭曲的。他們無法體會愛是什麼，不把愛視為真實的感受，而是當成一種為了得到性才做的承諾。反社會人格會利用感受來操縱別人，因此也認為每個人都會這麼做。他們無法從人際關係得到快樂，因此也不

相信別人是真的感到快樂。他們自私自利，因此認為別人也只在乎自己的利益。這麼一來，他們把別人渴求關注或憐憫的請求當做為了取得權力的策略，而非真摯的情感訴求。他們在情感上冷若冰霜，這種冷漠不只扭曲本身的感受，也曲解了別人的感受，並根據錯誤的解讀做出回應。

/ /

毫不意外地，有研究在壓力反應系統中的神經傳導系統發現一些與反社會人格相關的化學物質——血清素、正腎上腺素與多巴胺系統——的變化，與侵略性、暴力或反社會的行為有關。行為具有反社會與冷酷特質的青少年，壓力荷爾蒙皮質醇的分泌量大多不正常（可經由唾液檢查測定）。

反社會人格出了名地容易通過測謊，而測謊其實是在檢測人體對於焦慮與壓力的反應，而不是欺騙的動作。他們的壓力系統似乎調節異常，除了受到極度的刺激之外，對其他事情都沒有反應，原因可能是幼年創傷使他們反應過度，或是基因有缺陷，抑或是兩個因素皆有（這是最有可能的情況）。這讓他們顯得「冷漠」與沒有感情，可以說謊而不受懲罰。因為他們不會顯露出害怕被發現的樣子——這也意味著，若要讓他們有任何感覺，就必須給予更高程度的痛苦或愉悅的刺激。有些人面對創傷會陷入高度敏感的狀態，任何壓力都會引發巨大的反應，但反社會人格的壓力系統不同，他們似乎會困在泛自閉症障礙另一種極端的狀況，逐漸變得麻木不仁——有時完全無動於衷。

我在準備證詞時，認真思索該如何評論利昂，以及我認為他該為自己的行為負起哪些責任。他為什麼殺人？為什麼人會殺害另一個人？這麼問對嗎？我想，或許我應該試著了解是什麼讓我們不會去殺人，又是什麼未能阻止利昂的行為。這個男孩到底有多糟糕？他是如何將自己的不幸、孤單與創傷轉化成為恨，或者他會變成這樣，全是過去的經歷所塑造的？

他確實有罪，並不是精神錯亂、無法分辨對錯才犯法。利昂知道謀殺是違法的、應該受到懲罰；他承認這點，也未患有任何可診斷的精神病會損害他的道德推論能力。他在幼年與青少年時期的多數日子裡，都符合注意力缺失症與品行障礙的標準。身為成人，利昂無疑具有注意力缺失過動症與反社會人格疾患的問題，但這些診斷只是描述他有反抗、冷漠、無法專心的行為，並非意指他的精神狀態混濁，不知道殺人與強暴是不可接受的行為。這些障礙會妨礙控制衝動的能力，但這並不會使人完全喪失自由意志。

那麼，利昂無法愛人與被愛，又是什麼造成的？童年的遭遇影響了大腦發展，使他無法感受多數人擁有的喜悅——人際互動帶來的痛苦與快樂，是他的錯嗎？當然不是。但我認為他有責任對自己的行為負責；維吉妮亞與蘿拉也為同樣的問題所苦，但她們並沒有暴力傾向，更別說是殺人了。

有人會認為這樣的差異是因為性別的關係，而男性也確實比女性更容易做出暴力行為。男性的殺人犯人數至少是女性的九倍——雖然近年來女性殺人犯逐漸增加；然而，綜觀歷史，在所有文化、甚至大多數的物種裡，男性的暴力佔了主導地位。在黑猩猩（演化上與人類最接近的動物）這個物種中，雄性才會互相爭鬥、傾向使用暴力。但是，我治療過的青少年當中，有人的處境比利昂更悲慘，遭到更嚴重的忽視、虐待與遺棄，得到愛與關懷的機會也遠比他還要少。一些男孩等於是在孤獨的籠子裡長大，沒有任何親人可依靠，不像利昂還有一對父母與一個哥哥，而且他的家人是疏於照顧，並非惡意虐待。這些男孩大多在艱困與孤單的環境下長大，許多還有嚴重的精神疾病，但絕大多數都沒有變壞。

那麼，基因可以做為利昂變壞的理由嗎？不利的基因加上不良的環境，可能影響了他的成長與為人。如果利昂的個性溫和一點，瑪麗亞可能不會在照顧他的時候感到精疲力竭，因而拋下他不顧；假如瑪麗亞聰明一點，可能會找到更好的方法來安撫這個難搞的小孩。

但我認為，利昂會發生這些事情，是他做的許多微小、不相關的負面決定不斷累積，對受害者、他的家人與他自己逐漸造成駭人的後果。你也許聽過「蝴蝶效應」：意即在某些關鍵的時刻，複雜的系統會對細微的變化額外敏感，天氣的變化就是最著名的例子。這種系統會因為微小的波動而產生強烈反應，譬如，巴西一隻蝴蝶在錯誤的時刻振動翅膀，可以引發一連串的效應，最終形成龍捲風，摧毀德州一座小型城鎮。極為複雜的人類大腦——實際上也是已知宇宙中最複雜的物體——同樣也容易受到蝴蝶效應的影響。

這也稱為「雪球效應」：起初做對了，事情大多會順利進行下去，出現小問題時甚至還會自我矯正；假使一開始就出錯，事情可能就會一路失敗到底。這種效應原本就存在於我們的大腦與身體架構中。例如，微小的化學漸層變化決定我們在生長時的哪些細胞會形成皮膚、大腦，以及變成骨頭、心臟或腸道。其他一些極為細瑣的變化則指定某個神經元發展成小腦、另一個神經元形成大腦，某些化學物質的位置與濃度的輕微變動，也決定了細胞的生死。

我們的基因數量有限，不足以決定每個細胞的位置，甚至是類型，畢竟人類全身上下有三萬個細胞，光是大腦的神經細胞就有八百六十億個（其中還各自包含神經膠質細胞）。每個神經細胞會建立五千至一萬個連結，形成錯綜複雜的網絡。我們的身體形成的目的，就是用來將實際上無法察覺的初期不一致擴大成極度分化的結果。這進而使我們得以回應複雜的社會與實體環境。

因此，多數的嬰兒出生，只是讓母親承受了妊娠的陣痛，但利昂的誕生，是讓原本情感資源已經有限的母親分身乏術。親戚不在身邊，他的母親不像之前照顧法蘭克的情況，不知所措的時候有人可以求助。她白天把寶寶丟在家裡不管，寶寶因此缺乏需要的安撫，最終無法組織原本已輕微失調的壓力反應系統，使其變得更加混亂。

這轉而使得利昂變得黏人與攻擊成性，阻礙他發展社交技能，並且失去從其他地方獲得溫暖與關愛的機會，也讓他與父母更加疏遠，形成一種循環，行為不當、受到處罰，然後變得愈來愈暴力與沮喪。從托兒所開始與不良同儕共處的經驗，更加深了這些創傷。

假如他身邊都是正常的同儕，也許可以得到幫助，擁有健康的友誼，這麼一來可能就不會出現反社會的行為。但是，在其他憤怒、痛苦與需要關懷的孩子身邊，還因為他們被貼上的標籤而遭到指責，利昂反而變得更受傷與失控，於是做出愈來愈衝動與暴力的反應。

利昂絕對不是有意識地決定傷害他人，但他或他的家人做的每個小選擇，都將他推向反社會人格，而這些選擇的後果也使他們更容易做出錯誤的選擇。人生的道路上有無數的岔路，選擇了不同的路，就有可能讓利昂成為一個更好的人，而好的選擇也會開啟良性的循環。不幸地，他拒絕了每個背離憤怒與衝動的機會，在每個十字路口也沒有人提供適當的幫助與支持，對深陷於泥淖中的他伸出援手。

大腦是由數百萬個細小的決定所形成的，有些是我們感覺得到的，有些則否。看似不相關的選擇可以在之後造成截然不同的後果，時機決定了一切。我們不知道，最微小的選擇或「刺激」會讓大腦往天才的方向發展，還是走向敗類的道路。我想強調的是，這不表示父母都必須完美無缺，重要的是，**幼童格外容易受到我們與未來的他們做的決定所影響，可能會變得更好或更壞。**

幸好，良性循環就與惡性循環一樣，會層層堆疊與自我擴大。例如，對於一個喜歡畫畫的小孩，在對的時機給予讚美，可能就會讓他從略有興趣變得非常熱衷。這樣的強化可以不斷升級，使他磨練出更高超的技巧、得到更多讚美，最終將可能原本潛力普通的他塑造成藝術天才。

一些近期研究則強調這種效應對於運動的影響。英格蘭少年足球代表隊的球員有半數在一月到三月之間出生，其他人則平均分散於另外九個月分。為什麼呢？所有的少年足球隊都有年齡限制；如果你在年初出生，體格可能會比較成熟、技巧比較好，也會得到比較多的讚美。讚賞會使他們覺得開心，進而勤加練習，因為我們傾向往自己擅長的領域發展。在良性循環的正向回饋圈當中，練習磨練出技能，技能引來回饋，而回饋讓人有更多練習的動力。這個細微的差異隨著練習逐漸增強與擴大，讓這些在年初出生的球員比別人有更多機會在成為職業球員之前就達到標準。

然而，這種正向的層疊效應難以預測。我們無法預料，蝴蝶何時會鼓動翅膀，讓氣流變化將和煦的微風慢慢發展成懾人的颶風。

/ /

那麼，我要在法庭上怎麼評論利昂？又是怎麼看待他改過自新的可能性？

我會作證表示，他的腦部發展因為幼年遭到家人忽視而扭曲，也會證實他罹患注意力缺失症與品行障礙，這些因素即使無法幫他解除殺人的責任，也能減輕他的刑責。我會告訴法官，利昂的情感、社交與認知問題及神經精神症狀診斷的結果，都與母親疏於照顧有關。他的壓力反應系統顯然接收了異常的訊息：嬰兒時期被母親棄置一旁的經歷擴大了這些訊息，在關鍵時刻也沒有人教他如何保持冷靜。同時，大腦的下層系統過度發展，周圍較上層的區域——也就是掌管反應、注意力與自我控制的部位，則發育不全。

我也必須考量利昂犯罪時有喝酒的事實。酒精會使人失去控制，降低自我控制的能力、增加衝動的欲望。在沒有喝酒的情況下，利昂本來就已經容易衝動了；酒精只會加劇這個傾向，導致受害者承擔致命的後果。假如他沒有喝酒，是否會殺了那兩個女孩？我猜不會。酒精鬆綁了原本就已不堪負荷且發展不良的行為自制力，讓怒火與欲望控制了利昂。倘若他沒有醉，也許早在殺害或甚至攻擊女孩們之前，就會克制自己的行為了。

最後，我在法庭上作證聲明，利昂在幼年時期的遭遇，以及這些創傷損害了他維持人際關係、控制衝動與保持專注的能力。我也說明了幼時遭到忽視可能會讓孩子變得比較沒有同理心並具有暴力傾向，還提出我發現所有能減輕他罪刑的事實。我能做的只有這些了：他一定得為自己的行為負起法律責任，我也無法否認，之後他還是有可能傷害周遭的人。

我在休息時間剛好走到被告旁邊，他看著受害人的家屬哭泣與互相安慰。他們傷心不已，淚水不斷從臉頰滑落，像救生艇上的倖存者般抱頭痛哭。利昂對我說：「他們哭什麼？我才是要坐牢的人耶！」他的冷血令人心寒，他完全沒有感情。

之後，陪審團退庭討論審判，法警也將利昂帶離法庭。這時，雀里絲的母親走過來，她舉步維艱，一舉一動充滿了悲傷。「醫生，醫生！」她在我背後急切地呼喊著，深怕來不及跟我說話。我停下腳步，轉過身等她慢步向我走來。她幾乎是懇求地問我：「他為什麼殺我女兒？你跟他說過話，他為什麼要殺我的寶貝女兒？可不可以告訴我，為什麼？」

我搖搖頭，坦承即使以我的專業知識，我也無法給她滿意的答案。

她哭著抓住我的手臂問道：「你懂這些事情。他為什麼要殺我的寶貝？」

「坦白說，我真的不知道。」我為自己的不當言詞感到難為情。我試著幫助這個傷心欲絕的母親。「我想，他是一個冷血的人。他的內心失去了某個東西，無法像妳或妳的女兒這樣愛人。妳會這麼傷心，是因為妳深愛妳的女兒。但他無法感受這種情感，不管是好是壞，他都沒有感覺。」

她沉默了一下。我看到她臉上閃過一絲微笑，流下更多的眼淚，想必是想起女兒的身影。她嘆了一口氣，點點頭：「是，他一定是心理有問題，才會殺死這麼美麗的孩子。我女兒從來沒有傷害過任何人。」我尷尬地抱了她一下，然後，她走回家人身旁。我想起瑪麗亞、艾倫與法蘭克。我們的研究才正要解開大腦的奧祕，還有這種悲劇的肇因，但此刻我深切意識到，自己在這方面的知識是多麼渺小。

改版評註

回顧本章，我與瑪亞寫下最後一句話的自負令人汗顏。至今，我們在解開大腦奧祕的這條路上仍停滯不前，而且，發展與社會神經科學領域的進展，又替十年前未解開的謎題增添了許多複雜性。俗話說得好：「我們學得愈多，知道的就愈少。」對於像利昂那樣的反社會案例，我們依然知之甚少。

此外，我們逐漸認識到，探究反社會人格等人類精神疾患的遺傳學、神經化學與神經影像研究，令人遺憾地質量不足，而且具有無法解釋的本質，因為有太多時候，它們蒐集的樣本數量太少、對於研究人口的特徵描述不足，而且不出所料地，它們採用《精神疾病診斷與統計手冊》，而這本手冊正如之前提到的具有非常多的問題。

做為一個知識領域，我們投入了大量的時間與金錢，去探索腦部的發展及其對行為的影響，只是進展並不多。

儘管如此，我們還是不斷有斬獲。

我們緩慢累積對於發展、大腦與人類的知識，但是在我們所了解的，以及我們實際可以運用的，總是存在著落差。今日，這樣的落差似乎愈來愈大，不過我們相信，經歷黑暗之後，通常會迎來黎明。

當然，有時我們根據「所知」去設計實踐、計畫與政策之後，才發現這些「知識」並不成熟，甚至是錯誤的。精神病學界有太多這種例子，像是額葉前部腦白質切斷手術、鼓勵病患洗冷水澡，以及使用過多胰島素而造成昏迷等，而這些都還只是輕微的案例。如今人稱的轉譯醫學領域，試圖利用基礎科學發現的知識來開發實際的應用。這個概念很好；因為應用面一直以來具有挑戰性，而之所以會如此，有部分原因在於「創新落差」，以及受惠於現有方式的人們，傾向去抑制「轉譯」的創新。

我們的治療小組一向介於發現與應用之間；我們試圖將神經科學及相關領域的發展應用於臨床實踐、教育和照顧方面。這個過程中，我們需要將複雜的事實、原則與概念「轉譯」為清楚、容易理解的語言，但主要問題是，轉譯確實會導致一些元素的流失。由於神經科學領域存在著大量事實，我們與神經科學家以外的人士溝通時，通常會選擇傳授概念或一般原則；我們利用速記法與教學設備來闡釋關鍵概念——例如本書附錄包含的影像與表格。

然而，每一項原則通常都有重大例外。

當人們試圖從中歸納要點，簡化的過程經常不為人知地扭曲了真相，進而造成錯誤的結論。舉例來說，我們說明人類在胎兒與幼年時期會急速發展的概念，有人卻可能誤會成：「培理醫生說，三歲之後，要改變大腦就來不及了。」

過去十年來的另一個例子，可見於新興的「創傷知情」領域。

「被杏仁核綁架」與「杏仁核風暴」等說法（杏仁核位於大腦底部，屬於邊緣系統的一部分，因形狀近似杏仁而得名。主要掌管負面情緒，因而有「情緒中樞」之稱），已成為「創傷知情」的常見語言。學者嘗試教育大眾有關解讀威脅的神經生物機制，以及恐懼如何改變人類處理資訊與據以行動，但在人們的誤解之下，這些語言成了意義扭曲的熱門詞彙。

遺憾的是，人們總偏好簡單的解釋，例如「杏仁核是『恐懼中樞』」，或是孩子情緒崩潰，是因為「被杏仁核綁架」了。有太多人誤解與扭曲杏仁核在處理與解讀恐懼相關線索時的複雜功能，因此杏仁核與恐懼的研究先驅、也是一般說到「杏仁核風暴」一詞會提到的學者——約瑟夫．雷杜克斯（Joseph LeDoux），終於為此在部落格寫了〈杏仁核不是大腦的恐懼中樞〉（The Amygdala Is NOT the Brain’s Fear Center）一文。其實，杏仁核牽涉了許多不同的情緒，而腦部的複雜性，意味著「綁架」這類說法，大多都誤把人類的奧妙行為，簡化為行屍走肉般的無意識舉動。

轉譯工作對於臨床體制之外的政策與實踐具有影響。例如，一直以來，法律制度透過各種方式運用神經科學與發展創傷的研究。罪刑審判中，同為神經生物疾病的知能損傷與顯著的心理病症，一向會被列入考量。在近代的標誌性案件中（包含最高法院審理的兩起案件），法院在修改有關死刑及不得假釋之無期徒刑的判決準則時，引述「青少年不成熟的大腦皮質」導致判斷力失常與衝動行為的理論，因此，現今的青少年罪犯不會被判處這兩種徒刑。兒童創傷協會一直致力於教育法院與少年司法制度，關於創傷的神經生物機制、創傷在暴力行為的發展上所扮演的角色、獨居與隔離監禁的影響、法庭的青年罪犯一律穿戴手銬腳鐐，還有最重要的，在少年司法體制中促成創傷知情的實踐。

可惜的是，法律制度同樣也容易出現「誤譯」、或是曲解創傷與發展的相關研究。我已經有好幾次都應要求以專家證人的身分出庭，證實既有的經驗對當事人所造成的影響；這是民事（非刑事）訴訟中的重要區塊，旨在證明被告在經歷某些事件或傷害之後，身心確實受到「創傷」。有些事件顯然令當事人感到痛苦，舉例來說，假如有一間工廠爆炸，一名員工受到重傷，另外有好幾位同事也命喪現場，那麼這起意外帶給他的影響，顯然會是失眠、焦慮、面臨特定線索時會感到恐慌，還有逃避的行為。

在其他情況下，法律團隊會試圖說服我相信，一名生長家庭有家暴記錄在案的青少年是在不懷好意的老師刻意傷害下才受到「創傷」，而他衝動與攻擊別人的行為全都源自於這位老師的「虐待」，譬如學生忘了交作業，就把他的作業打零分。

我不常出庭，但如果我決定出庭，都會盡量挑自己可以從中學習的案件，而利昂的案子就是其中之一。近十年的研究證實，像利昂這樣遭判暴力罪行的罪犯，有非常多數的人們在幼年時期經歷過依附關係的中斷及長期的發展創傷——特別是與暴力的接觸。

這些研究發現促使政府成立「創傷覺察」的司法制度，以及針對囚犯與緩刑犯的「創傷知情」少年司法與犯罪司法計畫。除非我們意識到創傷、忽視、貧窮、種族歧視與其他發展障礙的各種複雜影響，否則不可能幫助受創者達到真正的復原。如果我們無法從尊重、人道以及發展與創傷知情的觀點出發，便無法解決累犯的問題，並且順利幫助罪犯重新回到社會。

「轉譯」的影響不容小覷。它確實可以幫助這些體制下的人們更加了解受創的兒童、青少年與家庭，也的確有助於促進我們的制度。而且，不論我們為了轉譯所付出的努力有多常受到誤解，我們都不能放棄。我們將會持續建立連結、糾正錯誤、釐清真相，往前邁進。

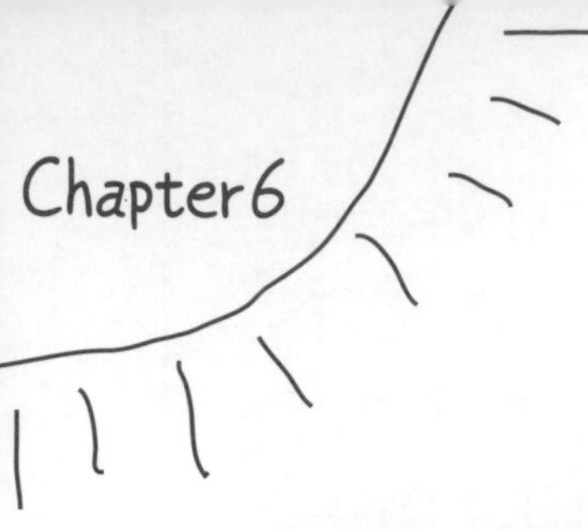

狗籠裡長大的小孩

仔細聆聽孩子的故事

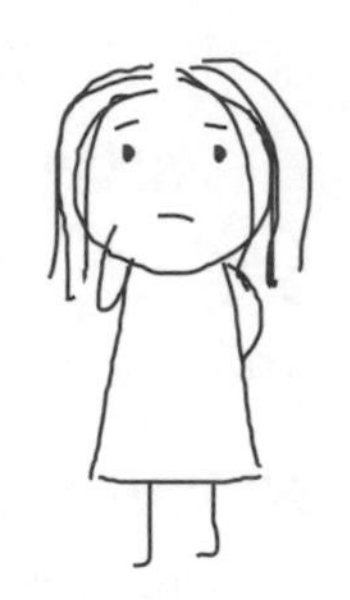

是什麼讓一個人做出正確的決定，即使他沒有得到所需的最佳發育機會？是什麼讓維吉妮亞持續為女兒尋求幫助，而不是乾脆拋棄她？我們可以從皮媽媽的故事學到哪些事情，來幫助像蘿拉這樣的孩子？正確的治療方法，能否避免利昂這樣的兒童傷害別人？在今日，關於利昂為何犯下駭人罪行，我還能向雀里絲的母親，還有法蘭克、艾倫與瑪麗亞一家人提出哪些新的見解？

我們逐漸了解創傷與忽視是如何影響兒童大腦的循序發展，同時也逐漸明白，這些認知有可能幫助我們找到或許可行的治療方式。

這些洞見引領我們發展出所謂的神經序列方法，並運用於遭受虐待與創傷的兒童的治療上。我們以此方式治療的第一批孩童之中，有一個孩子受到的忽視遠比利昂的遭遇還要悲慘。

/ /

我是在一九九五年遇到六歲的賈斯汀的。當時他在小兒科加護病房，那裡的醫護人員請我過去，希望我能嘗試用「精神科的魔法」，讓他不再亂丟糞便和食物。

小兒科加護病房幾乎隨時都滿床，基本上一週七天都是全天候忙個不停。

護士、醫生、助理與家屬在這裡來來去去。醫療儀器、電話與交談聲，讓這個偌大的空間嘈雜不斷。病房的燈光一直都是亮的，人們總是走來走去，雖然每個人來此都有各自的目的與要探視的人，這個地方看起來還是一片混亂。

我默默走到護理站，看著白板上的資料，尋找我要見的男孩在哪一個病床。然後，我聽見他的聲音。我聽到淒厲又詭異的尖叫聲，一轉頭，就看見一個骨瘦如柴的小男孩，包著鬆垮的尿布坐在籠子裡。賈斯汀的病床四周都被鐵欄杆圍了起來，上面蓋著一片夾板並以鐵絲纏繞固定，看起來就像個狗籠——而我隨後發現，這個狗籠諷刺至極。

這個小男孩不斷前後搖晃著身體，咿咿呀呀地小聲嗚咽著，彷彿在唱搖籃曲安撫自己。他全身上下都沾滿自己的糞便，臉上塗滿食物，尿布也因為浸滿尿液，看起來沉甸甸的。他得了嚴重的肺炎，正在接受治療，但是醫護人員要幫他做檢查或進行手術，他都奮力抵抗，連抽血也要好幾個人抓住他才行。他會扯掉點滴，對護理人員大吼大叫，把食物丟得滿地都是。

距離這間醫院的精神科最近的單位是小兒科加護病房（醫護人員對病患的比例非常高），因此賈斯汀被轉了過來。這個籠子是醫護人員臨時搭成的。賈斯汀一進了籠子，就開始亂丟糞便和任何他抓到的東西。這種時候，就是他們所謂的精神病發作。

這些年來，我學到最好不要突然接近一個小孩。不可預測與未知的事物會讓人感到焦慮，進而無法準確地處理資訊。此外，在臨床評估很重要的一點是，一個人愈焦躁，就愈難回憶與描述自己的感受、想法與背景。但最重要的是，**孩子如果變得焦慮，就會比正常狀態還要更難建立正向的關係**，而任何治療都需要透過這樣的關係，才能發揮效用。

我也知道第一印象很重要，如果孩子喜歡我、或至少對我印象不差，我就會比較容易評估他的預後狀況。因此，我通常不會無預警地直接向受到驚嚇與困惑的孩子提出問題，而是讓他有機會看我是什麼樣的人——我發現這樣的方式效果最好。我會和他開玩笑或閒聊幾句，讓他看看我，並且向他簡單說明我想知道哪些事情，然後讓他獨自思考一下我說的話。**我會讓孩子感覺擁有控制權**。如果他不想說話，我不會強迫他：假如有任何他不想談的話題，他可以跟我說，我就會換別的話題；他想隨時結束談話都可以。

過去，我只遇過一名少女跟我說她不想談，但是過了幾天，她就告訴醫護人員，她只想跟那個「頭髮捲捲的精神科醫生」說話。

見到賈斯汀時，我就知道這起個案與其他病例都不同。開始治療之前，我需要更了解他一點。我拿了他的病歷回到護理站，仔細閱讀他之前的病史，偶爾回過頭，只見他用膝蓋夾著下巴、雙手抱腳地搖晃身體。他不是喃喃自語，就是小聲地呻吟，每過幾分鐘就會生氣地大叫。小兒科加護病房裡的人員都習慣了，沒人看他一眼。

我讀著他的病史，開始慢慢了解到賈斯汀的童年生活並不正常。他的母親十五歲生下他，並在他兩個月大時把他交給外婆撫養。在大家眼中，他的外婆心地善良、慈祥和藹，又疼愛孫子。不幸地，她患有肥胖症，連帶的健康問題使她的身體非常虛弱。賈斯汀十一個月大的時候，她住院治療，然後在幾個星期後去世了。

賈斯汀的外婆生病期間，她的同居伴侶亞瑟幫忙照顧賈斯汀。短時間內接連失去了母親與外婆，賈斯汀的行為開始不受控，變得很難帶。因為老伴去世而深受打擊的亞瑟，不知道該拿一個總是嚎啕大哭與動不動就發脾氣的嬰兒怎麼辦，加上他已經快七十歲了，無論是身體或心理都應付不來。

他聯絡兒童保護服務處，希望幫賈斯汀找個能永久收養他的家庭，畢竟他跟賈斯汀非親非故。兒童保護服務處的人顯然認為賈斯汀的處境很安全，於是詢問亞瑟，在他們尋找收養人的同時，是否可能繼續照顧賈斯汀，而亞瑟也同意了。亞瑟是個被動的人，大致上還算有耐心，他以為兒童保護服務處的人會盡力幫賈斯汀尋找新的家庭，殊不知這個單位都是遇到危機才會做出回應，沒有人施壓，就不會積極行動。

亞瑟的心腸不壞，只是不知道孩子需要什麼。他以一間小狗繁殖場維生，因此令人遺憾地，他運用培育犬隻的知識來照顧嬰兒。他讓賈斯汀在狗籠裡生活，餵他吃東西、也幫他換尿布，但是很少跟他說話、陪他玩，或是對他做其他父母一般會對孩子做的事情。賈斯汀在籠子裡生活了五年，大部分的日子裡只有狗狗作伴。

如果我們能知道，孩子在哪些時刻會覺得舒適、產生好奇心、四處探索與得到回饋，以及什麼時候會感到恐懼、羞愧與遭受剝奪，就能對他有更多的了解，知道他的個性、還有他想成為怎樣的人。**大腦是一個會記錄的器官，可以反映我們的個人歷史，唯有我們獲得適當類型與時機的成長經驗，才能展現遺傳的天賦。在我們的幼年時期，這些經驗主要是由周遭的大人來主導。**

/ /

我一邊瀏覽賈斯汀的病歷，一邊想像他過往的人生。他在兩歲時被診斷出「靜止性腦部病變」——意指他的腦部因為不明原因受到嚴重傷害，而且不太可能復原。因為賈斯汀發育遲緩的情況很嚴重，到了同年齡的多數小孩積極爬走、開始會說完整的句子時，他還不會走路，甚至連幾個字也不會說，因此亞瑟帶他去看醫生。

遺憾地，當亞瑟帶他去接受醫療檢查時，並沒有人問到他的生活情況，也沒有人仔細研究他的發育狀況。賈斯汀接受各種身體疾病的檢查，腦部掃描顯示，他的大腦皮質出現萎縮的現象，腦部中央充滿液體的腦室腫大。事實上，他的大腦看起來就像阿茲海默症重症病患的大腦；頭圍很小，比九十八％的同年齡兒童都還要小。

當時，許多醫生還不知道，**光是沒有受到足夠的照顧這一點，就足以對孩子的大腦造成損傷。**他們以為掃描結果清晰可見的影像足以證明，問題在於基因缺陷或胎兒在子宮內受到的損傷，例如接觸有毒物質或感染疾病，但他們想不到，單單是幼年時期的環境，會對身體造成如此深刻的影響。之後，我們及其他學者的研究顯示，遭到遺棄的孤兒如果沒有得到足夠的關愛與呵護，頭圍與大腦的尺寸確實會比同年齡的孩子還要小，他們的大腦會呈現顯著的異常，正如賈斯汀的情況。

不幸地，賈斯汀的病情就跟蘿拉一樣，因為醫療系統不夠完整而惡化。這些年來，雖然他做過腦部掃描與染色體分析等高科技的檢查，但幾乎每次都給不同的醫師看診。沒有人去追蹤他的病史或了解他的生活情況。到了五歲，他的掃描結果顯示，他在動作、行為、認知或語言等能力方面幾乎沒有進步。他還是不能走路或說話。

不知道這個孩子特殊經歷的醫生們，認為他應該是腦部的調解功能失常。他們推斷，賈斯汀的「靜止性腦部病變」源自某種未知且無法治癒的基因缺陷。對於腦部呈現這種嚴重損傷的孩子，這個結論意指他們接受治療也沒有幫助；其實，醫生已經告訴亞瑟，賈斯汀的腦部受損，可能永遠都不能照顧自己，因此他沒有進一步替孩子尋求治療的意願。

不論是醫生治療不積極，或是亞瑟給他的照顧不足，賈斯汀從來沒有接受過任何的語言、物理或職能治療，社工也沒有來家裡探訪過、指導亞瑟如何照顧孩子。只能靠自己的亞瑟，決定依照自己對扶養小孩的認識來照顧賈斯汀。他不曾有過自己的小孩，人生有大部分的時間都孤單一人，他的能力很有限，可能還有輕微的智障。他把賈斯汀當成動物來扶養，給他食物、住的地方，訓練他服從，偶爾也會摸他、抱他。

亞瑟並不是有意對孩子殘忍的，他每天都會帶賈斯汀和狗出去走走，固定陪他們玩耍。但他不明白，賈斯汀的舉動會像動物一樣，是因為他被當成動物一樣地對待，因此當賈斯汀「不聽話」時，亞瑟就要他回到籠子裡。很多時候，他乾脆不理賈斯汀。

除了我之外，之前亞瑟不曾對其他醫師說過他把賈斯汀關在籠子裡，因為我是第一個問起養育方式的人。在與亞瑟面談、研究了賈斯汀的病史與觀察他的行為之後，我了解到，他有一些問題並不是天生的。他不會說話，可能是因為很少人跟他說話；一般的孩子在三歲之前已經聽過三百萬個字，但他聽過的字比起來或許少得可憐；他不會站也不會走，可能是因為沒有人在一旁扶著他、鼓勵他；他不會用湯匙或叉子吃東西，也許是因為他從來沒有拿過餐具。

我決定幫助賈斯汀，希望他的缺陷其實是缺乏適當的刺激所致，希望他只是沒有足夠的機會，而不是沒有能力。

護理人員看著我小心翼翼地走向賈斯汀的病床，其中一位嘲諷地說：「他要開始丟東西了。」我試著放慢動作，要他看著我。我想，我的慢動作與病房裡忙進忙出的人員不一樣，應該能引起他的注意。我沒有看他，因為**眼神接觸可能會讓他覺得受到威脅**，就跟許多動物一樣。我拉起布簾遮著一部分的病床，好讓他只看得到我或護理站。這麼一來，他比較不會受到鄰床孩子的干擾。

我試著想像，想從他的角度來看世界。他的肺炎還沒痊癒，身體還是很虛弱。他看起來飽受驚嚇、十分困惑；他不知道自己為什麼會待在這個陌生、混亂的地方。不過，至少狗籠是他所熟悉的；他熟悉家裡在他周圍的狗，知道牠們會怎麼對他。此外，我想他一定餓了，畢竟過去三天來，他幾乎把所有的食物都丟了。我靠近的同時，他冷冷地笑了幾聲，在狹小的病床裡爬來爬去，發出刺耳的尖叫聲。

我站著不動，然後慢慢地脫下白袍，讓衣服滑到地板上。他盯著我看。我慢慢鬆開領帶，把它脫掉，接著再捲起襯衫的袖子。每做一個動作，我就往他靠近一小步，移動的同時不發一語。我試著盡可能不造成威脅，緩慢地移動、不看他的眼睛，以小聲、悅耳、幾乎像催眠曲般的語調說話。我把他當成受驚嚇的嬰兒或動物來對待。

「賈斯汀，我是培理醫生。你不知道自己為什麼在這裡，對不對？我會幫助你。你看，我剛剛脫掉白色的外套，什麼事也沒有，對吧？現在，讓我靠近你一點。這樣可以嗎？好，我們來看看還可以做什麼。嗯，我要拿掉領帶。我想你一定沒看過領帶。我來把它脫掉。」

他停止動作。我可以聽到他急促喘息的呼吸聲，他一定餓壞了。我看到午餐盤上有一塊鬆餅，他拿不到，但還是看得到。我走過去拿鬆餅，聽到他的呼嚕聲愈來愈大，而且愈來愈急促。我把鬆餅撕成小塊，慢慢放到我的嘴裡，慢悠悠地咀嚼，表現出開心滿足的樣子。

「嗯，好好吃喔，賈斯汀。你想不想吃一點？」我一邊說，一邊把手伸出去，同時靠近他一點。其實，我已經靠近得讓他可以從我手上拿走食物了。我站著不動，繼續用鬆餅引誘他。

過了快三十秒，他才慢慢伸出手，我感覺彷彿等了好幾個小時那麼久。他手伸到一半，又縮了回去，似乎在屏住呼吸。然後，他突然一手搶走鬆餅，很快地爬到離我最遠的角落，看著我。我站在原地，對他微笑，試著用高興的語調說：「很好，賈斯汀。沒關係，那是你的了。鬆餅很好吃喔！」

他開始吃鬆餅。我揮手跟他說再見，慢慢走回護理站。

有一位護士說：「只要等個一分鐘，他又會開始尖叫和丟東西了。」看到賈斯汀沒有對我這麼做，她似乎有點失望。

「我想也是。」我說完便走出病房。

/ /

疏於照顧對兒童的大腦會造成影響，以我的了解，我知道，要找出賈斯汀是否有潛力沒有發揮、還是無法繼續發育的唯一方法是，看看他在安全與可預測的環境下，接受一定模式的重複性經驗刺激後，神經系統是否有所發展。但是，我還不知道怎樣才是建構這種經驗的最佳方式。

不過，我知道我要做的第一件事情，就是減少加斯汀周圍的混亂與知覺刺激。我們將他移到小兒科加護病房的「個人房」，只讓少數必要的醫護人員與他互動。之後，我們開始進行物理、職能和語言的治療。每天都會有一位精神科的醫護人員陪他，我也天天去探望他。

結果，賈斯汀的情況飛快地進步，一天比一天好，看起來比較有安全感。他不再丟東西和亂塗糞便，他開始會對人微笑，也逐漸能了解我們要他做什麼事情。我們發現，他從一起生活的小狗身上得到了一些社會刺激與影響；狗是非常合群的動物，群體中具有複雜的社會階級。有時，賈斯汀會像受到驚嚇的狗一樣地回應陌生人，小心地靠近、退後，然後再前進。

隨著日子一天天過去，他與我和幾位同仁慢慢建立起感情，甚至開始會和我們開玩笑了。

例如，他知道「丟大便」會讓醫護人員抓狂，有一次，一個人給他巧克力棒，他就讓巧克力在手中融化，然後舉起手作勢要丟向我們。周圍的人員都往後退，他看到大家被騙，忍不住哈哈大笑，這種幽默感顯示他了解自己的行為對於別人的影響，也讓我很快地對他改變的能力燃起希望。

然而，起初同事們認為，我請物理治療師幫助賈斯汀站立、促進他的大、小肌肉的力量與協調性，只是在浪費醫療資源。但不到一個星期，賈斯汀就能夠坐在椅子上，在別人的攙扶下站起來。三個星期後，他已經能夠跨出第一步。

之後，再由職能治療師協助他控制細微的動作與基本的生活技能，例如穿衣服、拿湯匙和刷牙。雖然許多生活環境惡劣的孩子發展出敏銳的嗅覺，而且通常有嗅聞與舔舐食物和人的習慣，但賈斯汀特別擅長使用嗅覺，這應該是因為他與狗狗一起生活的關係。我們必須教他，不可以這麼做。

這段期間，語言治療師幫助他學習說話，讓他接觸幼時沒有聽過或說過的詞彙。他那曾經停滯、發育遲緩的神經網絡，開始會回應這些新的反覆刺激。他的大腦就像一塊海綿，渴望吸收它需要的經驗。

過了兩個星期，賈斯汀的情況已大幅好轉，可以出院並安置在寄養家庭。接下來的幾個月裡，他的進步驚人。他是我們在遭遇嚴重忽視的病童中，復原最迅速的個案，這改變了我對這種兒童的看法，其實他們是有潛力做出改變的，因此，我也對他們的預後抱持更多的希望。

/ /

六個月後，賈斯汀被轉到一個住在離醫院很遠的寄養家庭。雖然我們會向新的臨床團隊提供會診服務，但因為我們業務變得愈來愈繁忙，最後還是和他失去聯絡了。不過，我們在替其他有類似問題的寄養兒童看診時，經常談到賈斯汀的例子；他讓我們重新調整對於這類病童的評估與治療方式。我們現在知道，這些孩子之中，至少有些人可以比我們之前期望的還要有更大的進步。

賈斯汀出院約兩年後，一個小鎮的診所寄來一封信，是賈斯汀的寄養父母寫來告訴我們關於他的近況。他們說，他的表現一直都很好，很快就達到發育的里程碑，超乎大家的期望。他現在八歲了，準備開始上幼稚園。信裡還附上一張賈斯汀的照片，他衣著整齊、手裡拿著午餐盒，背著書包，站在校車旁邊。信紙的背後還有賈斯汀自己用蠟筆寫下：「謝謝你，培理醫生。賈斯汀筆。」我看到的時候，忍不住流下淚來。

/ /

我從賈斯汀的案例學到，在安全的環境下接收有著一定模式的重複經驗，是可以對大腦造成巨大影響的，而我也開始將皮媽媽帶我們認識到的身體呵護與刺激的重要性，融入治療方法中。之後，有助於我們發展神經序列治療方式的案例之一，是一名與不幸變成殺人犯的利昂有類似幼年經歷的青少年。

康納與利昂很像，擁有完整的小家庭與表面上看來正常的幼年時期。康納的父母親都是成功、受過大學教育的商人，康納也和利昂一樣具有高於常人的智商，不同的是，他在學校表現良好。我們大致瀏覽了他的精神病史，發現他陸陸續續接受過十幾次不同的神經精神診斷，一開始是自閉症，後來從各種發育障礙、兒童精神分裂症、躁鬱症、注意力缺失過動症、強迫症，到憂鬱症及焦慮症都有。

這位十四歲的男孩第一次來看診時，已被診斷出患有間歇性暴怒障礙、精神病與注意力缺失症。他正在服用五種精神病的藥物，接受精神分析師的治療。他走路不穩，步伐也不一致。感覺焦慮或沮喪的時候，他會有節奏地把手臂晃出去、又縮回來，還會小聲地哼著奇怪的旋律，讓很多人聽了都覺得緊張不安。他也常常坐在椅子上前後擺動身體，就像我第一次看到賈斯汀在籠子裡的模樣。他沒有朋友，他不像利昂那樣會欺負同學，而是經常遭到別人霸凌。

康納曾接受社交技能的輔導，希望能改善他遭到同學孤立的狀況與不良的人際關係，但到目前為止完全沒有效果。我很快便發現，這個情況彷彿在試圖讓嬰兒學會微積分。

康納的確在人際互動上顯得怪異，但他並未呈現自閉症或精神分裂症的典型症狀。他的行為類似患有這些障礙的病童，但他沒有「心盲」、與某些自閉症患者一樣對人際關係表現冷漠，或是與多數的精神病患者一樣思緒混亂。

我仔細觀察他，發現他會嘗試與別人交談——這是大多數自閉症患者不會有的舉動，他明顯不擅交際，但他遠比一般的自閉症男童還要合群。另外，他吃的藥有太多種了，以至於難以分辨他的哪些「症狀」與原本的問題有關，哪些又是藥物導致的副作用。我決定讓他停藥，如果之後的情況證明他仍舊需要吃藥，再恢復用藥。

康納的症狀很特殊，而這些症狀與典型自閉症或精神分裂症的分歧，讓我想起我在其他幼年遭受創傷或忽視的孩子身上看到的情形——譬如賈斯汀的案例。康納走路搖搖晃晃的姿勢特別引起我的注意，我懷疑他在嬰兒時期就出了問題，因為走路的協調性仰賴中腦與腦幹的調節，這些區域也是協調壓力反應的重要部位。由於腦幹與中腦是人在發育期間最早組織的區域，因此如果這裡出了問題，幼年時期也會出現異常。

/ /

我仔細研讀康納的發育記錄，問他的母親珍*兒子小時候的情況如何，另外也請她說說自己的童年經歷。她是個聰明的女人，但是談到兒子就顯得焦慮，明顯看得出她已精疲力盡。她自己的童年沒有問題，她是獨生女，從小受到父母的疼愛，然而，她在少女時期沒有幫別人照顧過小孩，也沒有和親戚住在一起。因此，她一直到生下康納之後，才開始有帶小孩的經驗。

在快速變動的現代社會裡，大家普遍小孩生得愈來愈少，住得離親人愈來愈遠，年齡區別愈來愈明顯，因此許多人接觸小孩的經驗很少，不知道孩子在每個成長階段應該會有哪些行為，此外，我們的公共教育並未提供任何有關兒童成長、照顧或基礎腦部發育的知識或訓練。不幸地，這樣的「兒童知識」在康納的問題上扮演著重要角色，如同利昂的例子。

康納出生的幾年前，珍與先生馬克*為了開拓新的事業，從紐澤西搬到新墨西哥，生意蓬勃發展。等到經濟穩定了，他們決定生小孩，很快地，珍就懷孕了。她在產前接受非常完善的照護，生產過程順利，小孩也很健康，但由於事業繁忙，珍在生產後的幾個星期就回去工作。

珍聽別人說過托育的可怕案例，因此她和先生決定僱一位保母來照顧康納。因緣際會下，珍有一位表姊剛搬到同一個社區不久，而且正在找工作，於是就請她來當保母。這樣的安排看來兩全其美。

只是，在他們不知情的情況下，珍的表姊同意擔任保母之後，又接了另一份工作。她想多賺一點錢，所以沒有告訴珍與馬克，她都讓康納獨自一人在家，自己去上班。她早上餵寶寶喝奶，之後就去上班了，中午休息時回來幫他換尿布，到了珍與馬克下班之前再回來。她擔心這麼做會讓康納起尿布疹，或是獨自在家時遇到火災等危險，但她沒有想到這麼做會對康納造成什麼傷害。關於兒童的發育，她甚至比珍還要無知，她不了解嬰兒對於呵護與關注的需求，就跟對營養、水分、乾燥的衣服與住處的需求一樣多。

珍告訴我，她對自己這麼快就回去工作感到愧疚。她向我描述，她剛恢復工作的那兩個星期，每次要出門上班的時候，康納都哭得很淒慘，但是，後來他就不哭了，因此珍以為一切都沒事了。「我的寶貝很滿足。」她這麼告訴我，說她有次拿安全別針時不小心刺到康納，他都沒有哭。她強調：「他從來都不哭。」絲毫沒有意識到，**如果寶寶從來不哭，表示問題幾乎就跟太常哭一樣嚴重**。她再次因為缺乏基本的育兒知識而受到蒙蔽，她跟瑪麗亞一樣，以為寶寶不哭就代表他／她很開心。

然而，不出幾個月，珍開始覺得有地方不對勁。康納不像她朋友的小孩那樣發育快速，他不像同年齡的小孩一樣，會坐、會翻身、會爬。她擔心康納發育有問題，於是帶他去看小兒科家庭醫師，那位醫師十分擅長診斷與治療身體疾病，但不太了解如何檢測心理與情緒的障礙。此外，她也沒有自己的小孩，因此不熟悉兒童的心理發展，也與大多數的醫生一樣，在這方面知識不足。這位醫師也認識珍與馬克，她沒有理由懷疑孩子受到虐待或疏於照顧，因此，她也不會問康納是否會哭、或是會做出哪些回應等問題。她只有跟珍說，寶寶發育的速度都不一樣，很快就會追上其他人了。

康納即將滿十八個月的時候，有一天，珍因為身體不舒服提早下班回家，她看到屋子一片漆黑，以為保母帶孩子出門了。她聞到康納的房裡飄出一股惡臭味，房門沒有完全關上，於是她探頭進去看，結果，她發現兒子獨自坐在黑漆漆的房間裡，沒有玩具、音樂和保母，只有充滿尿液與糞便的髒尿布。看到這一幕，珍驚訝不已。

她問表姊怎麼會這樣，對方才坦承，一直以來她都把康納留在家裡，自己去工作。珍把表姊轟走，之後辭去工作在家照顧康納。她以為這麼做就能躲過一劫：好險康納沒有遭到綁架、在家裡沒有發生火災或生病，這段經歷不會造成長期影響。她沒想到，康納的行為愈來愈怪異，其實與他有超過一年的時間白天都獨自在家有關係。

康納變得愈來愈孤僻，也開始反覆出現奇怪的行為，但在與他接觸過的醫護人員、學校老師、特教老師、職能治療師或輔導員之中，沒有一個人發現他幼年時無人照顧的經歷。

他們白費了好幾十萬元與數百個小時，嘗試著治療他的各種「病症」。結果，這個十四歲的男孩還是會不時身體晃動、自言自語，沒有朋友，非常孤單與沮喪。他不和別人有眼神接觸，仍像個三、四歲的小孩一樣愛哭鬧；他極度需要大腦在剛出生的那幾個月裡缺乏的刺激。

/ /

皮媽媽呵護受到創傷與忽視的孩子時，直覺發現了之後成為我們進行***神經序列治療***的基礎：這些孩子需要一定模式的重複經驗，這些經驗必須滿足他們的生長需求，而這些需求反映出他們缺乏重要刺激或遭遇創傷時的年紀，而不是他們當前的實際年齡。當皮媽媽坐在搖椅上抱著七歲大的小孩時，她給了孩子在嬰兒時期所缺乏的關愛，這些刺激對於適當的腦部發展是必要的。

> **神經序列治療**
> 神經系統會依照特定順序進行組織與運作，發展較不成熟的區域則仰賴較成熟的區域來傳送訊號，此治療便是以腦部發展的順序為治療原則。

腦部發展的基本原則，是神經系統依照順序進行組織與運作。
此外，發展比較不成熟的區域，有部分得靠位於底層、發展比較成

*熟的區域所傳送的訊號，才能組織。如果某些系統未在必要時得到需要的訊號，它負責的功能就會失常，即便之後發展的系統適時得到刺激也是一樣。**健康發育的關鍵在於，在對的時間得到適度的正確經驗。***

我不久後發現，賈斯汀在接受治療後能夠快速復原，有部分原因是他在外婆過世之前，曾經受到很好的照顧。這意味著他大腦的最下方與中央的區域在發展時有好的開始。

假使他從出生起就被養在籠子裡，現在的狀況可能會更糟糕。我擔心康納就像利昂一樣，從出生之後就一直沒有得到妥善的照顧，就這樣一直長到八個月大。幸好，父母會在平日的晚上和週末陪伴他、照顧他，讓他至少有一些受到關愛的感覺經驗。

基於這些見解，我們決定循序漸進，從他最初受到傷害的成長時期開始進行治療。我們仔細研究康納的症狀與成長史，希望能找出大腦受損最嚴重的區域，進行適當的治療。接著，我們會提供他更多的經驗、針對症狀採取合適的治療方式，依照大腦區域受到忽視與創傷影響的順序來幫助它們復原（因此這種方式名為神經序列）。如果第一階段的治療使康納有所進步，就能開始針對下一個腦部受損區域及成長時期進行第二階段的治療，以期最終能讓他的成長年齡符合生理年齡。

就康納的案例來說，他的問題顯然在嬰兒時期就已開始，那時正是大腦底部與中央區域快速發展的階段。這些系統會回應節奏與撫摸：腦幹的調節中樞控制心跳，神經化學物質與荷爾蒙會日夜不斷起伏，我們走路的步調與其他模式必須維持一定的節奏，才能正常運作。大腦的某些化學活動也需要身體的撫摸才會受到刺激，如果像蘿拉一樣缺少這些肢體接觸，身體的發育（包含頭部與大腦的發展）就會變得遲緩。

康納就像利昂與其他幼年缺乏照顧的孩子一樣，不喜歡別人碰他。剛出生的嬰兒，對於撫摸的刺激會感到新鮮，而且在一開始會感覺有壓力；要等到照顧者常常抱著他們、呵護他們，不斷觸摸與安撫，他們才會熟悉這樣的刺激，進而感覺安全與舒適。**如果寶寶對於受到照顧者撫摸的需求未獲滿足，就不會將身體接觸與喜悅感連結在一起，被人觸碰時也可能會不開心。**為了克服這個挑戰、讓康納得到這種刺激，我們替他安排按摩治療，希望先滿足他在肌膚接觸方面的需求，之後才能進一步解決身體節奏不同步的問題。

如我們在蘿拉的例子中看到的，撫摸對於人體的發育至關重要。與觸覺有關的感覺路徑是最先發展的，比起視覺、嗅覺、味覺和聽覺，也是最複雜的。關於早產兒的研究發現，輕柔的肌膚碰觸可以幫助他們增加體重、睡得更好，而且發育得更快。事實上，受到照顧者輕柔按摩的早產兒，出院的時間比一般早產兒幾乎快了一個星期。對於幼童與成人而言，按摩也可以減少大腦壓力荷爾蒙的分泌量，有助於降低血壓、消除沮喪感與減輕壓力。

我們決定從按摩著手，也是出於策略考量：研究指出，**學會如何幫嬰兒與兒童按摩的家長，能與孩子建立比較親密的關係。**對於患有自閉症或其他障礙而難以接近的兒童，這種親密感通常能快速增進親子關係，進而提高家長配合治療的意願。

這對康納特別重要，因為他的母親非常擔心我們的治療方式，畢竟，之前的心理醫師、精神科醫師、輔導員、好心的鄰居和老師，一直告訴她不要讓康納繼續做出「孩子氣」的行為，他發脾氣的時候也不必理會。

他們說，應該要對他制定更多原則與規範，而不是更常安撫他、擁抱他。其他人也都對她說，康納太幼稚，必須強迫他停止做出本能的自我安撫舉動——例如身體晃來晃去和喃喃自語。而現在，我們卻跟她說，應該要溫柔地對待康納，因此她認為這似乎會寵壞孩子。事實上，行為治療師一般會建議，孩子的行為開始失控時，不要理他，但我們反而認為，其實這時候應該要幫孩子按摩做為「獎勵」。我們的方式嚴重違反了她的直覺，但因為其他方式都沒有用，她決定放手一搏。

康納接受按摩治療時，珍都在一旁陪伴，我們也歡迎她積極參與這部分的治療。我們希望康納感覺不舒服的時候，她能在旁邊安撫他，另外也請她學習透過這種肢體的呵護來表現對兒子的愛，以彌補康納在嬰兒時期缺乏的擁抱與愛撫。按摩治療是漸進式的，有一定的系統，而且不斷重複。一開始，按摩師也教康納自己按摩，從手臂開始，再到肩膀和身體。

我們利用心率偵測器來追蹤康納的壓力程度。他碰自己的身體時，心跳速率不變，但當珍依照相同的重複、漸進式的方式來幫他按摩，卻起了變化。最後，等到珍的碰觸不再引起他的焦慮反應後，治療師開始採取較為傳統的按摩方式。這種按摩手法非常柔緩，目的是讓康納適應身體的碰觸，可能的話，也讓他學著享受這種感覺。珍學會幫兒子按摩頸部與肩膀之後，我們也請她回到家裡繼續協助治療，特別是在康納不開心或是想要別人幫他按摩的時候。

治療順其自然地進行。我們知道，一開始康納討厭被人碰觸，因此叮嚀治療師注意他出現任何「抗拒」的反應。她會等到康納熟悉與接受前一個按摩動作的形式與力道，才加強按摩的刺激性與手勁。通常，她會讓康納自己「測試」按摩的動作，等他習慣了，再幫他按摩手指與手掌。慢慢地，康納開始能接受讓治療師碰觸與用力按摩治療適用的身體部位。我們也要求珍觀察康納的反應，如果他不能承受，就不要強迫他。

在這段六到八個月的期間，康納逐漸能忍受並享受與他人的肢體接觸。之後有一次，他在看到我時伸出手來彷彿要跟我握手，我便知道他已準備好進入下一個治療階段。結果，他是要跟我拍手，就像奶奶拍孫子的手一樣，不過對他來說，即使握手的動作不太正常，也算有進步了。以前，他絕對不會想要與人有肢體接觸，更別說是主動碰別人了——事實上，他甚至還會盡量避免這麼做。

/ /

現在，是時候改善他的韻律感了。你可能會覺得奇怪，但韻律對我們而言格外重要。如果身體無法維持生命最基本的韻律——心跳——我們就無法存活。這種韻律並非一成不變，心臟與大腦會不斷互相傳送訊號，以調適生命的變化。

例如，我們在遇到敵人時，心跳速率必須加快，才能讓我們有力量戰鬥或逃跑，無論面對大腦的哪一種要求，心跳都必須保持有節奏的脈動。在壓力狀態下調節心跳與控制壓力荷爾蒙，這兩項重要任務都需要大腦妥善地運作。

此外，其他無數種荷爾蒙也受到一定韻律的調節。大腦不會只維持一種節拍，我們可以把它想成具有很多個鼓，這些鼓不只必須跟著白天與夜晚而變化（以女性而言，在月經週期或懷孕和哺乳的時期，荷爾蒙也會有不同的變化），還得互相配合。**大腦維持韻律的區域若受到干擾，經常會導致沮喪等精神疾病，這也是精神問題通常會伴隨睡眠障礙而來的原因（從某種意義上說，是大腦對白天和黑夜的判讀有誤）**。

多數人都不知道這些韻律在親子互動方面的重要性。如果寶寶身體的節拍器——腦幹——功能失常，不只回應壓力的荷爾蒙與情緒反應會失調，食欲與睡眠的週期也變得難以預測，這麼一來，他會變得更難照顧。如果寶寶的需求總是在一定的時間出現，父母就會比較能夠配合：如果寶寶都固定什麼時候覺得飢餓、疲倦，父母就更容易能適應他們的需求，壓力也會少一點。身體的韻律假如調節不當，造成的影響遠比我們想像地還要嚴重。

在正常的發育情況下，寶寶會發展出一定的韻律，來驅動這些模式。母親將他抱在胸前、餵他喝奶的時候，心跳會有安撫的作用。其實，寶寶自己的心跳韻律多少也會受到這種接觸的調節：**根據一項理論，一些「嬰兒猝死症」發生的原因在於，寶寶沒有得到大人的身體碰觸，因而缺乏重要的感覺輸入**。有些研究甚至認為，胎兒在子宮內的心跳會與母親的心跳一致。我們的確知道，母體的心跳速率會提供一定模式的重複性訊號，包含聽覺、震動與觸覺，這些訊號對於腦幹的組織與調節壓力的神經傳導系統都很重要。

寶寶因為覺得餓而哭鬧的時候，壓力荷爾蒙的指數就會升高，但如果父母定時餵他，指數就會下降，過了一段時間，大腦就會根據日常規律而照一定的模式不斷重複分泌。然而，有時寶寶會不開心而哭鬧，不是因為飢餓、屁股濕了或身體哪裡痛，這時，大多數的父母會抱著孩子搖啊搖的，幾乎是出於本能地利用有韻律的動作與關愛的撫摸來哄孩子。

有趣的是，一般人抱著寶寶搖晃的速率大約是每分鐘八十下——與成人休息時的正常心跳速率一樣。如果搖晃的速度比較快，寶寶就會覺得不適；如果比較慢，寶寶大多又會繼續哭鬧。為了安撫孩子，我們會讓他們的身體規律符合心臟的節拍。

事實上，有些語言發展的理論認為，人類在學會說話之前，就已經會跳舞和唱歌了，意指音樂其實是人類的母語。的確，早在寶寶了解言語的意義之前，就能理解語言的音樂性，例如語調。我們都會用溫柔、帶有感情與悅耳的高音調和寶寶（有趣的是，還有寵物）說話。在所有文化中，即便是唱歌不好聽的母親也會對寶寶哼哼唱唱，可見音樂與歌曲對於幼兒成長的重要性。

然而，康納在他最需要音樂與韻律的時期，沒能得到這些東西。幼年時，他在白天哭鬧，沒有人來搖搖他、安撫他，讓他的壓力反應系統與荷爾蒙回到正常範圍。雖然他滿十八個月之前，在平日晚上與週末有得到正常的照顧，白天的孤單時光還是留下了長久的影響。

為了彌補康納所失去的，我們決定讓他參加音樂律動課程，希望他能學習保持節奏，並讓大腦更有韻律感。

課程本身沒什麼特別之處，就像一般幼稚園或托兒所的音樂課，孩子在當中學習跟著節奏拍手、一起唱歌、發出模式固定的聲響，還有利用積木或簡單的小鼓等物品打節拍。當然，參加課程的孩子年紀比較大——遺憾地，還有許多同樣在幼年時期遭到忽視的孩子。

一開始，康納的表現很差，連大部分基本的節拍都跟不上，他出自潛意識的身體搖晃動作雖然有一定的韻律，但他無法刻意打出穩定的節拍或跟著節奏拍手。我認為這是因為他在幼年時期腦幹缺乏感覺的輸入，造成腦部的上層與下層區域無法建立有力的連結。我們希望他能學習利用意識控制身體的韻律，來促進這些連結。

參加課程的初期，他總是跟不上，珍也覺得沮喪。這時，我們已經治療康納九個月了，他不像以前那麼常發脾氣了，但有一天，他在學校大吵大鬧。學校在上班時間打電話通知珍，要求她立刻帶他回家。

她常常因為康納的狀況不佳打電話來找我，一個星期會打好幾次，我早已見怪不怪。不過，這一次，她顯得特別絕望，她覺得這表示康納的治療失敗了，我用盡所有方法勸她堅持下去，雖然治療方式不同常人，還是要繼續讓康納接受治療。她帶康納看過許多傑出的治療師、精神科醫師與心理醫師，而我們的治療看來一點也不像她之前接觸的療法。她跟許多問題兒童的父母一樣，要我們開「對」的藥給康納，教他「裝出」這個年紀該有的樣子。

那個週末，我看到來電顯示是珍的號碼時，不太敢回她電話。我不想打給她，然後又聽到康納遇上了什麼挫折，或是還得設法說服她不要聽信別人推薦的「專家」、嘗試一些會帶來不良效果的替代治療方法。最後，我強迫自己回她電話，並且深呼吸，讓自己冷靜。她一接起電話就傳來啜泣聲，讓我以為我最害怕的事情發生了。

「怎麼了？」我急著問她。

「噢，培理醫師，」她停了一下，似乎難以開口。我的心沉了下去。

然而，她繼續說：「我要謝謝你。今天康納走到我身邊，抱著我，說他愛我。」這是他第一次主動那麼做。現在，珍不再懷疑我們的治療方式，反而成了我們最忠實的支持者。

/ /

康納在音樂律動課程中的表現有進步，也開始出現其他正向的改變。例如，他的步伐慢慢開始變得正常，即便緊張，也不會像之前那樣奇怪，另外，他身體搖晃與喃喃自語的情形也減少了。我們剛開始治療他的那段日子，他除了寫功課或玩遊戲，其他時候都會不斷出現這些行為，現在，他只有在受到嚴重驚嚇或非常難過的時候才會有這些舉動——我真希望所有病人都能像他一樣易於觀察！因為這個特點，我能夠馬上知道治療對他而言太刺激，並放慢步調直到他能接受為止。

康納接受治療約一年後，開始在父母與老師面前展現出真正的自己，而不是怪異的行為。

在他學會維持身體的韻律之後，我讓他同時進行遊戲治療。音樂律動課程與按摩治療已經改善了他的行為：到目前為止，經過那次差點讓珍中止治療的事件後，康納不再出現暴怒的情況。不過，他的社交發展仍然遠遠落後同年齡的小孩，在學校依舊遭到霸凌，沒有朋友。對於有這種問題的青少年，一個典型的治療方式是加入社交技巧團體，而康納在向我們求診之前也曾參加這種輔導。雖然如此，由於幼年經歷造成的發育遲緩，這些技巧對他來說太困難。

人類最早的社交互動是正常的親子關係。孩子學習在**規則是可以預測且容易理解的社交情境中**與人相處。如果孩子不知道該怎麼做，父母可以教他；如果他不停犯錯，父母可以糾正他。這個過程不斷重複，即使犯錯也沒有關係。父母需要很有耐心地引導他，就像皮媽媽提醒我的，寶寶會哭、會吐口水、會「弄得一團亂」，但你都知道他們會這麼做，還是一樣會愛他們。

在孩子必須學會建立人際關係的下一個社交競技場——同儕的世界——他們不能違反社交規則。在這裡，規則並不明顯，不會有人直接教導，大多得靠孩子自己觀察學習，如果犯錯了，可能會造成長期的負面影響，因為同儕會很快地排斥「異類」，也就是不知道如何交朋友、與別人互動的人。

如果一個人無法理解親子關係的明確規則，那麼他幾乎不可能學會如何建立同儕關係。如同一個人要學會走路等進階動作，得靠腦幹等大腦下層區域來調節韻律，若要發展進階的社交技巧，也需要先熟悉基本的社交規則。

我必須小心翼翼地接近康納，因為他一開始不信任我，畢竟他之前與心理醫生接觸都沒有好的結果，再加上他又發現自己很難與別人相處。因此，我沒有直接與他互動，我讓他主導我們的互動，如果他想跟我說話，我就跟他說；如果他不想說話，也沒關係。他會在治療時間來找我，在辦公室裡坐著，我則是繼續在書桌前工作；我們就這樣在同一個空間裡相處，我沒有要求他做什麼，他也沒有說話。

他感覺自在了，就開始好奇。他會慢慢靠近我，不久後就站到我旁邊來。最後，過了好幾個星期，他開口問：「你在做什麼？」

我說：「我在工作。你在做什麼呢？」

「呃……我是來做治療的？」他不確定地說。

「喔，那你做什麼治療？」

「我們坐下來說？」

「好，」我說，「你想談什麼？」

「沒什麼。」他一開始這樣說。我告訴他，沒關係，我在忙，他可以寫功課，我繼續做我的工作。

然而，過了幾個星期，他說他想談談。我們面對面地坐著，他問：「我們為什麼要這樣做？」這完全不像他所熟悉的治療。於是，我開始教他關於大腦與腦部發展的知識。我告訴他，我認為他在嬰兒時期發生了哪些事。他聽懂了這樣的科學運作，急著想知道，「下一步呢？再來我們會做什麼？」我接著提到與別人建立關係的發展，跟他說，這是他似乎不太擅長的事情。

他強調：「我知道，我很沒用！」雖然他這麼說，臉上還是帶著微笑。到了那時，我才說明這是社交技巧的輔導，而他聽了便急著想開始。

指導他比我想像得還要困難，康納不懂肢體語言與社交線索，因為他在幼年沒有這樣的經驗。與康納進行治療的過程中，我不斷了解到，人與人之間的溝通與互動實在非常複雜與微妙。我告訴他，在社交互動中，人們彼此會有眼神接觸，因此與人交談時，必須看著對方的眼睛；他同意試試看，結果，他直直地盯著我看，就像之前他盯著地板那樣。

我說：「你不能一直盯著別人看。」

「那我哪時候才要看別人？」

我解釋，他應該看一下，然後移開視線，因為一直看著別人，其實有可能是在傳達憤怒或愛意，視情況而定。他想知道究竟要看多久最適當，我當然回答不出來，因為這得看當下的肢體動作與情況。我跟他說，可以數三秒，但他卻是一邊看、一邊大聲地讀秒，這樣反而更怪。我帶著他練習時很快就發現，平常使用的社交線索其實很多，我實在不知道要怎麼教他解讀這些線索。

舉例來說，康納與人有眼神接觸後，會把頭轉開，而不是只移開視線。或者，他會往上看，眼睛轉啊轉地，無意間會讓人以為他覺得無聊或在表示諷刺。

我覺得自己好像在教外星人如何跟人類打交道。然而，他終究還是學會要怎麼與人互動，只是他的肢體看起來還是有點生硬。

每一個步驟都很複雜。例如，教康納用適當的力度握手，結果他有時握起來軟趴趴，有時則握得太緊。由於他不太會察言觀色，因此常常不知道自己說了傷人、令人困惑或嚇人的話。其實，他是個可愛的大男孩，每次進來診間的時候都會跟祕書打招呼，並跟她們聊天，不過，這些互動經常因為他的用詞和語調不對而中止，他也不會注意到尷尬的沉默。

一次，有人問他住哪裡，他回答：「我剛搬家。」話題就這樣結束了。根據他的語氣和簡短的回應，那個人以為他不想聊天，覺得他有點奇怪。康納不明白，他需要多說一點，對方才會覺得自在。**對話有一種韻律**，但康納還不知道如何掌握。

我也試著教他穿著的搭配，這也是他與同儕間互動的另一個問題。穿著風格某部分反映了社交技巧；如果想打扮時尚，你必須觀察別人，解讀關於「流行」與「落伍」的線索，然後探索如何以適合自己的方式模仿別人。這種訊號十分微妙，而一個人的選擇若要成功，必須反映出獨特性與適當的一致性。在青少年之中，忽略這些訊號會造成社交上的災難，而康納對此毫無頭緒。

例如，他會把襯衫的釦子從腰部一路扣到脖子。有天，我建議他不要扣最上面的釦子。他不可置信地看著我，問我：「什麼意思？」

我回答：「你不用每次都扣到最上面。」

「可是那裡有釦子啊！」他無法理解。

於是，我拿了剪刀把釦子剪掉。珍知道後很不高興，打電話問我：「什麼時候剪衣服也變成治療的一部分了？」但是，珍看到康納愈來愈進步，也就沒那麼反彈了。

康納甚至與在診所裡接受治療的另一個男孩變成朋友，那個男孩也在幼年時遭到照顧者的忽略，跟康納一樣有情緒發展的障礙。他們一起上音樂律動課程。當那個男孩因為跟不上節拍而感到挫折時，康納告訴他，自己一開始也是這樣，並鼓勵他要繼續堅持。他們的友誼還因為許多相同的興趣而變得更加深厚，其中包含寶可夢的卡片。當時，寶可夢非常受到小學生的歡迎——雖然他們是高二生，但他們的情感發展只到小學生的程度。他們曾經試著與其他同學一起玩卡片，結果不出所料地遭到其他人的嘲笑。

意外地，康納最後出現了另一個失控行為，原因是寶可夢的興趣。其他青少年看到他的朋友在玩寶可夢卡片，不但嘲笑他，還想撕掉他的卡片，因此康納替他的朋友出氣。珍聽到消息時當然心急不已，她怪自己，當初不該讓孩子玩寶可夢，怕的就是這種意外。

我確實有跟兩個孩子說過，最好只在什麼時候和什麼地方玩這個遊戲，但我認為，比較好的做法是讓他們自由決定，好讓他們有機會練習社交技巧。我不認為，他們如果沒有經歷小學生的活動與興趣（就如寶可夢），社會化程度就可以從幼兒進展到高中生階段——雖然我知道他們這麼做一定會招來同儕的異樣眼光。我們向學校解釋這個情況，之後，康納與他的朋友仍然繼續玩寶可夢，只是比較會刻意避開某些時機與地點。

後來，康納一路順利從高中、大學畢業，突然發怒的情況也不再出現了。他繼續「循序」發展，也不太需要我們輔導了，在學校放假時才會回診。他的社交技巧愈來愈進步。

如今是電腦程式設計師的康納，曾經寄給我一封電子郵件，而我看到信件標題寫著「下一堂課：交女朋友！」時，就知道我們的治療成功了。

/ /

康納依然不擅交際，別人可能還是會覺得他很「怪」，不過，即使他幾乎在與利昂一樣的成長階段有過同樣遭到忽視的經歷，卻從未出現任何類似其他青少年的惡意、病態的行為。

他遭到同學霸凌，而不是霸凌同學；雖然他與別人不同，內心卻沒有充滿憎恨。他的行為舉止異於常人，生氣的時候似乎也具有攻擊性，但他不會毆打其他小孩、偷他們的東西或以傷人為樂。他的憤怒來自於自己的挫折與焦慮，而不是為了報復，或是殘忍地讓別人和他小時候一樣悲慘。

是我們與康納之前遇到的其他醫生提供的治療，使他與其他有過類似遭遇的孩子不同嗎？他的家人及早帶他就醫是否有影響？我們得以在康納剛步入青少年時期提供治療，是否也有關係？這些都有可能，但當中的任何一個因素，真的是防止他變成像利昂那樣發展出容易暴怒的反社會人格的關鍵嗎？我們當然不可能知道。

然而，在治療像康納與他的朋友這兩個截然不同、幼年卻同樣受到嚴重忽視的孩子的過程中，發現了一些明顯影響了孩子發展的因素，而我們也試著在治療中盡可能解決這些問題。

有些遺傳的影響因素舉足輕重。其中之一是受到基因與子宮內環境（包含母體的心跳速率、養分、荷爾蒙分泌量及藥物）所影響的性格。如之前提到的，壓力反應系統天生調節良好的嬰兒比較容易管教，父母也比較不會感到挫折及虐待或忽略孩子。

另一個關鍵因素是智力，而一般人通常對這方面了解不多。基本上，**智力是速度比較快的訊息處理：智力高的人，經歷比別人少的重複經驗就能在事物之間建立起關聯**。智力似乎有絕大程度是由基因所決定的；能夠憑藉比較少的反覆經驗學習，表示孩子實際上可以靠著比別人少的資源、達到比較多的成就。假設正常的孩子需要讓母親餵他八百次之後，才會知道每次自己肚子餓的時候，媽媽都會來照顧他、幫他緩解壓力，那麼「聰明」的孩子也許只需要經歷四百次的餵奶，就能知道這件事。

雖然這不表示聰明的孩子需要比較少的關愛，但的確意味著，如果他們缺乏照顧，會比一般的孩子更能面對這種遭遇。得以根據比較少的反覆經驗建立連結的能力，讓聰明的孩子即使沒有接收到鞏固這些連結所需的最低限度的刺激，也能透過愛和喜悅很快地與人發展出感情。這項特質也讓他們更能從家庭以外的短期照顧中得到幫助，而這樣的關愛，通常可以幫助受到嚴重虐待與忽視的孩子們認清，在外面的情況並不一定都跟在家裡的情況一樣，並且提供他們迫切需要的希望。

智力也能避免孩子發展出像利昂那樣的憤怒與反社會人格。其中一個原因是，智力讓孩子在做決定的時候更有想像力，他們會有更多選擇，因此減少做出不當決定的可能性。這也能防止他們養成失敗主義的態度，認為「我做的事情都會失敗」。

設想替代情境的能力，也許還能幫助他們控制衝動，如果你能想像一個更好的未來，就愈有可能計畫未來，而想像未來的能力，也會讓你更有同理心。在某種意義上，防患未然等於在替「未來的自己」著想。替自己設想與替別人著想並沒有太大的差別，換句話說，這種行為就是同理心的表現。

然而，光憑智力，或許不足以讓孩子保持在正確的軌道上，像是利昂，他在一些方面的智力高於一般的孩子，但這點對他的心理發展似乎沒有幫助。

另一個因素是創傷的時機：創傷出現得愈早，就愈難治療，造成的傷害也可能愈嚴重。

賈斯汀在被亞瑟關進狗籠之前，有近快一年的時間受到關愛與照顧。這段時間的呵護構成他的大腦裡許多重要功能的基礎，其中也包含同理心，而我相信這也對他之後的復原帶來很大的幫助。

然而，決定這些兒童有何境遇的最大因素，或許是他們成長的社會環境。瑪麗亞與艾倫與親戚同住時，其他家人可以在瑪麗亞負荷不了的時候幫忙照顧孩子，因此法蘭克擁有一個正常、快樂的童年。利昂會缺乏照顧，全是因為瑪麗亞遇到教養的問題時，不再有親戚可以求助。以康納的案例而言，雖然父母擁有比較優渥的經濟條件，但他們缺乏兒童發展的知識，假如他們當初對這方面有更多的了解，就能更早發現康納的問題了。

過去十五年裡，無數個非營利組織與政府機構不斷強調父母學習適當教養與幼兒發展的知識、以及了解腦部發展對於幼兒時期有極大影響的重要性。從希拉蕊・柯林頓的著作《同村協力》、羅伯・萊納創立的「我是你們的小孩」基金會、再到「零到三歲兒童」組織與美國慈善機構「聯合勸募」發起的「六歲前孩童發展計劃」，已有數百萬美元投入在教育大眾關於幼童需求的領域。

這些努力（我也奉獻了一些）旨在增進家長的知識，大幅減少這種疏於照顧的情況發生的可能性。我相信這些行動發揮了巨大的影響力。然而，社會存在著年齡區隔，兒童發展的重要概念未能與公共教育整合，加上許多人在生小孩之前沒有多少機會接觸幼兒，種種現象依然讓許多父母與孩子陷入危機。

目前，科學無法改變兒童的基因、性格或大腦處理訊息的速度，但**我們可以改變他們的照護與社會環境**。我治療過的受創兒童之中，許多情況有所改善的孩子都受到至少一位成人的照顧，例如特別關心學生的老師、鄰居、親戚，甚至是校車司機。以賈斯汀為例，小時候得到奶奶的關愛，讓他的大腦發展出愛人的潛能，使他在脫離情感遭到剝奪的情況之後，能夠與人建立感情。即使是一個小動作，有時也能改變大腦渴望關愛的孩子。

我們對於康納等青少年進行的神經序列治療，顯示治療可以緩和幼年受到忽視對孩子帶來的傷害。我們可以針對孩子受到創傷的成長階段，以適當的方式、帶著感情地為他進行按摩治療，在家裡同樣也可以進行，以強化與孩子的情感連結。透過音樂律動課程教導孩子保持韻律，如此不僅能幫助功能異常的腦幹促進對於走路等重要動作的控制，我們認為這也可以改善壓力反應系統的調節。關於社會化，一開始可以先教孩子學習根據規則一對一地建立簡單的關係，之後再面對同儕團體中更複雜的人際挑戰。

我認為，假如利昂遭到母親忽略的情況早一點被發現，他很有可能不會變成後來那樣。他會變成心狠手辣的殺人凶手，必定是因為長時間缺乏發展所需的必要刺激，以及需求未能得到滿足。在這種抉擇的關鍵時刻——尤其是在他的幼年時期，一個方向改變了，便有可能導致迥異的結果。

假使我們能在利昂進入青少年時期（如同康納的例子），或者更好的情況下——在他就讀小學（如同賈斯汀）的時候，便介入治療，他的人生一定不會走到這個地步。如果有人在他還是蹣跚學步的幼兒時提供援助，他現在一定會是一個全然不同的人，他會更像他的哥哥法蘭克，而不是我在監獄牢房裡見到的凶狠少年。

由於創傷——包含疏於照顧而導致的傷害，不論有意或無意——會使壓力反應系統負荷過重，進而出現失控的特徵，因此若要治療受創兒童，必須先營造能夠帶給他們安全感的環境。**最簡單且有效的方法是，讓他們處於可以預測、互**

相尊重的關係中。這麼一來，受虐兒童可以從這個充滿關愛的「堡壘」出發，創造經驗並得到成就感。他們如果要從創傷中復原，必須先得到安全與控制的感覺，因此，千萬不要強迫他們接受治療，或是採取任何強制的手段。

下一個章節裡，我將舉例說明強制性的方法可能會造成哪些傷害。

改版評註

賈斯汀與康納都在幼年時期經歷過嚴重的忽視，還有其他深刻影響發展的創傷壓力。對賈斯汀而言，與眾多狗兒待在籠子裡、幾乎沒有與人接觸的成長過程顯然並不正常；至於康納，在出生之後的十八個月裡，只要是父母上班的日子，白天都被怠忽職守的保母丟在家裡自生自滅，同樣也長期深受各種精神問題所苦。

受過專業訓練的醫師——尤其是精神科醫師——遇到像賈斯汀與康納這樣的兒童，幾乎都必然會專注在他們的病癥上。我們要如何辨別與衡量他們的缺陷？我們可以透過哪些努力來了解他們的病因？是什麼樣的機制造成特定的困難？而當我們解開這些疑惑之後，又能做什麼來幫助這些孩子？

本章正是以這些問題做為參考架構。然而，十年過去了，我比以往更加認識到，康納與賈斯汀等孩子面對慘痛經歷時，所展現的力量與韌性。更重要的是，我想知道，相較於其他具有類似症狀、表面上有過同樣的虐待與忽視經歷的兒童，他們為何能夠進步地如此神速。原來，其中的關鍵在於「表面上」。

如果說本書提到的孩子們有告訴我們什麼事，那便是「仔細聆聽與小心檢視我的人生故事。」

不幸的是，在醫學上，我們是出了名的「壞聽眾」，而且通常都不擅觀察。要拼湊一段完整的發展史，無疑得花上比多數診所允許的一般初診還要多的時間。若要填補「病患背景」的空白，我們需要從各種管道蒐集資訊，包含病歷、求學記錄，以及與病患、老師、病患之前接觸過的精神治療師等人的談話，種種資訊都需要時間與金錢才能統整。

但即便你做了所有功課，假使不去探究與尋求影響病患發展的重要經驗，也將無法提供有效的治療。

針對發展創傷背景（或稱「負面童年經驗」）的系統性評估，直到現在才成為精神評估的例行程序，這可說是重大的進展。然而，一般的小兒科門診很少進行這種評估，儘管我們知道這是氣喘、糖尿病與心血管疾病等生理問題的主要危險因子。如本書不斷提到的，發展創傷的時機與本質，也佔了一定的重要性。我們發展治療的神經序列模式時發現，量化個案的發展創傷的本質、嚴重性與時機有其必要，但是，這麼做是否足以讓我們「小心檢視」受創兒童的故事？

如我們在本章中所提到的，這兩名男孩有兩個共通處：幼年遭到忽視，對於適性發展的介入反應良好。進一步檢視他們的成長過程，我們得到一些線索，了解他們為何會對於治療如此有反應。賈斯汀儘管在童年時期缺乏關愛，但在出生的頭幾年裡、也就是他的外婆——主要照顧他的人——去世之前，曾經擁有正向的人際關係。住在狗籠的初期，他也的確得到了溫暖的肢體接觸與不求回報的關愛，正如許多人在狗狗身上所得到的（雖然他們是在正常的情況下）。

就康納的例子而言，他在出生後的頭八週，獲得了正常與健康的慈愛教養，還有在白天受到忽視的期間，平日晚上與週末也持續從父母身上得到可「驅動發育」的撫觸與關心。在幼年時期，這兩個男孩都有一段不正常的背景，但其中也都包含了一部分的正向關係互動，這些互動即使零碎，還是發揮了保護作用。

「仔細聆聽與小心檢視」，表示我們需要量化兒童的「關係健康」，也就是關係連結的本質、數量、質量與時機，這些面向可概括為「社會連結」。

社會連結指的是個人與家庭、朋友與熟人建立的連結的質量與數量，為社群與文化凝聚力的重要元素。如我與瑪亞在第二本書《為愛而生：同理心為何不可或缺，又何以岌岌可危》探討的，這種連結是個人與社群健康的主要因素。

開發治療的神經序列模式時，我們發明了一項程序以測量虐待與忽視等創傷及「社會連結」的時機與嚴重性，後者包含了兒童與家庭、社群和文化等健康面向的連結強度。

從創傷測定的分數與關係健康的程度之間的「平衡」，我們可以更準確地估計真實的「發展風險」，也就是說，**一個孩子如果擁有強大的社會連結網絡，受到潛在創傷性經驗所影響的風險，會比沒有這些支持的孩子還要低。**

過去六年來，兒童創傷學會在臨床上的合作夥伴網絡，利用這些創傷與關係健康的測量標準，對三萬多名兒童、青少年與成人進行系統性的評估。同時，我們也研究這些受試者的情緒、社會、行為與認知功能。

研究結果包含了一些出乎意料的重大發現。其中，最重要的是，關係健康的測量比創傷發展經驗還要容易預測結果，換句話說，**個人若長時間擁有強大的社交網絡與數量多、質量高的關係互動，就能預期良好的心理健康及其他正向結果**，而這樣的預測性比起以創傷經驗預期不良後果的可能性還要高。

關係的連結可以做為當前壓力的緩衝，並且有助於受害者從過往的創傷中復原。

這並不代表發展創傷不會造成嚴重的傷害——毫無疑問地，它具有這個能力。但是，健全的人際關係可以保護孩子不會長期受到與痛苦經驗有關的傷害，而且對於他們的療癒是不可或缺的。因此，如果你希望根據某人的童年經驗來預測他的心理健康與功能，那麼專注研究正向的社會因素，將會比單純探究創傷來得更有斬獲。**假使個案曾經受過創傷，良好的社會支持實際上是可以抵消過去的傷害的。**

這項觀察發現寓意深遠。它與人口和社群健康的調查數據一致，顯示社交支持對於健康非常重要，而缺乏健全社交連結的社群，容易受到糖尿病、心臟病、肥胖與成癮症所苦。這些發現也如同復原相關研究的結果，同樣指出社交連結與健康支持密不可分。最後，研究建議了一些重要與實用的介入和預防策略，譬如實行有益於學校與社群連結的方法、支持與凝聚家長的計畫，還有任何能幫助人們建立友誼與教養兒童的作為。

我們的研究也證實，發展風險的不同時機，會導致迥異的結果。以十二歲的孩童為例，如果在幼年時期遭到虐待，而且缺乏社交關係的緩衝，之後從一歲到十二歲的期間處於較為健康與安全的環境中，最後的結果會比相反的成長背景還要糟；也就是說，孩子如果在幼年時期於健康、安全的環境下長大，但從一歲到十二歲期間卻遭遇創傷，發展的結果會比前者還要好。

就此而言，幼年時期的正面經驗賦予了孩子「抵抗」之後十一年的困境的能力，然而不幸的是，倘若孩子是在出生後的初期就遭遇到困境，即使往後十一年得到安全與正面的經驗，依然難以走出當初的創傷。

這樣的模式與我們對於大腦發展所具有的知識一致，而其發展有大部分都發展在孩子剛出生的那幾年內。這個模式也印證了「美國健康家庭」（Healthy Families America）與「護理家庭夥伴關係」（Nurse-Family Partnership）等優質家庭訪視計畫的重大影響，在這些模範計畫當中，護士會探訪正值孕期與養育新生兒的新手媽媽，並定期提供支援。這些計畫已證明可促進兒童的學業成就，並且減少孩子長大後的犯罪與成癮機率，雖然如此，從研究資料中看到幼年時期的經驗具有如此巨大的威力，依舊令人備感警惕。

目前，負責識別與幫助最為弱勢、邊緣化與悲慘的年輕家庭及其幼兒的公共制度所擁有的資源與設備十分貧乏，不足以滿足眾多個案的需求。由於社會上存在無數與幼年創傷、發展障礙與關係貧乏有關的問題，因此，整合問題的解決程序與解讀良好、質量精實的資料勢在必行。如果我們不從這些兒童與家庭中學習，不去以系統性的方式「仔細聆聽與小心檢視」，所有努力將會功虧一簣。

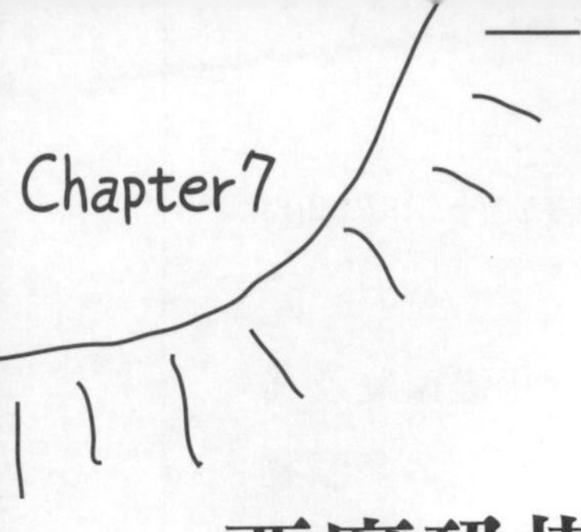

惡魔恐慌症

被篡改的記憶

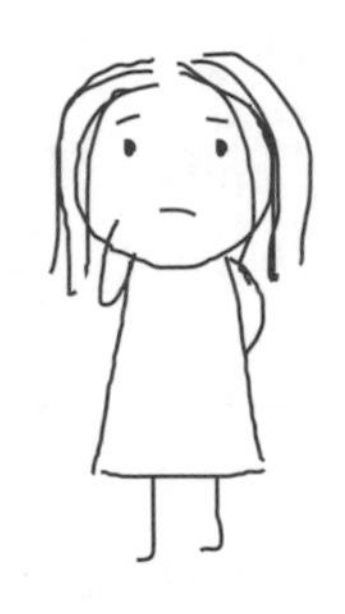

「我對撒旦沒有研究。」我對急著要我回覆的德州政府官員這麼說。他正在處理一群孩子據稱遭到邪教成員施以儀式性虐待的複雜案件，希望我可以協助他。當時，這些孩子已經被安置在寄養家庭，遠離信奉撒旦的父母與他們的朋友，安全無虞，但是州檢察長擔心，這些孩子在兒童保護服務處人員的安排下，只是暫時脫離了惡魔的手掌心而已，之後還是會再陷入現實的地獄。

那是一九九三年末，我一直試著遠離備受爭議的「記憶之戰」，當時精神醫學界激烈爭論，曾經受到嚴重虐待的成人能否在治療過程中「回憶起」先前遺忘的經歷，另外也有學者質疑，孩子對於自己遭受的虐待或性侵的描述，不一定是準確的。我相信，大量的真實兒童受虐事件隨時都在上演，因為我每天都看到令人難受的真實證據。

不過，我從神經科學的研究與治療創傷兒童的臨床工作中了解到，敘事記憶不單只是精確回放的經驗記錄。**我們會產生記憶，而記憶也成就了我們，這是一個隨時都在變動的過程**，除了會受到我們正在「儲存」的真實事件所影響，也會因為其他許多資源的偏見與影響而有所變化。先前的經驗會影響之後的經歷，就像蒂娜，幼年的性侵經歷塑造了她對異性的認知，還有利昂與康納，遭受忽視的經歷改變了他們各自的世界觀。

然而，這個過程的運作是雙向的：**現在的感受會影響我們回顧過去的方式，也會影響回憶的內容**。因此，我們的記憶會隨著情感狀態或心情而轉變。如果我們感到沮喪，回憶過去時，想起的大多會是難過的事情。

> *我們現在知道，回想大腦儲存的記憶，就像開啟電腦裡的文字檔案，你自然地會想要「編輯」它。你可能沒有意識到，當下的心情與環境會影響你回憶的情緒，同一時間，你也因此而對事件做了解讀、甚至發展出信仰。但是，當你再次「儲存」記憶並將它放回大腦的儲存區時，也無可避免地做了修改。你描述經驗的方式，朋友、家人或醫生對此提出的看法，都會影響下一次找出「檔案」時回憶經歷的方式與內容。隨著時間過去，這些一點一滴的變動甚至會引導你創造根本沒發生過的記憶。**實驗證實，受試者在研究人員的引導下，會創造並不存在的兒時記憶**，例如在購物中心裡走丟等常見的事件，或是看到有人被惡魔抓走等極端的經歷。*

雖然如此，回到一九九三年，關於記憶的本質及其不可思議的可塑性，學界的研究不夠詳盡，兒童精神科醫師與相關的治療專家也尚未普遍具有創傷記憶的知識。當時，第一次有亂倫的受害者勇敢說出自己的經歷，沒有人忍心去質疑他們的故事或痛苦的真實性，受虐兒童的敘述也得到遠遠超乎過去的重視；人們不想回到從前懷疑受虐兒童而讓施暴的成人逍遙法外的日子。不幸的是，這種偏向受害者的欲望、某些醫師的天真，以及他們不了解強迫的行為會影響記憶等種種因素，造成了嚴重的傷害。

最明顯的例子，或許就屬九〇年代橫掃德州吉爾默的魔鬼恐慌。州長的助理向我解釋他所知道的情況。

/ /

七歲大的男孩小巴比・維儂被剛收養他不久的養父推下樓梯，躺在醫院昏迷不醒。巴比住院後，社工帶走家庭裡其他收容與收養的孩子，這對夫妻也承認犯罪。隔天，養父朝自己的腦袋開槍自殺，又過了一天，養母服藥自盡。

小巴比的頭骨破裂，腦部受到嚴重損傷。當時，養父母要他在樓梯間跑上跑下，而他不願意照做。根據目睹整起事件的兄弟姊妹敘述，養父或養母其中一人抓著小巴比的頭去撞木頭地板，直到他的後腦「稀巴爛」為止。更糟的是，養父母終於停止毆打他一段時間後發現孩子失去意識，不但沒立刻報警，而是在他臉上噴灑玻璃清潔劑，試圖藉此讓他醒過來，過了一小時才求救。

緊急醫療救護人員發現這對父母虐待收養或接受寄養的十個孩子們，非常震驚。這些孩子說，父母不讓他們吃東西、把他們關起來，還經常毆打他們。醫護人員要求這對父母——詹姆斯及瑪麗・拉佩——與兒童保護服務處聯絡，結果發現他們原來是那裡的員工，他們組成了「治療的」寄養家庭。據這對夫妻表示，這些孩子都受到父母以撒旦虐待儀式對待；他們實行的紀律看似嚴格，其實是在「治療」這些兒童。

令人訝異的是，位於德州東部、負責這個家庭兒童保護服務處的社工也幫他們說話，堅稱孩子們在拉佩夫婦的家庭受到良好的照顧。然而，拉佩夫婦早已離開德州東部，悄悄搬到西部的一個社區，遠離他們眼中激進又危險的撒旦教徒，他們害怕這些孩子的原生父母會不計代價來把孩子帶走。當地的兒童保護服務處人員不知道這個「治療式」家庭的來歷，也沒聽過什麼邪教，直到這次的慘劇發生，才了解整個情況。

德州東部的社工表示，他們與拉佩夫婦經由這些孩子的敘述，發現殘忍的邪教行徑。那些教徒會舉行殺人儀式、殺死嬰兒、飲血和吃人肉，已經有八名教徒遭到逮捕，等待判刑。他們不只虐待兒童，還犯下輪暴與殺害一名十七歲的高中啦啦隊長的罪行。其中一位被捕的成員是警察，他原本在負責調查啦啦隊長的失蹤案件。兩名研究撒旦崇拜的專家與一名特別檢察官正在調查這起案件，尋找進一步的線索。

但是，兒童保護服務處的人員在想，這些調查是否互有關聯？他們尋求州檢察長的協助。社工的直屬長官擔心，如果質疑案情會受報復，因而遭到逮捕；

她的恐懼似乎其來有自：被指控為邪教成員而遭到逮捕的警官，在對案件提出類似的疑問後遭到監視，最終面臨起訴。在那之前，他沒有任何前科，得過無數的執法表揚與獎項。其他幾名警官、縣警、一名動物管制人員、一名聯邦調查局探員與吉爾默的警長，也即將遭到起訴。調查過程中，已有十六個孩子被送到寄養家庭，沒人知道下一步會如何。

這有可能是個天大的錯誤嗎？那些家長有可能是無辜的，只是因為調查不周引起的惡魔恐慌潮，才失去自己的孩子嗎？在德州吉爾默這個地方，到底發生了什麼事？我一得知那十六個孩子在寄養家庭的遭遇（當時他們二到十歲不等），便覺得自己必須要幫這個忙。

州政府希望我能夠幫助兒童保護服務處釐清：目前待在寄養家庭的兒童之中，哪些孩子確實曾遭到父母虐待？哪些人又是因為其他小孩在調查過程的引導下「創造」虐待經歷、做出錯誤的指控，而被迫離開父母身邊？對此，我將需要了解每一個孩子的背景。幸好，政府蒐集了幾箱舊的文件檔案，以及訪問一些孩子與「信奉邪教的父母」而留下的音檔與影片。我們的臨床小組開始研究整起案件的詳細經過。很快地，相關的報告文件堆積成疊。

/ /

一切始於一九八九年，那是在吉爾默邊界卻洛奇路上的一棟房子，外牆鋪滿瀝青紙，周圍停了好幾輛破舊不堪的拖車。吉爾默是德州東部一座五千人的小鎮，鄰近德州與路易斯安那州和阿堪薩斯州的邊界。吉爾默是厄普舍縣的縣治，也是不起眼的「聖經地帶」（福音派基督教佔主導地位的地區），不過，這裡是美國文盲率最高的地區之一，每四名居民之中就有一位不識字。

當時，貝蒂・維儂向警方報案，她的丈夫華德性侵兩個分別五歲與六歲的女兒。不久，警方發現父母都有虐待兒童的嫌疑，於是將他們的四名子女都安置到寄養家庭。經過調查，檢方以兒童性侵罪起訴華德，但法官判他緩刑。

緩刑期間，華德與名為海倫・卡爾・希爾*的女人同居。海倫自己有五個小孩。兒童保護服務處發現兩人的關係後，也將海倫的孩子送到寄養家庭，而海倫最後嫁給華德，放棄親權。在貝蒂·維儂的通報後展開的兒童虐待案調查中，那些孩子也指控祖父、祖母與伯伯（華德的哥哥巴比·維儂）有性侵他們，因此巴比的五個小孩也被送到寄養家庭。之後，他們的家族好友因為其他孩子的指控，家裡的兩個孩子也受到寄養的安置。

在治療受虐兒童的過程中，我遇到了幾個習慣虐待孩子的大家庭；這些家庭數個世代以來都有泛性戀與亂倫的傳統，他們的性侵、肢體暴力與無知的行為，就像其他家庭的傳家寶與祖傳聖誕食譜，一代傳一代。當時，我沒有看到任何暗指兒福社工行為失當或過度熱心的「危險信號」，性侵在孩子身上留下了傷痕（有些孩子的肛門與生殖器受到創傷）。這十六個孩子當中，有些人的身體也有受到體罰的傷疤。

然而，選擇將孩子送到寄養家庭是錯誤的開始。這些孩子被安置在兩個屬於基督教基本教義派的「治療式」寄養家庭中，加上八〇年代晚至九〇年代初期間兩個看似分歧的文化趨勢，為一切帶來了嚴重的後果。

在那個年代，美國已經發現兒童虐待事件經常出現，其中許多確有其事，值得揭發與關注。新聞與談話性節目會討論虐待事件的原因之一，是「復原運動」的流行，這個運動鼓勵美國人探索「內在的小孩」，以便從未善盡照顧責任或有虐待傾向的父母所加諸的傷害中痊癒。當時，人們經常可在報紙或電視節目上看到名人談論自己小時候遭到性侵的經驗。一些勵志大師聲稱，九成以上的家庭都不正常；有些心理治療師也熱切表示，多數病患的問題可追溯至童年時期的受虐經歷，即使患者完全不記得曾經受過虐待，他們還是要求患者努力挖掘過去。在缺乏訓練與過度自信的治療師的協助下搜索記憶時，一些人開始想起了不堪的扭曲經歷，這些回憶甚至開始變得與可信的現實脫節。

第二個趨勢是福音派基督教的興起。信徒到處警告人們，這些廣泛的性侵案件背後一定有惡魔在驅使，否則，怎麼會有這麼多人喪心病狂，對無辜的孩子做出如此暴力與猥褻的事？很快地，商人利用這個現象做起生意，開設「工作坊」，教導學員如何辨別遭到撒旦儀式虐待的孩子。一九九三年一月，就連沒有基督教傾向的女性旗艦雜誌《仕女》（Ms.），也以「受虐倖存者」的第一人稱敘述做為封面標題。這本雜誌刊出「信不信由你，兒童儀式虐待真的存在」的斗大標題，敘述一位女性的親身經歷，她自稱父母用十字架強暴她，還砍掉才剛出生的妹妹的頭顱，逼她吃下屍體的肉塊。

兒童保護服務處的社工與寄養家庭的父母接觸到維儂一案時，正值這種文化風氣的高峰。這些孩子在九〇年代受到安置的時候，負責照顧他們的父母與社工先前已參加過有關「撒旦儀式虐待」的研討會。地方檢察官因為之前曾代表其中一名被告，不願承接此案，社工於是說服地方法官指派一名特別檢察官來處理這起案件。

最後，這位特別檢察官找了兩位「邪教調查員」，請他們協助調查住在吉爾默的維儂夫婦是否真的有崇拜邪教、犯下兒童性侵與活人祭祀的罪行。這兩位調查員是研究邪教犯罪的專家，一位是來自路易斯安那州的前浸禮會牧師，另一位是德州公共安全事務部的體育教官，但他們都沒有協助警方調查的經驗。

不論是撒旦儀式虐待或是「記憶復原」療法的相關資料，在廣泛流通之前都未經過科學驗證。「記憶復原」的治療師與工作坊講師教孩子說出遭到性侵的真相——即使這些陳述沒有實際的證據。他們也告訴不確定自己是否遭到虐待的成人患者，「如果你覺得這件事有發生，它可能就是真的。」即使患者完全不記得曾經受虐，飲食障礙與上癮等症狀也能證明事情確實發生過。

供人判斷自己是否曾受到「撒旦儀式虐待」的檢查清單，更是建立在薄弱的證據之上，但是為治療師、社工與兒童福利部門的官員所開設為數眾多的工作坊，依然在課程中利用這種清單做為診斷工具。

假如有研究測試過這些方法，就會發現人在催眠狀態下、甚至是一般治療的過程中想起的回憶，很容易受到治療師的影響，此外，儘管許多人在回憶時產生強烈的感受，但這不一定表示他們真的曾經受到虐待、或是回想起的事件完全真實無誤。雖然幼童很少自發性地撒謊說自己遭到性侵（儘管這有時會出現），但他們有可能在大人的引導下捏造故事，只為了說出大人想聽的事情。不過，正如我們之後將看到的，雖然孩子不一定只在公然的強迫下才會順應大人的引導編造回憶，但如果大人確實這麼做了，肯定會使情況變得更糟。

如同其他在同時期廣泛流通於亂倫受害者與另一半是成癮患者的「共同依存者」之間的核對清單，「撒旦儀式虐待」自我檢查清單的用詞含糊不清、過於空泛，以致任何對性交、毒品與搖滾樂絲毫不感興趣的青少年（即正常的青少年）都可能符合受害者的條件，任何會做惡夢、害怕怪物和尿床的孩子也可能被視為受虐兒童。

/ /

這段時期，另一種危險的騙術也得到普遍的宣傳，而且不幸地荼毒了這些寄養兒童。這種騙術有各種形式，名稱也不一，但最常見的是「擁抱治療」或「依附治療」。在這種「治療」中，成人會緊緊抱住孩子，強迫他們注視自己的眼睛，「坦承」內心的記憶與恐懼。如果孩子沒有說出具有說服力的受虐經歷，大人就會辱罵和毆打孩子，直到他做到為止。收養或收容孩子的父母經常採取這個方法，以為這樣可以與孩子建立教養關係。其中一種形式在七〇年代初期由加州心理學家羅伯特．札斯洛（Robert Zaslow）發明。

這種治療需要數名「擁抱者」才能進行，其中一人抓住孩子的頭，其他人抓住孩子的手腳，用拳頭壓住孩子的胸腔、來回摩擦，得用力讓孩子的身體出現瘀青。原本在科羅拉多州埃弗格林（Evergreen）執業的一群治療師將札斯洛的「方法」發揚光大。然而，札斯洛在被控犯下虐童罪後，心理醫師的執照遭到吊銷，最後，那群治療師也因為涉及數起在治療過程虐童致死的案件而遭到起訴。

擁抱治療一次會進行數小時，孩童在過程當中不得進食或上廁所。同時，成人也應該透過羞辱的言語來激怒孩子，加重對他們弱小身軀的折磨。治療師認為，藉由這種方式讓孩子「發洩」怒火，可以避免他們在未來出現暴怒的行為，彷彿大腦就像個壓力鍋一樣會累積怒氣，只要加以「釋放」，就能清空這些憤怒的感受。等到孩子冷靜下來，對大人的責罵不再有反應，而且順從大人的指令，治療才會結束。孩子還必須表現出對父母的愛意，將養父母當做親生父母一樣地對待、百依百順，養父母才能停止對孩子的攻擊。

拉佩夫妻與收容維儂家孩子的芭芭拉．貝斯，正是利用這種治療加上自行發明的方法來對待孩子，例如，他們會要求孩子在樓梯間跑上跑下，直到他們精疲力竭、不停哭泣，之後再開始進行擁抱治療。

知識不足造成傷害的眾多案例之中，有一群擁抱治療的擁護者相信（遺憾地，有些人至今依舊如此），受創兒童是因為幼年遭到虐待或忽視，缺乏對照顧者的依附，才會出現問題。許多情況下，這可能是真的，如我們之前看到的，一些孩子在幼年時期未得到足夠的關愛，因而變得愛操弄他人與缺乏同理心，就像利昂一樣。在我從客觀角度看來，支持擁抱治療的人們也認為：成長過程中的不足或傷害，會使大腦難以發展出建立健康人際關係的能力。

這種治療的危險在於它們解決問題的方式。對於遭受創傷、虐待或忽視的孩子，使用暴力或任何形式的強迫行為都會造成反效果，也就是再次讓他們受到傷害。**所謂創傷，包含了因無法承受或驚嚇過度而失去控制的行為，因此，讓受害者再次經歷當初的情況，只會使他們重現一樣的行為，並阻礙他們的復原。**抓住孩子、拚命傷害他，直到他說出你想聽的話，只會迫使孩子因為恐懼而順從，並無法與他建立任何情感關係，這一點不用說，大家應該都知道。

然而不幸的是，這麼做所造成的「良好行為」看起來會像是正向的改變，之後，孩子或許還會主動對父母展現愛意。這種創傷情結也稱為「斯德哥爾摩症候群」，意即在折磨下順從的孩子會轉而「愛」他們的養父母，就像報業大亨之女佩蒂．赫斯特（Patty Hearst）「相信」綁架她的共生解放軍是有正當原因的。順帶一提，如果這些受創的孩子沒有持續受到虐待，他們對父母的「愛意」與服從大多會隨著時間消逝，如同赫斯特在獲釋之後，逐漸不再支持共生解放軍的激進理想。

德州東部的寄養父母顯然對擁抱治療本質上的潛在傷害一無所知，負責監督照顧、有時也會協助維儂夫婦進行治療的兒福社工也是如此。「擁抱」的觀念正好契合這些父母的宗教信仰，他們認為孩子不打不成器，他們的意志要經過鍛鍊，才能避免犯錯與抗拒誘惑。這些寄養家庭與社工深信，這麼多父母會虐待與性侵自己的孩子，一定是信奉撒旦的緣故。此外，孩子們也都呈現出相關的工作坊教他們識別的症狀。據說，其中一個孩子甚至還告訴社工：「爸比說，如果到森林裡面，惡魔就會抓走我們。」當然，幾乎有其他宗教信仰的父母也會對孩子做出這種警告，但是，沒有人想過這件事。

因此，拉佩夫婦與芭芭拉．貝斯為了「幫助」孩子「揮別」創傷、與他們建立感情，便開始採取擁抱治療。過程中，他們抱持了另一個邪惡的信念，令人遺憾地，這種觀念至今依然存在於心理治療領域，我稱之為「心理膿汁」理論。這個理論認為，一些記憶就像膿瘡一樣有毒，受害者必須說出來與人討論，才能從創傷中復原。如今，仍有許多人接受好幾個小時的治療，在過去的經歷找尋「羅塞塔石」（Rosetta stone，解釋古埃及象形文字的重要線索，此引申意指可靠的依據），試圖挖掘有助於改善生活與立即解決眼前問題的回憶。

事實上，記憶並非這樣運作的。創傷記憶會造成傷害，大多是因為當事人目前的生活受到影響，而不是無法想起那些記憶的關係。當這些記憶侵犯到生活時，去討論它們、了解它們對行為的無形影響會十分有幫助，例如，孩子因為之前曾有溺水的經驗而怕水，那麼每次帶他去海邊之前，跟他討論這件事，也許能幫助他重新找回游泳的勇氣。不過，也有人從來都不談論或回想痛苦的回憶，透過這種方式成功克服了恐懼，如果回憶不會對現在造成負面影響，強迫當事人回想過去，反而可能會帶來傷害。

倘若孩子擁有強力的支持，大人必須特別關心孩子本身面對問題的反應機制。我們在九〇年代中期進行研究發現，如果寄養家庭帶受虐兒童接受治療、討論他們的傷痛，這些兒童會比那些父母只會在察覺特殊症狀時帶他們就醫的孩子還容易得到創傷後壓力症候群。在兒福機構的要求下，孩子們每週與治療師討論症狀，不但未能消除傷痛，反而使創傷惡化。每個星期，這些孩子在治療之前就會開始回想創傷；而他們為了到診所治療，必須犧牲上學或參加課外活動的時間。一些孩子因此變得對正常的壓力反應過度敏感，無時無刻都在注意自己的情緒，好在治療的時候有東西可以跟醫生說。這樣的行為擾亂了他們的生活，非但未減少、反而還增加他們的壓力。令人玩味的是，這種治療對於朋友不多的孩子特別有效，原因或許是他們不像其他同學有人可以一起玩，這種時候有固定的地方可去，彌補了他們心中的缺憾。

然而，我們必須了解一點，每個人的需求不同，如果當事人不想回憶痛苦的過去，就不應該強迫他／她。如果你善於觀察孩子的情緒，而且關心他們，可以讓孩子來決定治療的時機、時間長短與強度。我們在治療大衛教派的受害兒童時注意到這點，也認為相同的原則適用於所有在健全的社交環境下努力走出創傷的孩子。

假如你相信「除非想起過往創傷的精確細節，否則便無法從中復原」，這樣的想法就會成真，它會使你專注在從前的經歷，而不是解決當前的問題。一些研究發現，不斷回想過往的負面事件，會加深人的挫折感，這是因為依照記憶的運作方式，你會以新的眼光去想起過去的模糊記憶，而記憶會隨著時間變得愈來愈黑暗，最終成為從來不曾真的發生過的創傷。擁抱治療的脅迫肢體攻擊使兒童的記憶更具可塑性，進而造成嚴重的危害。

擁抱治療過程中，寄養家庭的父母會質問孩子親生父母崇拜撒旦的事情，有時社工與研究撒旦崇拜的專家也會這麼做。他們對孩子提出冗長的引導式問題，弄痛他們的身體，直到孩子認同他們對事件的解讀。孩子們很快就知道，如果「揭發」親生父母崇拜邪教的事情、描述相關的細節，擁抱治療就能快點結束。於是，他們學會想都不想就承認父母用嬰兒獻祭、吃人肉、帶惡魔面具、穿著特殊服裝在森林裡圍著營火進行儀式與設立撒旦的祭壇，這些全是在面談人員的提問與引導下、印證養父母「判別」他們受到儀式虐待的「事實」。之後，孩子們說，他們被關在倉庫裡拍猥褻的影片，目睹了無數起謀殺事件。養父母問他們其他兒童是否也受到儀式虐待，這些孩子為了盡快擺脫擁抱治療，便說了一些朋友的名字。因此，其他兒童也被認定可能曾經受到虐待。

/ /

幸好，這些擁抱治療與相關的「面談」有很多都有錄音或錄影。雖然它們令人不忍直視，但還是揭露了一些驚人的事實，讓我們能夠找出哪些孩子真的遭到父母虐待，哪些又是維儂一家的孩子為了取悅面談者而編造的受害者。有一件事立刻不言自明：假使社工從頭到尾都知情，而且袒護被控告的家庭（要知道吉爾默是人口非常少的小鎮，因此居民幾乎都認識彼此），他們就會忽視維儂家孩子的指控，要求孩子們說出其他名字。然而，假如社工不喜歡這一家人，父母就會遭到調查，他們的孩子也會被帶走。

布萊恩就是因此才與其他十五個孩子一起來到「治療式」的寄養家庭。他是個聰明的小二生，頂著平頭，個性老實。他喜歡看新聞，因此在警察來家裡抓走被控性侵他與弟弟的父母之前，已經從電視上得知維儂家的事情。維儂一家就住在布萊恩家的對面，他與那些孩子是朋友，因此也聽過很多傳言。

布萊恩的父母從新聞媒體與鄰居那兒聽到消息，知道自己會是下一個因為邪教性侵的罪名而遭到逮捕的對象。兒童保護服務處來家裡的那天，布萊恩正在院子玩耍，他看到警車靠近，馬上跑進家裡告訴爸爸和媽媽。遺憾的是，他只能眼睜睜看著社工搖醒正在午睡的一歲弟弟、警察替爸媽上了手銬並把他們帶走。社工允許布萊恩從家裡帶走一樣心愛的東西，他拿了一本《聖經》，而不是玩具。從這點明顯可知，他不是在邪教儀式下長大的。

不幸地，布萊恩也從新聞中得知當地發生的另一起駭人案件。一九九二年一月五日，有著一雙水汪汪的大眼、留著一頭金髮的十七歲啦啦隊長凱莉．威爾森突然失蹤。那天她從吉爾默一間錄影帶店下班之後，就沒有人再見過她了。直到今日，警方仍未尋獲她的屍體，或是發現任何她還活著的線索。凱莉父母報案當時正在值班的詹姆斯．約克．布朗警官，負責調查這起案件。

據說，布朗警官認真調查，在鎮上各個地方張貼了尋人海報，案子偵辦了一年，直到感恩節，有人通報凱莉的屍體可能在小鎮的一處空地（後來證實消息錯誤）。他說服當地一家企業出資豎立大型看板，讓民眾可以在上面提供有關凱莉下落的資訊。不久，布朗找到了最有可能的嫌疑犯：他是凱莉曾經約會過的一位年輕人，之前曾因持刀攻擊而遭到起訴。在凱莉失蹤後的幾天內，那個人就把車子賣了，更可疑的是，最後警方找到那輛車子，發現裡面有一大塊地毯不見了，但車子內外都已被人清洗過，因此採集不到任何可靠的證據。

然而，負責維儂一家的社工與特別檢察官對那名嫌疑犯沒興趣，他們認為這個男人與維儂案沒有關係。假使他真的是殺害凱莉的凶手，這也只是一起青少年感情糾紛的案件，與維儂家的孩子說的活人獻祭儀式無關。調查人員確定，維儂家與撒旦教徒犯下的罪行，除了毆打和性侵兒童、殺害動物之外，一定還有別的。不過，沒有人找到任何屍體，也沒有任何人失蹤，除了凱莉・威爾森。

社工與「邪教罪行」的調查人員開始相信，維儂家與這名少女的失蹤有關連。為了查明真相，他們讓七歲的布萊恩接受一整天的擁抱治療。布萊恩是個聰明的孩子，因此他被迫捏造的故事比其他孩子都還具有連貫性。九位大人圍著他、抓住他並對他大吼大叫，他害怕到失禁，因而編造出讓布朗警官遭到起訴的故事。他說，他看到凱莉在維儂家的邪教儀式上被殺害，那裡有「一個穿著藍色制服的男人」，還說警察叔叔都是「壞人」。

調查人員與檢察官對一位智商僅有七十的女性進行十個小時的偵訊，發現詹姆斯・布朗正是「壞警察」。佩蒂・克拉克*是維儂家一個兄弟的同居伴侶，她長年受到家暴，從小在寄養家庭長大。在維儂家的案件中，她也被控虐待兒童，檢方告訴她，如果她說出凱莉・威爾森失蹤的「真相」、指稱詹姆斯・布朗涉嫌，就可以減輕罪刑。

後來，她說，她在作證時無法完整說出檢察官指示的內容，因此他們還把證詞寫在白板上。偵訊的記錄清楚顯示，檢察官強迫她做出陳述，檢察官不斷告訴她，他們知道布朗警官當時人在犯罪現場，並威脅她如果「沒說出真相」，就會面臨悲慘的下場。看著訊問記錄，很難分辨智商低的人是佩蒂還是檢察官：他們試著讓這名心智有缺陷的女性說出維儂家的受虐兒童在擁抱治療中使用的肛交詞彙，而佩蒂・克拉克至少試了七個不同的說法，最後才在檢察官的提示下用了正確的詞彙。最終，克拉克在「證詞」中描述，遭到綁架的凱莉受了十天的折磨，遭到撒旦教徒輪暴，他們割下她一邊的乳房，把她吊起來，還喝了從她身體滴下來的血液、吃她的肉。之後，克拉克的孩子，也就是小巴比・維儂，被拉佩夫婦打到昏迷不醒。

在受迫情況下所做的證詞問題層出不窮。最大的問題在於，它們有可能導致無辜的人遭到定罪。另外，檢察官不知道的事實，可能會在之後摧毀證人的可信度，進而損害他們的權威。這樣的事實最終使吉爾默的邪教調查人員與特別檢察官陷入困境。布朗警官發現了最致命的證據，而許多人認為，這正是為什麼特別檢察官與下屬決定將他列為加害者之一。這項證據疑點重重，它並未指出維儂家與失蹤的啦啦隊長之間的具體關聯；孩子們聲稱他們被帶到倉庫拍攝猥褻影片的說詞也無法證實，因為他們說的那些倉庫根本不存在（警方找遍了厄普舍縣的所有倉庫），影片或照片也無處可尋；埋在維儂家後院的骨骸後來判定是動物而不是人類；家中起出的「惡魔面具」結果只是廉價的萬聖節道具，如果這足以做為證據，那麼美國就有好幾百萬人都是撒旦教徒了。

對檢察官而言，最糟的證據莫過於在凱莉失蹤的那天晚上，邪教「領袖」華德．維儂與妻子海倫——據稱是綁架與殺害凱莉的關鍵嫌犯——人在紐約。華德是卡車司機，雇主留有他出勤的記錄，包含證明送貨的提單。華德甚至還有在紐約加油時刷卡的收據可供證明。布朗警官堅稱，這表示凱莉失蹤案的調查人員偵辦方向錯誤，而他們提出的證人證詞也不可信，當時，特別檢察官告訴他：「如果你妨礙我調查，我會讓你身敗名裂、傾家蕩產，人生徹底完蛋。」

那位檢察官說到做到。之後，佩蒂．克拉克的證詞讓詹姆斯．布朗成了年幼的布萊恩口中那名「穿著藍色制服的男人」。不久，反恐特警組以殘暴手段逮捕了布朗。

/ /

我要如何判斷哪些虐待指控是證人在檢察官的脅迫下捏造出來的，哪些又是千真萬確的？我們要將這些受創兒童送到哪裡，才能確保他們的安全？他們應該要回到可能具有暴力傾向的父母身邊，還是被安置在陌生、受到嚴格監管的寄養或收養家庭？根據記錄，我非常確定，社工將布萊恩與他的弟弟帶離原本的家庭是個錯誤，但如果他父母真的有虐待傾向，而維儂家的孩子一直都知情呢？同樣地，假如巴比與佩蒂的小孩被帶走，只是因為華德的孩子們被迫編造更多受害者呢？我們的記錄顯示，有具體證據可證明維儂家的兄弟、他們的妻子／伴侶及孩子的爺爺和奶奶有虐待的嫌疑，但是檢察官方面也有許多汙點，令人難以分辨應該相信誰。

幸好，我發現一個東西，有了它再加上其他證據，可以幫助我們釐清這些疑雲；我是在無意間發現這一樣物品的。之前在芝加哥與九〇年代初搬到休士頓後，我有時會跑馬拉松，訓練時，我會佩戴心跳監測器。

有天，我跑完步直接去寄養家庭拜訪一個男孩，所以當我到了那邊，身上仍戴著監測器。小男孩看到了，問我這是什麼，我解釋它的功能，也讓他戴戴看。儀器測出他的靜止心跳速率是每分鐘一百下，以這個年齡的男孩來說十分正常。之後，我想起有一些文件放在車上，於是問他想不想跟我一起去拿。他好像沒聽到我的問題，但我看到監測器上的數據突然飆到一百四十八，我以為監測器壞了，因此靠近他想仔細看看。我說話有時會含糊不清，所以我又問了他一次，小男孩依然沒有動作，但他的心跳變得更快了。我感到困惑，但是心想也不必硬要他跟我一起到車上。我去拿了文件回來，然後結束這次探訪。

在探訪之前，我不知道這個男孩的過去；我只是去看看他在寄養家庭過得如何。回到辦公室，我看了他的記錄，原來他曾經在車庫裡遭到母親的男友性侵。那個男人對他說，「我們去外面修車」，這句話代表「我要虐待你了」，當時我問小男孩要不要一起到車上，等於不經意地讓他想起過去的創傷。因此，我想到，或許心跳監測器有助於找出哪些線索會觸發其他孩子的創傷症狀。

結果，我經常觀察到相同的反應。孩子如果接觸到令他想起創傷的氣味、情景、聲音或言語，心跳速度就會急遽加快；對於一些兒童而言，假如創傷的線索讓他們出現解離的症狀，而不是高警覺的狀態，心跳速率則會下降。高警覺狀態可以讓人做好戰與／或逃的準備，而這需要提高心跳的速率；解離則可透過減緩受害者的心跳、呼吸及其他功能，來幫助他們面對無可避免的壓力。

雖然這不一定適用於每個人，也需要進一步的研究，但心跳速率的監測一直以來對我的工作大有助益。知道哪些事情或哪些人會讓個案想起創傷回憶，通常有助於我們減少他們面對這些事物的機會，尤其是年紀太小、無法說出之前發生什麼事的幼兒。

我利用這個方法來觀察目前待在團體之家的布萊恩。他離開父母身邊已將近兩年，顯然非常想念他們。我向他再三強調，如果他有任何不想談的事情，盡管告訴我，假如他坦承之前曾經說謊捏造過去的事情，也不會受到傷害。我跟他說，這是他說出真相的機會。接著，我陪他畫畫了一段時間。布萊恩與芭芭拉．貝斯住在一起，孩子受到的擁抱治療與邪教虐待儀式的「調查」，幾乎都在她的家中進行。

我第一次問布萊恩，待在芭芭拉的寄養家庭接受「治療」感覺如何，他說「還滿好玩的」。我鼓勵他多說一點，但沒有強迫他，也沒有說我想聽好事或壞事。「有一件事我不喜歡，就是『擁抱治療』。」他接著說。

「跟我說那是什麼。」我說。

「芭芭拉要我在樓梯跑來跑去，等我累到哭了，才會到房間，然後我們躺在床上，她用力搓我的身體和骨頭，我痛到大叫，她說這可以幫助我發洩，要我告訴她，我為什麼生氣。」

「她說『把你的怒氣說出來』，是什麼意思？」

「就是要我說自己為什麼生氣。然後，她會逼我說我不想說的事情。」

「像什麼？」

「像是爸爸媽媽做了一些事情，可是他們沒有那樣做。」

「芭芭拉要你說那些話？」

布萊恩眼眶泛淚，心跳加速，對我點點頭。

「比如說？」

「像是爸爸媽媽傷害我之類的話。我們每次都在去看心理醫生或治療之前這麼做。」

「你們一個星期會做幾次的『擁抱治療』？」

「一個月一次吧，看我們之後要去哪裡。如果我們要去作證，或是去醫生那裡，那天或前一天就會做治療。」

我問他，芭芭拉是如何讓他說出一些根本沒有發生過的事情。「她會用力搓我的身體，沒有多久我就會喊痛，然後聽她的話。那真的很痛。」

「她要你說哪些事情？」

布萊恩開始痛哭流涕。「說一些我的爸爸、媽媽沒有做的事情。」他一邊說，一邊啜泣。我跟他說，他不想說就不用說，我不會強迫他說任何他不想說的話、或是他不認為有發生過的事情，但是，他很勇敢，我拿了幾張面紙給他，他堅持要告訴我事情的經過。他描述社工帶他離開家裡的那天，他看到媽媽在哭，還有自己只能帶走一樣喜歡的東西，因此他選了《聖經》。他還敘述他安撫一歲大的弟弟：「他不知道發生什麼事。」「他原本在睡覺，結果被他們吵醒，就開始大哭大鬧。」（最後，弟弟回家時，甚至不認得媽媽了。）

我問布萊恩，他是否真的看見撒旦教徒對凱莉做的事情、是否真的目睹或參與其他的暴行，他沒有哭，心跳也很穩定。他說，那些都是他為了不要繼續受到傷害才編出來的故事。說到「殺嬰」之類的事情，他的言談或肢體沒有表現出任何恐懼，與他說到從家裡離開或進行擁抱治療的時候天差地遠。

他那麼關心弟弟，對自己撒謊也很難過，代表他是個高度敏感、有道德心與愛心的孩子。這麼一個孩子若真的目睹或參與了謀殺和吃人肉事件，一定會表現得非常痛苦且恐懼；若這些記憶是真的，那麼只有反社會傾向者在回想時才會無動於衷。我必須在作證時解釋清楚，假使這些事件屬實，布萊恩必定不會有這麼冷淡的反應，讓審理這起監護案件的法官判決布萊恩兄弟倆回到父母身邊。

/ /

相較之下，維儂家的案子複雜許多。沒有人想讓受到性侵的孩子回到會不斷施暴的人的身邊。但是，謀殺與邪教儀式的錯誤指控已經損害了這些孩子們的可信度，這麼一來，他們的父母可以合理主張，孩子的證詞不足以採信。我希望利用心跳速率的數據與其他心理和情緒的線索，試著找出傷害這些孩子的凶手，也幫孩子們找到最合適的家。

我與一個離家時還沒學會走路的小女孩談過。在此之前，安妮看過許多心理醫生，次數多到都會模仿我們了。有次我們面談，她坐在旋轉椅上搖來搖去地說：「跟我說說妳的事情。我叫安妮，我有咖啡色的頭髮和眼睛，住過一萬個寄養家庭。」當時她正在喝一瓶汽水，每次打嗝，都露出滿足的表情。我問她，她怎麼知道邪教儀式的事情。

「我的生父殺了那些嬰兒，他也威脅我，如果我不殺他們，我就會死掉，那些嬰兒也會死。」她邊說邊笑，繼續喝著汽水。心跳監測器的數據沒有任何變化。

「妳怎麼會記得這些事？」我問。

「因為我的姊姊跟我說過。」她的雙腳晃來晃去。我問她是否記得真的發生過這些事情，她說她不記得三歲以前的事情。

我接著問她是否記得擁抱治療，她的心情立刻變得沉重，嚴肅地說：「我記得，但我不想談這件事。」不過，之後她描述養父母和社工如何對待她，「他們一直要我說之前的事情，還有說我殺了嬰兒。」

我問安妮，她是否有遭到爸爸性侵，她顯得更不願意談了。「他要我摸他的下面，我說我不想摸，他就抓我的手去摸。」她一邊說一邊站起來望向窗外。我問她這種事是否不只發生過一次，她點點頭，眼睛看著下方。「爸爸要我一直摸他的下面，我說不要，他就說『妳不乖乖照做，我就殺了妳』。」

安妮起身走開以試圖逃避問題的解離反應，以及她的心跳速率，顯現了恐懼的跡象。後來，她回到椅子上，說道：「我不想再聽到華德．維儂這個名字了。」她拿著剛才畫畫用的鉛筆，用力在紙上亂塗，就像是要永遠塗掉這個名字一樣。我們談到她的繼母時，她也是表現出類似的反應，但她強調，生母從來沒有傷害過她。

我和安妮的姊姊琳達面談，她告訴我，邪教儀式虐待的事情，一開始是「芭芭拉說的。當時她說，『你們就和海倫一起待在地窖。』她會一直強迫我們，直到我們哭著照做為止。她硬要逼我們說那些話。」琳達也敘述了遭到父親和繼母性侵的過程，還說通常爺爺和奶奶也會對她做這些事情。她說，「他們幾乎每天都這樣。」

我問她，她是真的記得這些事情，還是別人要她這麼說的，她以嚴厲的語氣對我說：「如果這種事發生在你七歲的時候，你一定也會記得。」她描述遭到家人性侵的事情所呈現的生理反應，與安妮的反應一致，但是說到邪教儀式和謀殺的過程，並沒有這種激烈反應。

最終，維儂家的孩子沒有一個人回到親生父母身邊，因為他們如果再回去那個大家庭，顯然很有可能再度受到虐待。

這起案件最棘手的問題之一、也是家長們面對情緒激動的情況時應該謹記在心的原則，在於這項拙劣調查引起的恐懼愈演愈烈，使得不理性的人們做出怪異的行為。一旦邪教儀式虐待的指控曝光，就會開始失控，即便是訓練有素的心理醫師與執法人員、甚至是我們診所的一些醫生，也不能倖免。

這些孩子一被帶離原本的家庭，加上邪教儀式的指控浮上檯面，幾乎所有相關的照護人員都逐漸相信，邪教的信徒會綁架這些孩子，並且屠殺嘗試幫助他們的人。儘管「邪教領袖」與幾乎所有涉嫌虐待兒童的人都已遭到逮捕，檢察官、社工與寄養家庭的父母依然相信，這個案件背後還有更大的陰謀，而且他們全都面臨生命危險。他們因此恐慌不已，甚至將孩子安置到德州西部（在那裡，小巴比被打到昏迷不醒），以遠離仍在四處蔓延的邪教觸角。他們認為，拉佩夫婦的自殺證明了邪教的威力，一旦人們相信邪教的力量和威脅，就會很難採信相反的證據。

對多數人而言，拉佩夫婦自殺的原因或許很單純：他們殘忍地虐待原本應該要好好照顧的孩子，讓他撞得頭破血流，害他終生癱瘓。無論是罪惡感、羞愧與悲傷，都足以構成自殺的動機，不一定是邪教的影響所致。但是，那些相關的調查人員非但沒有重新檢視最初的假設，反而離現實愈來愈遙遠。

吉爾默鎮本身存在著分歧的看法。一些人認為，邪教儀式確實存在當地，不但殺了人，還繼續肆虐；其他人則認為，無辜的父母失去了孩子，莫名被控訴難以啟齒且根本不可能發生的罪行——凱莉．威爾森的父母就是處在這樣的歧異之下。凱莉的母親認為，布朗警官是綁架並殺害女兒的邪教成員；凱莉的父親則認為布朗和其他人都是被冤枉的，殺害女兒的真正凶手還沒找到。

審理兒童監護權的法官相信，當地曾經有過邪教儀式。德州檢察長試圖解釋之前的證據不可信，但起訴布朗警官的大法官拒絕撤銷控訴。

最後，另一位法官撤銷了起訴，但許多吉爾默的居民依然認為邪教信徒曾在當地虐待與殺害兒童。我在參與這起案件的過程中，也被控涉及邪教虐待，我們的同仁也曾經在路上看過死貓，覺得吉爾默是個「陰森可怕」的地方，大家都不寒而慄。除了十六個小孩在受迫情況下做的證詞外，沒有任何證據可讓這些活在現代的成年人起訴這六個人，包含隨機分派調查案件的警官，以及有雇主的記錄與加油收據作證不在場的男人。

人類是群體生活的動物，情緒非常容易受到感染。訓練、邏輯與智力，通常都無法與集體思考的力量抗衡。在原始時代，一個人如果不能快速地掌握與跟隨他人的情緒線索，就無法生存。察言觀色是在社交方面成功的關鍵，沒有這種能力會對生活造成阻礙——如同之前康納的例子。然而，這項傳統也具有「副作用」，可以引起如德州吉爾默鎮這起事件的迫害。

改版評註

從我們在一九九三年治療大衛教派莊園的兒童起，兒童創傷學會一直與負責監督德州兒童保護服務處的機構維持良好的關係。

該機構的高層認識我，信任我的治療團隊，因此經常請我們針對他們正在進行的計畫或實行上的問題提出意見，相對地，我們也從中學到了更多面對個別社工與整體兒童保護服務制度的挑戰。這樣的工作非常艱難；每一位社工與主管都面臨龐大的工作量、令人感到痛苦的情況，經常與受害兒童的家人或負責案件的律師進行高壓的互動，而且有太多時候都缺乏支援或臨床指導。

此外，人與人之間本能的情緒傳染作用，使得接觸持續性創傷情況的工作，成為「間接性」創傷壓力的完美條件，在此狀態下，焦慮、睡眠問題、憂鬱、易怒與意志低落等症狀都可能出現，種種因素都讓兒童保護服務處的人員身心俱疲。

令人遺憾的是，許多社工為了解決這些問題，只能辭職。我們與德州兒童保護服務處一起工作的那段期間，第一年裡有三分之一的新進社工辭職已是家常便飯，而繼續留下來的社工，則必須設法調整自己的狀態與控制壓力。當然，自我調節的方式也有健康與不健康的區別，健康的方式包含健身、在工作與私人生活之間劃清界線、定期與同事和朋友聚會以尋求支持和樂趣、擁有充分的休閒時間等。

至於不健康的方式，顯然涵蓋了逃避現實、甚至解離，以及工作時心不在焉，或者試圖透過大吃、抽菸、酗酒或嗑藥來調節自己。這些問題至今仍是大部分的兒童保護服務系統的主要挑戰之一；面對這些意義重大卻經常令人痛苦的工作，社工們需要適當的訓練、持續的支持與良好的臨床指導。

就德州的兒童保護服務處而言，他們回應受創兒童的問題，有一部分的方式，是在如同韋科鎮的大衛教派、德州吉爾默的惡魔恐慌及其他重大的兒童傷害或死亡案件發生之後，核予危機介入與任務報告的補助金。十多年來，兒童創傷學會每年都獲得這項補助；而我們的計畫提案一直都名為「危機介入與間接性創傷預防」（Crisis Intervention and Secondary Trauma Prevention）。

這涉及一系列反應性的計畫活動，例如深入吉爾默當地，與社工、受創兒童、孩子的家人及其他人員見面，提供諮詢與建議。另外也包含了一連串的主動計畫活動，像是針對創傷、忽略與間接性創傷的課程，以推動社工的訓練與持續的專業發展。我們強烈感受到，如果社工在創傷與相關問題上獲得更好的訓練，他們就比較不會受到間接性創傷的影響，在工作方面也能更有效率。

換言之，若能在事前提供更多主動的計畫，需要進行所費不貲的事後介入的機會將會減少。然而，每一年我們拿到補助款，危機介入的計畫獲得補助，而預防性的主動計畫卻不然。

在事件之後，我們會針對實踐、計畫與政策干預提供反饋，希望能預防吉爾默的惡魔恐慌症與隨之而來的監禁案件和創傷事件再度發生，但是，每年提出的建議都遭到漠視，塵封在某位官員的檔案夾裡。這實在令人沮喪。

關於自我照顧在有效兒童福利工作上的重要性，相關單位也只是嘴上說說而已。此外，第一線的社工並沒有得到關鍵的洞察與支援，因而無法深入了解這些兒童，還有他們本身。德州的官員在面臨危機時，會聽從我們的建議，就像二〇〇八年四月，他們從基本教義派的耶穌基督後期聖徒教會在德州中部設立的嚮往錫安莊園（Yearning for Zion Ranch）裡發現了四百三十九名兒童，在移置這些孩子之後，他們請我們進行心理健康與評估的程序。耶穌基督後期聖徒教會是自稱「先知」的沃倫・傑夫斯（Warren Jeffs）所帶領的一夫多妻教派。據稱在這個組織裡長大的兒童曾遭到性侵。

那樣的情況頗為複雜，而且通常離奇荒誕，但那完全是另一個故事了——我指的確實是一個故事。瑪亞與該事件的關鍵證人之一布倫特・傑夫斯（Brent Jeffs）一起寫了一本書。布倫特是沃倫的姪子，他描述自己在教堂裡遭到叔叔性侵的經過，引起了一連串導致警方襲擊莊園的事件（這本書名為《迷失的男孩》）。

無論如何，德州兒童保護服務處的高層換人，我開始覺得，就這樣年復一年看著主動計畫未獲補助地繼續運作，也讓我們逐漸成為問題的一部分。他們希望我們能協助解決危機，卻不願傾聽我們對於如何預防這些災難所提出的建議。到了二〇〇九年，我們主動參與其他州的兒童福利系統；等到德州當局請我們提供補助金的提案時，我們沒有採取行動。我們更加了解系統的變遷，儘管做了最大的努力，危機介入與間接性創傷預防的計畫，並未改變德州的兒童福利體制。

因此，要怎麼做才能改變制度呢？兒童福利與心理健康系統中所有這些極端與複雜的情況，在某種程度上都是可以避免的。想想本書提到的每一個孩子與他們的故事。不論是親生父母、養父母、醫師、社工、法官、聯邦調查局的策略小組、小兒科醫師、老師或兒童精神科醫師，假如他們對大腦、發展、依附關係、創傷與忽視的基本原則有所認識，就能扭轉或盡可能減緩這些孩子的悲慘遭遇。因此，兒童創傷學會在過去三十年來，始終致力於這些知識的轉譯與宣傳。

我們在這個領域有太多可以期待的事情。我們一直主動參與訓練的發展與執行，同時也推動在各種環境（診所、學校、少年法院等）、針對非專業的照顧者（親生父母與養父母等），教授神經序列模式的核心概念的「能力建立」計畫。近十年來，我們推行多項課程與相關活動，帶領所有你能想到的專業人士，包含各種附屬專業的醫師與心理醫師、社工、護士、職能治療師、物理治療師、教師、法官、假釋官及執法人員等、甚至還有企業界的人士，去認識兒童發展的概念。

我們開發了一些訓練、實踐與計畫，這些元素適合許多組織與體制，包含托兒所、各個層級的學校、監獄（青少年與成人）、法院（民事與刑事），以及兒童福利、心理健康與少年司法制度。如之後將敘述的，這些努力在過去十年中蓬勃發展。

其中，將這些概念實際運用於社會工作、教育和醫學院的計畫，最為可行。我們與受過訓練的專業人士合作時，會要求他們改變自己的觀點，而這樣的要求太嚴苛了。然而，**當我們預先將這些概念傳授給社工、教育或醫學專業的學生時，這些知識便成為他們的主要參考架構**；不過，相較於求學時期，他們在親身投入專業領域之後，更容易了解及實行發展知情與創傷覺察的實踐。如我們一再看到的，盡可能提早開始累積經驗會是比較好的做法。

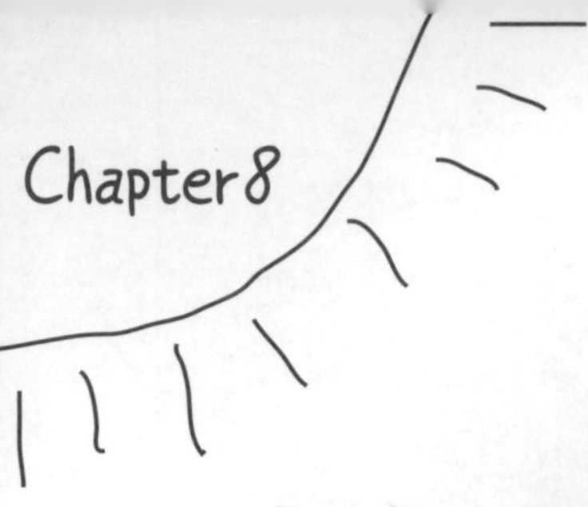

我是一隻渡鴉

極端的解離反應

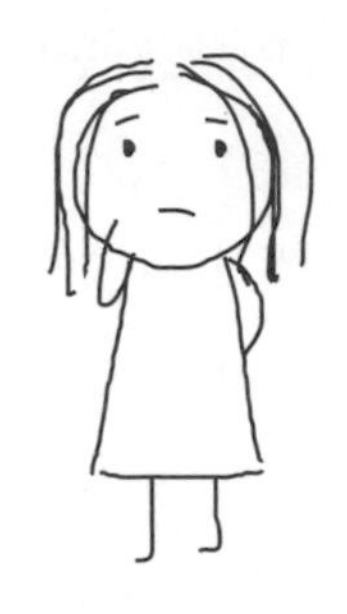

十七歲的高中生安柏在學校的廁所昏倒了。她的呼吸微弱，心率緩慢，血壓很低。她的母親吉兒*接到學校的電話後連忙趕到醫院的急診室，心急如焚。當時，我正好也去急診室。我是那個月的主治醫師，兒童精神科同仁治療的一位青少年之前有過自殺記錄，而我正要到那裡評估他的病情。

一群醫師正在檢查安柏的情況時，她的心跳突然停止了。他們立刻進行急救，幸好安柏恢復了心跳，但這個狀況把一旁的吉兒嚇壞了。雖然醫師們盡力搶救，安柏還是昏迷不醒，這時，吉兒開始變得歇斯底里，他們請我幫忙安撫這位母親，好讓他們可以專心處理安柏的問題。

安柏做了毒物檢查，結果在她體內並未發現任何藥物，因此排除了青少年在這種情況昏迷最有可能的原因——用藥過量。吉兒想不到女兒之前有任何會造成昏迷的病史，因此，醫師們認為她可能患有罕見的心臟疾病，也有可能是腦瘤或中風。

我看到吉兒坐在病床旁握著安柏的手，不停地哭泣，護士正在調整安柏的點滴。吉兒看著我，眼神彷彿在懇求我，我跟她說，我們的醫療技術很好，會盡力讓她的女兒得到最好的照顧。但是，她問我是哪一科的醫生，後來發現我是兒童精神科醫師，變得更難過了。

「你在這裡，是因為安柏快死了？」她問。

「不是。」我很快地回答，向她解釋，我來安慰她，是因為急診室的醫生都在搶救安柏。他們認為，如果有人可以跟吉兒談談，對她有幫助，於是請我幫忙。她注視著我的眼睛，看出我說的是實話。我感覺她鬆了一口氣，心想，簡單的誠實在醫療上太過受到低估、也太少用於治療了，這已經不是第一次了。

「他們為什麼不告訴我安柏發生什麼事？」她問。我解釋，其他醫師可能還沒掌握安柏的病況，很有可能還不知道真正的原因是什麼。我告訴她，我會親自看看安柏的病歷，盡我所能地釐清狀況。

我離開急診室，看了安柏的病歷，並與其他醫師討論了她的情況。他們向我敘述，安柏的學校接到學生通知在廁所發現有同學昏倒、打電話叫救護車的過程。安柏的生命跡象穩定，但是心跳速率非常低，每分鐘約四十八到五十二下，以這個年紀的女孩來說，正常的心跳速率每分鐘應該介於七十到九十下之間。醫務人員將她送到醫院，她心跳停止的時候，醫療小組正在評估她的狀況。之後，他們進行搶救，也就是大家常在《急診室的春天》（ER，一九九四年美國NBC電視網推出的長壽影集）等以醫療為主題的影集中看到的場景。

這時，安柏已經在急診室待了四個小時。這段期間，醫師們幫她做了神經檢查與電腦斷層掃描，結果均顯示腦部沒有異常。心臟科的醫師也來看過她，並未發現任何可以解釋她昏迷不醒的心臟問題，她的血液檢驗一切正常，毒物檢查的反應也都呈現陰性。我的猜測是對的：沒有人告訴吉兒發生什麼事，是因為大家都不知道原因。

我回到急診室，告訴吉兒我所了解的情形。接著，我用了一個可以在催眠之前讓人放鬆的簡單技巧，問她安柏的成長情況，希望能安撫這位母親，同時從安柏的過去找出一些線索。

「跟我說說妳女兒的事吧！」我說。吉兒露出疑惑的表情，覺得這個問題似乎與眼前的狀況無關。「她是在哪裡出生的？」我接著問。吉兒開始回想，然後跟我說一個又一個的故事，這些故事她可能從女兒出生之後，已經開心地說過上百次了。多數人在回想這類的記憶時，心情會有明顯的轉變。吉兒說到女兒出生的時候笑了，這是她在我們的談話過程中，第一次微笑。每當她猶豫著要不要說的時候，我會不斷提示她，盡量保持在中立或正面的話題上，像是安柏第一天上學或她小時候喜歡看哪些書籍等等。

然而，我注意到，吉兒似乎省略了安柏的一些成長階段，而且光是看她的樣子，就知道她生活過得很辛苦。她實際年齡是三十幾歲，但外表看起來老了十歲，染過的金髮顯得稀疏，臉色也十分憔悴。當然，如果自己的孩子莫名生了重病躺在醫院，任誰都不會有好氣色，但吉兒給我的感覺是，她歷經風霜，費了很大一番努力才有現在的生活。我覺得她略過許多事不提，但是最後，她還是填補了一些空白，承認自己有過幾段失敗的感情，也做過幾份差勁的工作，因此她與安柏有好幾年的時間到處搬家。不過現在，她找到一份行政助理的好工作，也似乎決定長期住在德州。

吉兒描述的同時，我也在觀察安柏。安柏染了一頭黑髮，一隻耳朵穿了三個耳洞，另一隻穿了兩個。接著，我注意到一件事，立刻發現這可能是關鍵，就是她的手腕有十幾條短又淺的割痕。這些割痕互相平行，中間穿插了一道橫的割痕。這些割痕的位置、深度與樣式，全是自殘的特徵。

為了了解這些割痕是否與安柏的症狀有關，我問吉兒，安柏最近是否有什麼煩惱。吉兒想了一下，用手摀住嘴巴，像是在克制自己不要尖叫一樣。原來，安柏在學校昏倒的前一天晚上，吉兒的前男友杜安*打電話來家裡。她與杜安在八年前分手，因為她發現杜安曾多次強暴當時九歲的女兒；杜安性侵了安柏好幾年。那天晚上，安柏接了這通電話，杜安說他想來看看她們，後來吉兒接過電話，說她們跟他沒有任何關係了，不要再聯絡。

/ /

許多「割痕」都代表了創傷的過去，我不久後發現安柏也是如此。這種個案在自殘的時候，會產生解離狀態，類似當初經歷創傷時出現的適應性反應。自殘可以安撫他們的情緒，因為這麼做能讓他們逃離創傷回憶或日常生活的難題所造成的焦慮。如我們之前討

論過的，人在解離狀態中，會與現實失去連結，進入做夢般的意識狀態，有一種不真實的感覺，也不太會感到悲傷或疼痛。這些經驗會促使腦部大量分泌類鴉片物質，這種天然類鴉片物質可以止痛，並且使人從麻煩中解脫、得到平靜的感覺。

關於囓齒動物的研究顯示，牠們在面對完全的限制——極度的壓力——時，腦部會釋放類鴉片物質，也就是腦內啡與腦啡肽。遭遇生命危險的人們，經常描述一種「解離」與「不真實」的感覺，而且會出現一種類似服用類鴉片藥物會有的麻木感。腦內啡與腦啡肽屬於大腦壓力反應系統的一部分，可以幫助身體面對肉體與情緒上的痛苦。

我想到，安柏在急診室裡的生理反應，非常類似服用過多海洛因的患者，雖然她與多數服藥過量的受害者不同，可以自己呼吸。基於她的自殘傾向，加上她前一晚無預警接到施虐者打來的電話，我在想，這會不會是極端的解離反應，進而導致她的大腦分泌過多的類鴉片物質？

我第一次提起這個可能性時，急診醫師們認為這是個荒謬的想法。其實，我也必須承認，這樣的假設有點牽強，我也從來沒有聽過類似的案例，不過，我知道，可以緩解攝入類鴉片物質的症狀的藥物——納洛酮（naloxone）——非常安全。

事實上，納洛酮不太可能對人體有害，因為在一些針具交換計畫中（許多衛生單位會提供藥癮者免費的清潔針具，旨在降低透過共用針具造成的愛滋病感染疑慮），醫療單位會讓藥物成癮患者服用這項藥物，以改善上癮的症狀。我們的診所也使用一種與納洛酮相似、但效用維持比較久的藥物——納曲酮（naltrexone），以幫助容易陷入解離狀態的兒童，緩和他們面對創傷相關線索時會有的反應。

安柏已經昏迷了好幾個小時，做了很多檢查也找不出任何原因，因此急診的醫師們決定聽從我的建議，試試納曲酮。

如同對於一般鴉片類藥物中毒患者的效果，納曲酮在安柏身上很快便起了作用。注射納曲酮九十秒鐘之後，安柏醒了過來，幾分鐘內就能夠坐起來，問醫生們這是哪裡。正如我透過她的背景所發現的，我認為她回想創傷經歷時出現了解離反應，才會有這些症狀，而這個主張成了最能夠解釋她會昏迷不醒與對納曲酮有反應的理由。

醫師們讓她住院觀察。隔天早上我去看她，發現她已經醒了，坐在床上，她正在日記本上塗塗寫寫。我向她自我介紹，說道：「我昨天有來看妳，但我相信妳一定不記得了。昨天妳有點意識不清。」

「你看起來不像醫生。」她一邊說，一邊上下打量著我，眼睛直盯著我的T恤、牛仔褲和涼鞋，而不是白袍。她一臉疑惑，但隨後又露出確定的表情，隨後繼續畫畫。

「你是心理醫生嗎？」她問，但是沒有看我。我瞥了一下她的日記本，裡面畫有類似古代手寫藝術字的精細圖案，每一頁的最下角都有看起來像蛇的動物圖形。她發現我在看她，慢慢地闔上日記本。那樣半遮半掩的動作令人玩味，她闔上日記本的同時，身體也轉向我這邊，讓我可以更清楚地看到整本書，但是內容被封面部分蓋住了。

我想，她的確想跟我談談。

「我有機會跟妳的母親聊了一下妳的事情。」我說，「她很愛妳，但是也非常擔心。她覺得，找個人和妳談談小時候發生的事情會有幫助。」我停了一下，給她一點時間理解我剛才說的話，然後聽她怎麼說。

「我媽媽喜歡你。」她回答，說話的同時也注視著我的眼睛。接著，她移開視線，彷彿若有所思。她或許在想，我會是她的母親帶來、另一個會傷害她的男人嗎？我在想，她是否不信任所有的男人，就像我的第一個病人蒂娜一樣？她的大腦是否有某一部分厭惡母親喜歡的任何男人？我應該請女性醫師來治療她嗎？然而，直覺告訴我，她可以接受我。隨著時間過去，她終究會解除一些與男人的負面聯想，得以展開一段誠實、可以預期、安全且健康的關係。

「嗯，我想，妳的母親認為我們可以幫助妳。」我換個方式說，「她告訴我妳與杜安之間發生的事，因此我知道我們應該怎麼幫助妳。我認為，讓妳跟一個人仔細談談這件事，會很有幫助。這樣也許可以避免昨天妳昏倒的那種事情再度發生。」

「我和他之間的事情結束了。」安柏強調。

我伸手過去，攤開她的掌心，捲起她的衣袖、讓她的手腕露出來。我看著她手上的割痕，看著她，然後問：「妳確定？」

她把手縮回去，雙手交叉，轉過頭去。

我接著說：「聽著，妳不認識我，對我一點都不了解，妳應該要先認識我，才能信任我。所以，我會跟妳說一些事情。我離開後，妳可以想想，要不要跟我談談，無論妳的決定如何，我都會照做。妳可以不必同意與我見面，決定權在你。妳說了算。」

我向她簡單描述我們診所治療創傷兒童的工作，解釋這些治療可能對她有哪些幫助，以及我們可以從她身上學到哪些東西，以幫助其他受虐兒童。我停了一會兒，看著她。她也看著我，仍然不確定是否應該相信我。我想讓她知道，我確實了解她經歷過的一些事情，於是我又繼續說。

「我知道，妳在覺得焦慮的時候會想割自己，而且妳第一次拿剃刀劃傷手腕的時候有種解脫的感覺。」

她看著我，一副我說出她心底祕密的樣子。

「我知道，妳有時候在學校會覺得壓力很大，迫不及待想跑去廁所割自己，只要拿著小刀輕輕劃一下，就會好過一點。我還知道，即使天氣溫暖，妳也會為了遮掩手上的疤痕而穿長袖的衣服。」

我不再說話。我和安柏看著彼此。我伸出手想和她握手，她看了我一下，緩慢地伸出手來，我們握了握手。我告訴她，我會再來找她，如果她有任何問題都可以跟我說，我們也可以約一個時間好好談談。

下次我回去看她的時候，安柏與她的母親正在等我。「我認為，妳可以回家了。」我對安柏說，「下個星期，妳要不要來診所找我？」

「好啊，」她回答，對我露出尷尬的笑容。「你是怎麼知道那些事的？」她忍不住這麼問。

「我們可以等到下個星期再聊。現在，妳可以脫掉醜到不行的病人服，回家與媽媽好好休息了。」我試著用輕鬆的語氣說。面對創傷最好的方法，就是一點一滴地解決它，過去兩天來，這對母女也算受盡了折磨。

/ /

安柏開始接受治療時，很快就對我坦誠以對，讓我很驚訝。一般而言，病患需要經過好幾個月的時間，才會開始在一週一次的治療面談中對醫師透露內心的想法。但是，安柏只過了三到四週，就開始談起受到杜安性侵的經歷。

「你不是要我說出來嗎？」有天她這麼問我。

「我想，等妳準備好的時候，就會自己提起了。」我說。

「我不常想到這件事，我不喜歡想起這段過去。」

我問她，什麼時候才會想到這件事情。

「有時候睡覺會想到，」她說，「我就乾脆走開。」

「走開？」

我知道她指的是解離狀態，但我想讓她敘述詳細的過程。她換了個姿勢，把頭抬得高高的，眼神呆滯地看著左下方。我看得出來，她腦海中正閃過一些痛苦的畫面。

「一開始我很害怕，」她的聲音像孩子般地微弱，「而且很痛。有時我不能呼吸，我覺得很無助、很渺小，也很脆弱。我不想跟媽媽說，我覺得很丟臉，也很困惑。所以每次杜安侵犯我的時候，我都會閉上眼睛，努力去想別的事情，我很快就能想像自己找到一個安全的地方。」

她敘述的同時，狀態似乎改變了。「慢慢地，我把那個地方變成我的小天地。每次想到那個地方，或去到那裡，就覺得安心。沒有人知道那在哪裡，沒有人可以進去，在那裡也沒人可以傷害我。」她停頓了一下。她的語氣低沉單調，幾乎像個機器人一樣。她說話的時候，眼神空洞，眼睛幾乎沒眨過。我們沉默地坐了一會兒，然後她又繼續說。

「在那個小天地的時候，我覺得自己好像可以飛一樣。我開始想像自己是一隻烏、一隻渡鴉。我想變成一隻美麗的鳥、一隻藍色的知更鳥，但是我做不到；我想變成一隻雄偉的老鷹，但也沒有成功。我的心讓我變得陰沉，就像一隻渡鴉。但是，我有強大的力量，可以控制其他動物。我很聰明、善良，但我在追捕獵物的時候冷血殘酷，我可以用自己的力量殺死惡魔。對於那些邪惡的生物來說，我就是死神。」

她又停了一下。這次，她看著我。她的敘述很動人。我知道，她沒有跟任何人說過，她覺得自己透過幻想的力量，以某種神祕的方式得到安慰。人在這種脆弱的時候，必須尋求保護。

「妳現在還是這麼覺得嗎？」我問。她看了別的地方一下子，然後回過頭來，開始哭泣。那一刻，我們的治療才是真的開始。

/ /

過了幾週，我愈來愈了解安柏。最後，我從她的故事認識了許多有關創傷解離反應的症狀，並且學會如何幫助這樣的病患。

安柏經歷了暴力且可怕的性侵害，第一次受虐的時候只有七歲。安柏的父母在她兩歲時離異，幾年後，母親有了新的伴侶，一家人全靠他過活。杜安只在酒醉時侵犯她，大概每十天就會發生一次。每次事發過幾天後，他會非常懊悔，買許多禮物給她，不斷稱讚她，希望藉此彌補他的齷齪行徑。由於杜安時不時就會喝酒，因此安柏一直處於恐懼的狀態之中，隨時都在擔心會受到杜安的傷害，還有害怕性侵的疼痛與驚嚇。她的課業成績開始退步，個性也從原本的活潑外向變得畏縮和焦慮。

她太害怕了，以至於不敢告訴母親杜安對她做了什麼事，杜安也威脅她不准說，否則會讓她更不好過。安柏眼見自己無法逃離這種情況，於是想盡辦法來控制一切。她會拿酒給杜安喝，挑逗他，只為了讓這件事趕快結束。只要她知道這件事何時會發生，晚上她就能照常讀書與睡覺，不用擔心杜安哪時候會進來房間。本質上，這麼做讓她可以預期與隔絕自己的恐懼，不讓這些情緒擾亂生活。她的學業成績逐漸進步，在周遭的人看來，她似乎又恢復正常了。

雖然她的行為或許增加了受到性侵的頻率，但控制的感覺使她得以處理自己的焦慮，減少性侵對日常生活的影響。遺憾的是，後來這當然造成了一連串新問題，她因為幫助杜安而感到罪惡，同時又覺得這麼做能幫助自己面對痛苦。

杜安性侵她的時候，她就會出現解離反應，窩在自己幻想是隻渡鴉的祕密世界。在那裡，會有邪惡的生物與怪獸追她，但她總是能打敗牠們，就像角色扮演的電玩遊戲一樣。那個世界是她精心打造的，如幻似真，事實上，這個世界大到她的身體不再有感覺。她以自己能夠面對的方式隔絕了創傷，儘管她接觸到關於過去的線索時——例如杜安的氣味或某種酒味——依舊感到痛苦。這種線索會激起她無法控制的解離反應，因此她躲到「安全」的世界裡，不回應外在的刺激。她接到杜安電話的隔天昏倒送醫，是我見過最極端的解離反應。

就這麼過了好幾年，安柏九歲的時候，她的母親發現杜安和她一起躺在床上，馬上把他趕出去。她不怪安柏，如同許多不幸面臨這種情況的母親，但除了報警以外，吉兒並沒有帶她就醫。不幸地，在杜安搬到其他州之後，地方檢察官就沒有再追蹤這個案件了，吉兒也自顧不暇，她是個沒有什麼工作技能的單親媽媽，現在得想辦法養活自己和女兒。為了找到更好的工作機會，她帶著安柏搬了很多次家，最後，吉兒在學校裡找到一份薪水比較高的工作，但之前居無定所的生活與遭受性侵的經歷已對安柏造成了傷害。

安柏繼續掩飾自己的過去，在學校表現良好，但並非特別傑出。雖然她資質聰穎，肯定能有更好的成就，但或許是之前的遭遇（至少有一部分是這個原因），她的成績一直落在後半段，不盡理想。

儘管她不是班上最受歡迎的女生，卻也不是最不受歡迎的學生。她與一群處於社交中間地帶的青少年鬼混，他們自稱「哥德派」，總是穿著黑色服裝，但行為並沒有特別極端。舉例來說，他們不喝酒，也不嗑藥，熱中研究神祕主義與相關文化，因此能夠忍受會酗酒或嗑藥的人。近年一項關於哥德青少年文化的研究指出，這項文化其實容易吸引像安柏這樣曾經自殘的青少年。有趣的是，他們成為「哥德派」之後，自殘的情況並沒有變嚴重，事實上，這些青少年在加入同樣具有「黑暗」興趣的族群之前，還比較容易傷害自己。

在學校，安柏發現，用刀片戳刺或劃傷手臂，可以讓自己比較不焦慮。之後，她偷偷發現，割自己會引發解離的狀態，讓她得以逃避無法忍受的壓力。「感覺就像我的皮膚有魔力一樣。」她告訴我，描述用刀子割破皮膚是如何不可思議地讓她覺得放鬆，以及如何讓她進入「安全」的小天地。當然，許多青少年藉由毒品來引發這種感覺。

雖然我們通常認為青少年會嗑藥，純粹是為了尋求快感或表現叛逆，但其實最容易出現長期嗑藥問題的是像安柏這樣的孩子，他們的壓力反應系統在幼年時期持續受到干擾。

針對藥物與酒精成癮者的研究發現，很多人都曾在幼年時期遭遇創傷事件，數量遠比沒有藥物和酒精上癮傾向的人還要多。*症狀最嚴重的上癮者——尤其是女性——大多都曾在小時候遭受性侵、經歷父母離異或死亡、目睹殘暴的事件、受到肢體虐待、缺乏照顧及其他創傷。*

從創傷受害者的腦部掃描結果來看，出現異常的區域，通常也和成癮者腦部出現變化的區域相同。這些變化可能正是讓他們更容易產生上癮問題的原因。

儘管自殘通常也被看做是叛逆或引起注意的行為，但在多數案例中，或許以嘗試「自我藥物治療」來解釋這種舉動會比較恰當。割腕能刺激大腦分泌類鴉片物質，因此之前經歷創傷並在解離狀態中獲得慰藉的人會特別想這麼做。雖然割腕的動作會帶來某種程度的解脫感，但那些因為創傷經歷而產生高度敏感的解離反應、陷入悲傷情緒的人，更容易在這種經驗裡得到愉悅的感受。吸食海洛因或奧斯康定（OxyContin，一種假性海洛因，具有麻醉效應，可用做鎮痛藥）的人同樣也會如此。

不同於普遍的看法，多數吸食這些毒品的人並沒有徹底解脫的感覺，事實上，其中有很多人不喜歡毒品造成的麻木感。但是，無

法擺脫巨大壓力與嚴重創傷的人們，可能會從這些物質找到慰藉，而不會覺得麻木。

說來奇怪，人在服用古柯鹼與安非他命等刺激性藥物之後，會出現類似面對創傷的自然反應——高度警覺。這兩種毒品會增加神經傳導物多巴胺與正腎上腺素的分泌。在高度警覺的狀態下，這兩種腦部化學物質會急遽增加。正如解離經驗會讓生理與心理產生如同類鴉片物質帶來的「快感」一樣，服用刺激性藥物之後，生理和心理所經歷的快感也與高度警覺狀態相似。一個人若同時經歷刺激性藥物帶來的「快感」與高度警覺的狀態，心跳速率會加快，感官也會變得非常敏感，並且覺得自己擁有力量。面臨戰或逃的危機時，都需要這種感覺，而這也是刺激性藥物會使人更容易妄想與具有攻擊性的原因。腦部出現與高度警覺相關的變化，會使一些創傷受害者出現毒品成癮的症狀，而與解離反應相關的變化，則會使受害者偏好服用海洛因等類鴉片藥物。

/ /

我與同事了解創傷如何影響大腦與身體之後，就開始研究能用哪些藥物來治療這些症狀，我們希望這麼做能防止受害兒童在長大後出現藥物成癮與自殘等問題。

舉例來說，我們知道，或許可以嘗試利用納洛酮與納曲酮等類鴉片拮抗劑來消除高度警覺的解離反應，我們已經試過利用降保適來減少過度警覺的反應。雖然皮媽媽出於合理的原因擔心，如果我們使用藥物，會讓她照顧的孩子們「失去感覺」，或是我們會決定光靠藥物就能治癒這些兒童，因此完全不關愛他們。然而我們發現，正確情況下的適當用藥，對受虐兒童是有幫助的。

我們嘗試利用納曲酮來治療的第一批病人之中，有一位十六歲的男孩名為泰德。他和安柏一樣，會來診所就醫是因為身體的症狀，而不是心理問題。泰德會無預警地昏倒，有時在學校上課到一半，他就會昏過去。如同安柏的例子，醫生為他做了一些檢查，發現他沒有心臟病，也沒有癲癇或腦瘤等可能導致昏厥症狀的神經問題。醫生們束手無策，排除精神上的問題，判斷泰德正值青少年時期，應該是為了引起別人的注意才昏倒。

泰德身材高瘦，長相英俊，但他總是一副沮喪的樣子：無精打采，走路沒有自信，好像希望自己可以消失一樣。然而，他還沒有嚴重到憂鬱症的程度，他沒有表示自己不快樂、沒有活力、想自殺、人際關係遇到挫折、有睡眠問題，或是有其他典型的憂鬱症狀。他唯一的顯著問題是會突然昏倒，大約一個星期發生兩次。

不過，我與他談過之後，發現他還有別的問題。「有時候，我覺得自己像個機器人。」他說自己感覺不到生活中的情緒，就像在看電影，或是做了動作卻無法感覺周遭發生的事情。他感覺自己與外界脫離，麻木不仁，這是典型的解離狀態。愈來愈了解他之後，我開始研究是什麼讓他的大腦與外界隔絕。

原來，泰德在上小學之前，一直生活在家暴的恐懼之中。他的繼父經常毆打他的媽媽，不只是偶爾打她巴掌或推她，還會打到遍體鱗傷，直到媽媽放棄抵抗、屈服求饒；他的媽媽因此住院不只一次。泰德長大後，開始試著保護媽媽，讓繼父的怒火轉移到自己身上。他說：「我寧願自己挨打，也不想看到媽媽受傷。」過了一段時間，泰德的母親不忍心再看到兒子被毒打，終於決定結束這段關係。

這時泰德已經十歲了。在此之前，他有大部分的生活都處於威脅或嚴重的暴力之中，他變得退縮、孤僻。老師們都說他愛做白日夢，指出他上課經常心不在焉，心好像「飛到十萬八千里外」。然而，他雖然不是頂尖的學生，成績卻也有中等的程度。他的情況比安柏嚴重，他知道成績太低或太高都會引起注意，因此找到了保持低調的方法。他不在乎優秀成績會帶來正面的注意力，因為他發現，任何注意力都會造成壓力、甚至威脅。泰德似乎認定，避免再度受到虐待的最好方法，就是消失在灰色的中間地帶。而這也是他一直以來的做法，直到開始在國中時期出現暈倒的症狀。

我提議嘗試讓泰德服用納曲酮，看看這種藥物能否讓他不再昏倒。如之前提過的，人在面對極大的創傷壓力時，大腦會變得對往後的壓力來源「高度敏感」，因此遇到一點壓力就會出現劇烈的反應。在這種壓力反應中——尤其是壓力巨大且看似無法躲避的情況下，大腦會分泌類鴉片物質。我希望讓泰德服用納曲酮等長效的類鴉片拮抗劑，能夠防止他過度敏感的反應系統分泌這些類鴉片物質的時候，不會對身體造成影響，進而避免暈倒的情況。

泰德同意試試看，也持續接受治療。

他吃藥吃了四個星期，不會再昏倒了。但是，由於這項藥物阻斷了類鴉片的反應，使泰德無法進入解離狀態，因此他現在面臨新的事物或壓力經驗時，會感到非常焦慮。在精神治療與一般內科醫療方面，許多藥物都有這個問題。**一種藥物也許能完全消除特定的症狀，但無法治癒患者所有的複雜問題，因而加重其他的症狀。**事實上，我們發現，孩子們的家長與老師通常會認為，納曲酮「使孩子的情況變糟」，因為許多孩子非但沒有停止出現壓力的反應，反而產生過度警覺的症狀。孩子的這種戰或逃反應使大人們感到更加棘手，因為他們變得更積極、更會反抗，有時甚至還會攻擊別人。

我們可以讓這些孩子服用降保適以減輕過度警覺的反應，但**如果不教他們學習其他的解決方式，光靠藥物是無法達到長期效果的**。最終，我們認為，雖然降保適對於一些案例有很好的治療成效，但還是必須小心使用。

泰德的問題不只是偶爾暈倒而已，他還有解離的症狀，嚴重影響了克服心理與生理挑戰的能力。為了幫助這個孩子，以及不只是「解決」他來求診的用藥問題，我們必須教他如何處理壓力。他服用納曲酮之後，大腦就不會再自動透過昏倒的指令來回應輕微壓力了，而現在，我們得幫助他學習以更健康、更簡單與更有效的方法來面對生活壓力。

如同安柏的情況，泰德的問題不僅來自過度敏感的壓力系統，也與受虐經歷的聯想有關。我和泰德談過之後，發現他會暈倒，大多是接觸到男性及陽剛的威脅所造成的，這些線索令他想起暴力的繼父——非常陽剛的軍人。

隨著泰德進入發育階段的後期，比之前更常接觸到成熟的男性，暈倒的情況也突然變得更嚴重。他不只會遇到男性的老師與教練，他與同學們也開始顯露出成年的雄性特徵；小時候，他可以避開這些創傷回憶的觸發物，但是現在，這些線索無所不在。

為了幫助他在停用納曲酮之後，學習在面對這些線索時不要出現過度反應與進入解離狀態，我必須讓他在安全的情境下接觸這些線索。我決定在治療初期讓他服用效用比較短暫的類鴉片拮抗劑納洛酮，同時提供男性相關的線索，幫助他面對它們，好讓這些線索不再對他造成巨大壓力。到了治療後期，我會停用納洛酮，讓他之後面對這些線索而感覺備受威脅時，可以進入解離狀態。

若要發揮納洛酮的最大效用，我必須表現出比平常更為典型的男性特徵與氣概——雖然要是我回到更年輕、體態更好的時候，這麼做會容易許多！我與泰德進行治療時，會將襯衫紮進褲子裡以凸顯腰圍，也會捲起袖子露出手腕的肌肉。這聽來或許可笑（有時我也覺得自己很愚蠢），但這麼做能夠讓他與男性發展出健康的關係，並且習慣這些線索。如果他開始出現壓力反應、想起受虐的回憶，我會安撫他，表示他很安全，鼓勵他試著勇敢面對。

泰德非常聰明，因此我也向他解釋了治療的原理。很快地，他發展出自己的一套改善方法，他擔任學校籃球隊的計分員，讓自己處於年輕男性的安全環境裡，這麼一來，他也可以與同儕建立友誼，取代之前接觸男性所帶來巨大的壓力。之後，他不再暈倒了，雖然他還是會試著「保持低調」，但他的生活愈來愈有起色。

/ /

安柏的情況也有進展。在她被送到急診後的頭十個月裡，我們每個星期都會進行治療。由於她沒有經常性昏厥的問題，也比較能夠控制解離症狀，我決定不讓她服用納洛酮或納曲酮。

我很期待每次與她的治療面談。她具有聰穎、富有想像力與幽默的特質，總是能把故事說得清清楚楚，讓我有更深的了解，這點與其他孩子不同。但是，她也很脆弱，過於敏感，內心充滿黑暗的想法與疲憊的感受。安柏這樣隨時保持警戒，一定費了很大的力氣；像這樣把整個世界都看做潛在的威脅，必定身心俱疲。她害怕的不只是身體上的威脅，她傾向把別人的正面評論解讀成中性的評論；如果是中性的評論，她會認為別人在批評她；假如是負面的評論，她就會認定這是人身攻擊。

「他們討厭我。」她說。她不斷接收到輕蔑的訊息，但其實別人並沒有這個意思，這使她難以建立人際關係。因此，我花了很多時間幫助她用看待生活中其他事物的方式，去認清她與別人的互動。這部分基本上是認知治療，是最有效的憂鬱症療法。安柏的受虐經歷使她出現一些憂鬱症狀，其中一個是自我憎恨，這樣的孩子通常會覺得別人認為他們是可恥、「邪惡」的，活該受到傷害與拒絕。他們把自我憎恨投射到這個世界，對任何拒絕都過度敏感。

因此，病患要復原的關鍵，在於了解自己的認知不一定是真實的，以及這個世界其實沒有那麼黑暗。對於安柏而言，要做到這一點，需要很長的時間。我希望她能了解，並非每個人都想傷害她，還有很多人——像是老師、同學和鄰居等——是善良、願意幫助與支持她的。但是，她經常將別人擋在心門外，好讓自己不會受到過去的痛苦與恐懼。

有一天，她走進我的辦公室，問我說：「你知道渡鴉是最聰明的鳥嗎？」她注視我的眼睛，像是在挑戰我一樣。她一屁股坐下來，雙腳擱在小茶几上。

「我不知道。妳為什麼這麼說？」我關上辦公室的門，坐在椅子上，轉身對著她。

「Corvus Corax。」她說出常見渡鴉物種的拉丁文名稱。

「妳會拉丁文？」

「不會。我說的是渡鴉的學名。」

「妳喜歡渡鴉？」

「我是一隻渡鴉。」

「妳看起來像是一位女孩。」

「不要開玩笑了！你知道我的意思。」

「我大概知道。」我說。她沉默不語，我接著說，「妳想討論動物，那我們來聊聊動物的世界。」

「好。」

「很多動物都有向同類與掠食者傳送訊號的一套方式。」我說話的同時，她往後靠在椅子上，不發一語。我知道，我開始讓她想逃避了。「有時候，那些訊號表示『不要惹我，不然我就傷害你』，」我繼續說，「像是熊會站立著大吼，狗會咆哮並且露出牙齒，響尾蛇的尾巴會嘶嘶作響。」我停住，房間一片靜默。我試著讓她了解，她向我發出了「不要惹我」的訊號。我知道，她經常覺得「別人不喜歡她」，她發出負面的訊號，自然會引發負面的回應。這些互動進而強化了她的認知，認為世界上充滿了不喜歡她的人。

她眨眨眼，看著我。她還專注在我們的對話裡。「換做是渡鴉，牠們會怎麼做？」我問。她露出了一絲微笑。

「渡鴉會這麼做。」她坐在椅子上，身體往我的方向前傾，捲起襯衫的袖子。我以為她又割了自己的手腕，結果我看到新的黑色刺青，那是一隻張開翅膀的渡鴉。她把手伸向我，讓我看個仔細。

「顏色很漂亮。誰幫妳刺的？」至少她現在知道，身上的黑色衣服、耳洞與新的刺青，都向別人傳遞了訊號。

「蒙特羅斯（Montrose，德州休士頓路名）大道上的布巴師傅。」她把袖子捲回原狀。

「那刺青和割腕帶給妳相同的感覺嗎？」

「不太一樣。刺青沒有那麼痛。」

「妳現在還會割腕嗎？」

「不會，我現在會做一些放鬆的練習，有時候還滿有用的。」我教她一種自我催眠的方法，當她想割自己的時候可以控制自己。催眠可以使人以能夠控制的方式進入解離狀態。我要安柏以更健康的方式來控制，運用這個適應性反應的時機與程度。

我教她專注呼吸的誘發技巧。先觀察一下自己的呼吸，然後做十次深呼吸，從一數到十。每次吸氣，想像自己在階梯往下走一步。階梯的盡頭有一道門，等她打開門之後，就到了「安全」的地方，在那裡，沒有人可以傷害她，而她也可以控制一切。她學會這個技巧之後，每當感覺沮喪或不知所措的時候，都可以採取這個方法來應對，而不是割自己的手腕。

/ /

慢慢地，她開始能夠敞開心胸與我談論過去，不想說的時候，就會封閉自己。她會透露一些長久以來承受的傷痛與羞辱感，覺得太過痛苦的時候，又會退縮。我不強迫她，我知道，她會出現防衛的反應是有原因的，等她準備好了，就會再說更多事情。她又陸續刺了一些刺青，大部分的圖案都很小，而且全都是黑色的，像是黑色的玫瑰、蓋爾式（Gaelic）的繩結，還有一隻小渡鴉。另外，她總是穿得一身黑。

之後，我們談到人們天生就會解讀他人的訊號並做出回應，以及我們傳送的訊號。

「妳知道，人類的大腦有特殊的神經系統，負責解讀與回應別人傳送的社交線索嗎？」我拿起一本之前讀過的神經科學期刊。再一次地，我試著讓她明白，她傳送給別人的負面訊號，以及她可能誤解了別人傳來的社交線索。

「你的意思是，我的神經有問題，所以沒辦法了解別人的社交線索嗎？」她想都不想，就忽略了我想傳達的訊息；她的反應正是我設法幫她解決的問題。我需要退後一步了。

「蛤？妳怎麼會這麼覺得？」

「我知道你就是這麼想的。」

「所以，現在妳還會讀心術囉？妳可以看穿每個人的心思？還是妳只能知道我在想什麼？」她沒有意會到我在開玩笑。我想，最安全的方法還是從認知的層面出發，不要訴諸情感。

「大腦中的這些特殊神經元作用時，相當於反映了對方腦中類似的神經元作用，這些神經元稱為『鏡像神經元』，可以幫助我們建立人際關係、與別人溝通。很酷吧？」

她有在聽我說話。我希望她能多少理解一點，思考這對她的意義。我繼續說：「譬如，媽媽抱著剛出生的寶寶，對他笑、逗弄他，這些原始的感官訊號，包含微笑的視覺訊號、逗弄的聽覺訊號、媽媽身上氣味的嗅覺訊號、用手溫暖安撫的觸覺訊號，全都轉變成神經活動的模式，傳送到寶寶的大腦，進而刺激到部分的區域，而這些區域正是對應媽媽大腦中控制她露出微笑、逗弄與搖晃寶寶等動作的區域。寶寶的大腦正是受到來自媽媽這種有一定模式、不斷重複的刺激所形成的！」

現在，安柏聽懂了。她點點頭，我看得出來，她很專心。我說：「這很奇妙！我最喜歡研究大腦了。」我把那本期刊放在桌上，等待她的回應。

「你真是個怪人。」她笑著說。不過，我很確定，她已經知道自己之前誤解了我的話，知道我不是在指她的腦袋有問題。她漸漸明白，自己的認知可能與現實不同，以及過去她與別人的互動不佳，可能是因為她的世界觀扭曲了。

/ /

過了一段時間，安柏的狀況變得愈來愈好了。現在，她的靜止心跳速率來到每分鐘六十下以上，不會經常出現心跳慢到危險的情況，也不曾再暈倒了。媽媽和學校老師都說她改善很多。治療的時候，她也變得比較活潑了。現在，她會跟我聊她的一群朋友，他們與群體都有點格格不入，但心理都沒什麼問題。

有一天，她來治療，無精打采地坐在椅子上，說道：「我們又要搬家了。」她努力裝出冷靜的樣子。

「妳哪時候知道的？」

「昨天。媽媽在奧斯汀找到更好的工作，所以我們要搬走了。」她看著前方，眼眶滿是淚水。

「妳們哪時候要搬家？」

「再過幾個禮拜，媽媽下個月初就要開始上班了。」

「嗯，我們談談這件事吧！」

「為什麼？」

「我猜，妳應該很難過。」

「現在換你會讀心術了嗎？你不會知道我的感覺的。」

「嗯，我剛才有說，我『猜』妳應該很難過。我猜錯了嗎？」她盤起腿，低頭不讓我看到她在流淚。一滴眼淚掉在她的黑色褲子上。我遞給她一張面紙。她從我手中拿走面紙。

「我討厭搬家。」她低聲地說。我沒有說話。我把椅子移到更靠近她的地方，一隻手放在她的肩上，就這樣靜靜地坐著。

「妳最討厭搬家的什麼事？」

「所有的事情！新學校、新同學、新的怪胎。我討厭所有事情都要再重來一次。」

「那一定很難受。」我不想說一些正面的話來鼓勵她，這麼做會否定她的感受。重新開始也有好處，但我想留到之後再談，現在，我讓她發洩沮喪和悲傷的感覺，安靜地聽她說。

過了一個星期，她再次來到診間，對我說：「我迫不及待地想離開這個小鎮了。」她已經進入了「無所謂」的模式。裝做「不在乎」，比較容易不會感到難受。

「那妳上個禮拜為什麼要哭？」她憤怒地看著我，我也看著她，讓她解讀我的表情，傳達我感到難過與擔心她的訊號，她不再生氣了。之後，我們開始討論如何熬過這段過渡期。

最後的幾個星期，她很擔心自己到了新的學校會遇到什麼情況。她準備好要「重新開始」了嗎？她還需要隨時表現出憤怒、陰沉的樣子嗎？是否還要一直都穿黑色的衣服？她開始覺得，也許自己可以溫和一點、開放一點，學習著樂於交朋友。

我們關於動物世界與大腦運作的談話，已經影響到她的自我認知。

「我不知道要怎麼做。我不知道，我應該要嘗試重新開始、做自己，還是要保護自己。我不知道該怎麼辦，我不知道要成為怎樣的人。」

「時機到了，妳就會做出正確的選擇。」

「什麼意思？」

「如果妳做出選擇，這個選擇就是正確的。不要讓任何人替妳做選擇，不論那個人是妳的媽媽、朋友，還是我，都一樣。」我停了一下，看著她的眼睛，「也不要讓杜安幫妳做決定。」

「杜安跟這件事有什麼關係？」

「我認為，那些黑暗的想法不是來自妳的內心。在妳遭到性侵的時候，妳投射到世界的那些逃避現實的狀態、幻想和黑暗想法，都是杜安造成的。」

「不，我才是創造那個世界的人。」

「妳還記得，之前妳跟我說，妳一開始躲到那個世界的時候，想變成一隻鳴鳥，一隻藍色的知更鳥，結果沒有成功嗎？」

「記得啊。」

「安柏，那些美麗、繽紛的鳥兒就是妳的第一選擇。當時，那些想法沒能實現，可能是因為牠們太脆弱；妳需要更強大、更黑暗、更具威脅性的事物來保護妳。」

「對。」

「安柏，但現在妳或許不需要那些東西了。或許妳可以變成知更鳥，盡情地歌唱。」

「我不知道我做不做得到。」

「我也不知道。可是，等到時機對了，妳自然就會知道。那時候，妳會做出正確的決定。」

在她們搬家之前，我建議她們可以在奧斯汀找新的醫師看診。我給了吉兒一份名單，向她保證，我會與那邊的醫生保持聯絡。我告訴她，我會打電話或偶爾過去探訪，追蹤安柏的情況。最理想的情況，我希望她能在奧斯汀找到主治醫師，繼續接受治療。但是，安柏不同意這樣的安排。

「我不需要看心理醫生，我又不是瘋子。」

「一直以來，我有把妳當成瘋子一樣對待嗎？」

「沒有。」她沉默。她知道自己這樣吵是在無理取鬧。

「聽著，妳自己做決定。我認為，如果妳願意花時間找到合適的醫生，對妳會是有幫助的。妳可以和名單上的這些醫生談談，看看妳跟誰相處起來感覺最舒服。」

「好吧。」她看著我，知道我看穿她的心思，她不會真的去試。

「我只要妳知道，不管妳決定怎麼做，都是妳自己的選擇。」

我伸出手，表示這是我們的約定，她和我握手。「沒問題，醫生。」

//////////////////////////

她們搬家後的最初半年裡，我收到安柏的母親幾次捎來消息。她帶女兒去找過名單上的第一位醫師，但安柏不喜歡她。後來，她們就沒有再去找其他醫生了。很多時候，家長看到孩子的狀況似乎穩定下來，就不再尋求治療，畢竟這是花錢又麻煩的事情。既然安柏「狀況不錯」，吉兒也就不再強迫她去找新的醫生治療。

又過了一年多，有一天我登入電子信箱，收到一封寄件人署名「藍渡鴉二三二」的信件。起初，我以為這是垃圾郵件，差點刪除它，接著，我看到信件主題寫著「新刺青」，於是點開來看。內容寫道：

親愛的醫生：

我想讓你成為第一個知道這件事的人。我多了一個新刺青，那是一束花，有橘色、紅色、紫色和藍色。我現在很有女孩的氣質，不再刺黑色的圖案了。

藍渡鴉筆

我回信：

謝謝妳寫信給我，聽起來妳做了很棒的決定。做得好。有個問題：妳的藍色是天空藍嗎？

培理醫生

那天稍晚的時候，她回信：

不是，是深藍色。嘿，不管怎樣，總是個開始，對吧？

我看到這句話，一邊微笑，一邊回信：

安柏，這的確是個好的開始。

之後，我不時會收到藍渡鴉寄來的電子郵件。她現在是個大人了。她上了大學，也在四年裡順利畢業。她和我們一樣，有時開心，有時難過，但我感覺得出來，她現在是個健康、有生產力與有愛心的年輕女性。目前她在做兒童輔導的工作，還沒決定是否要繼續深造，還是從事社工、警察或老師。然而，我想她會做出適合自己的決定，我也相信，她能利用自己的經歷與關於創傷如何影響兒童的知識，去幫助接觸到的孩子，改善他們的生活。

改版評註

人群緩慢散去，而那位年輕的女子耐心地站著不動。我們的眼神短暫交會，兩個人都笑了。她看起來很面熟，不過，因為我看過的人太多了，加上不擅長記名字，因此想不起她是誰。

在此之前，我剛結束一場公眾講座，主題是人際關係對人類的生理與心理健康的重要性。然而，這名女性站在一旁，等其他人離開。不久，會堂變得空蕩，只剩幾名籌委會的成員在整理場地，還有一位站在會堂的最後、帶著兩個幼童的婦女。

這名女子走了過來，露出焦慮的神情。「您還記得我嗎？」

「我覺得妳看起來很面熟，但妳可能要給點提示……我年紀大了，記性不好。」我試著開玩笑來掩飾尷尬。

「呵呵，您總愛開玩笑。」她捲起袖子，我一眼就認出那個渡鴉的刺青。

「妳是安柏。哇，很高興又見到妳。」

我沒有在客套。她變得不一樣了，成熟了一些，身上沒有明顯的穿洞痕跡，頭髮染成了淺咖啡、幾近金髮的顏色。我問她後來過得如何，她面帶微笑。我們閒聊了十分鐘，在這期間，那名婦女帶著小孩從會堂的後方走到我們面前，我立刻就認出她是吉兒，也就是安柏的母親。吉兒一邊走過來，一邊露出微笑，與我聊了一下她們在奧斯汀的生活。安柏張開手臂擁抱那兩個小孩。

「我想讓你見見我的孩子，」安柏說，「這是托莉*，她七歲，這是湯瑪士*，他三歲。」她轉身對兩個孩子說，「這是我的朋友培里醫生。很久以前我還是個小女孩的時候，就認識他了。」

我心想，那時候她年紀也不算小，有趣的是，她會這麼說，或許是因為當時她感覺自己的心智比實際年齡還要小。那兩個孩子聽話動也不動地看著我——可能正在想像「媽媽」是個小女孩時的模樣——之後便從安柏的手臂鑽了出去，在會堂裡跑來跑去，一旁有外婆吉兒看顧著。

在職業生涯中，醫師很難得能看到病患痊癒後的狀況。安柏經歷了人生的高低起伏，現在與孩子的父親擁有健康的伴侶關係，他們同居，但還沒決定要結婚，吉兒則住在他們家附近，經常幫忙照顧孩子。安柏一開始想當社工，也從事過兒童福利工作一段時間，但後來發現這份工作太容易喚起過去的痛苦回憶。如今，她在一個以信仰為基礎、幫助難民家庭的非營利組織工作。

如本章所述，我為安柏進行治療的過程中所遇到的臨床關係的

「破裂」，正是大部分治療受虐或受創兒童的工作遭到中斷後會有的特徵。在多數的公共心理健康門診中，治療無預警遭到中斷之前，病患平均接受連續三次的臨床看診。

治療中斷的原因，不外乎搬家、無法負擔看診費用，或是孩子不再出現精神上的問題等等。如果病患是寄養兒童，之所以不再繼續接受治療，可能會是因為他們回到家庭、醫院、住院安置或其他的寄養家庭。治療接觸的中斷，會因醫療的經濟模式而變得複雜，因為這種制度大多會核准與代為支付十至二十次的看診費用。

孩子可能經歷過十年的虐待、忽視、羞辱與孤立，待過二十個寄養家庭，在學業上比同齡的兒童落後了兩年，深受語言與知覺整合的問題所苦，沒有朋友、家人，缺乏社交技能，容易衝動、不專心，功能失調，有依附障礙，有好幾百個線索都會讓他們想起受虐的傷痛，而如今，他們在新的寄養家庭裡生活。針對這樣的兒童，我們認可二十次「創傷聚焦認知行為治療」（Trauma-Focused Cognitive Behavioral Therapy）的療程。

社工勾選「治療」的方塊之後，我們便展開治療。你是否好奇，為什麼兒福制度投入數百萬元與無數的工時試圖去幫助受創兒童，但長期下來，他們的狀況還是不見好轉？

當中的原因或許在於有一部分的人不想去了解病患的後續情況；有一部分的人相信我們的二十次療程、相信一週一小時的治療，就可以幫助孩子建立新的關係模板，重新組織大腦的壓力反應網絡，創造出新的「預設」關聯來避開會喚起痛苦記憶的線索，帶領孩子學習社交與認知的策略，在大腦皮質中建立起新的執行能力，並且幫助孩子在學業上躍進了兩個年級（我忘了，最後這點不是我們的工作，是學校的職責）。

好吧，或許我說得有點太刻薄了。在這些療程中，重要且持久的效果是看得到的；你可以對孩子伸出援手，改變他們的生活，但我希望你有掌握到重點。我們現有的模式無法滿足這些兒童的諸多需求，基於這個認知，我們必須改變現有的模式。此外，我們也擁有一些非常棒的見解與研究，有助我們做出改變。最重要的線索，也許是我們必須利用人際關係的強大力量。

其實，在生命的所有領域當中，關於健康最重要且不斷萌生的發現，就是關係連續性——與他人的長期連結——的有力角色。關於人際關係在復原與療癒上的關鍵角色，學界已經闡述了數十年，但我們照舊發展教育性與治療式的模式，假裝每個人都是一樣的。小學生在每一年都會遇到不同的老師，這種制度可以形成的特殊關係，具有保存期限——這個期限也就是所謂的學年。之後到了國中與高中，我們每一年都會遇見更多新面孔。

當然，這些人際關係很重要，但關係的連續性呢？假使導師在中學接觸一名問題兒童，在整個學年中固定一週有一天與孩子共進午餐，並一路陪伴他上高中，這樣的做法便可為孩子帶來許多好處，像是畢業率大幅提升等，師生關係的時間長短，似乎是有效幫助兒童發展的主要因素之一。

相較之下，在同一段時期接受好幾名導師的指導，帶來的益處則不如這種方式來得多，而就某些兒童來說，這種關係中斷的制度，反而會使問題惡化。具有療癒作用的人際關係是無可取代的：譬如婚姻與家庭，就像不會有人每過一個學年，就換新的伴侶或兄弟姊妹。我們在自己與其他成人的友誼中認知到這個事實，卻難以認清，兒童的生命中也需要這樣的永久性。

可以凸顯長期人際關係有多重要的另一個絕佳例子，是東妮．海涅曼醫師（Toni Heineman）於一九九四年在舊金山灣區創立的卓越組織「心之家」。她原本從事寄養兒童的治療工作，後來厭倦了孩子前來接受治療、卻總是在搬家後不見人影的情況。因此，她下定決心，希望能與接觸過的寄養兒童建立長久的治療關係，不論他們之後去了其他的家庭、醫院、住院中心或回到原本的家庭，都能繼續維持這樣的關係。她陪伴這些孩子走過許多日子，而他們最後也順利成長茁壯。不久，一些醫師志願加入海涅曼醫師的行列，每個人各自負責照顧一或兩名寄養兒童。

這些年來，美國各地有數百位醫師，持續為寄養兒童提供品質良好的治療服務。這些治療的效果十分顯著——事實上比寄養制度下的青少年所呈現的典型結果還要突出，可見，人際關係確實可緩衝目前的壓力來源，並且幫助個案從創傷中復原。也因為如此，任何的治療模式如果要進行調整，必須從兒童的人際關係的數量、本質與永久性出發，以長期的治療網絡為目標。畢竟，**能夠緩解壓力的人際關係，最主要的特色是可以持久：關係的對象必須能夠讓孩子感到安全、熟悉，而且他們的行為至少是可以合理預測的。**

羅馬不是一天造成的，如果將每個人都一視同仁，只會造成悲痛與失去的無止境循環。為了打破這樣的迴圈，我們必須堅持到底。

Chapter 9

媽媽在說謊，她要殺我。幫我叫警察！

是壞孩子，還是受創兒？

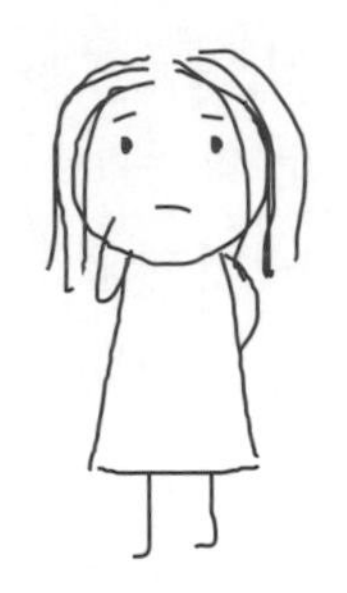

經營受虐與創傷兒童治療診所的風險之一是生意絡繹不絕：如果你替這些孩子看病看出名聲，將會無可避免地有源源不絕的病患來求診，讓你應接不暇。你很難增加人力與服務，同時又維持孩子需要的高品質、一對一與長時間的照顧。因此，我們的醫療團隊最後決定專注在研究與訓練上，盡可能為多數的孩子提供最好的照護。

診所的教育訓練針對所有與受虐兒童一同生活和工作的成人，其中包含了精神科醫師、決策者、警察與父母。同時，我們持續與國內多家服務機構合作，提供臨床治療，然而在一九九八年的當時，這些工作大多在我們位於休士頓的診所進行。

六歲大的詹姆斯是我們的病患之一，但我們對他的任務不是治療，而是由我來針對他的複雜情況提供專業意見。詹姆斯讓我學到了許多關於勇氣與決心的智慧，**提醒我聆聽、關心孩子們有多麼重要。**

詹姆斯是法官轉介來我們診所的病患。之前，法官參考了許多不同的治療意見，希望我們能協助釐清詹姆斯的問題。一所兒童法律促進機構擔心他之前可能遭到養父母的虐待，然而，無數的醫師與兒童保護服務處都認為，他太會惹麻煩，因此養父母不得不將他送走。學校的老師表示，看過他身上有瘀青和抓痕。

詹姆斯未滿週歲前被一對夫妻收養，他們生了一個孩子，在詹姆斯之前已經收養了三個小孩。詹姆斯在這些孩子當中排行第二。我們遇見他的時候，他們家最年長的孩子八歲大，最小的女兒還是嬰兒。

根據養母梅兒的敘述，詹姆斯無可救藥、難以管教。他經常逃家，曾經跳車、自殺，還在床上尿尿。到了六歲，他已經住院過好多次，其中有次還是因為從二樓陽臺跳下來而受傷。他常常說謊，尤其是關於養父母的事情，也總是與他們唱反調。他有服用抗憂鬱劑與其他控制衝動與注意力的藥物，他看過無數個醫師、精神科醫師、心理諮商師與社工。

養母說，她實在管不動他，因此假借鄰居之名連絡兒童保護服務處，表示她很擔心孩子的母親無法管教，以及孩子可能會傷害自己和兄弟姊妹。壓垮她的最後一根稻草是：詹姆斯因為服用過量藥物而進了加護病房，當時的情況十分危急，他們還出動直升機將他送到醫院緊急治療。現在，養母將他送到住院治療中心，讓自己暫時鬆了一口氣。接下來就等法官決定怎麼做。

兒童保護服務處的調查人員與幾名醫師評估認為，詹姆斯患有反應性依附障礙，這種疾病常見於幼年受到嚴重忽視與／或創傷的兒童，殺了兩名少女的利昂可能也患有這種疾病。其主要病徵是缺乏同理心、無法與他人建立關係，還經常做出操縱別人與反社會的行為。

如果嬰兒缺乏照顧者的安撫、擁抱及其他肢體與情感上的關愛，便可能會得到反應性依附障礙，他們大腦中掌管建立人際關係與解讀社交線索的區域未能妥善發展，因而在有缺陷的關係神經生物機制下長大，無法從健康的人際互動中感受到喜悅。

反應性依附障礙的症狀包含「發育遲緩」與成長不良，如同前面提過的蘿拉。這種病症通常會發生在蘿拉的母親維吉妮亞這種個案身上，她每六個月就換一個寄養家庭，因此小時候未能與主要的照顧者建立長期的依附關係。在孤兒院等機構長大的小孩也有患病的風險，像是賈斯汀與康納。

許多患有反應性依附障礙的兒童除了對認識的人冷漠之外，也會與陌生人異常親近：他們從出生之後都沒有機會與父母或照顧者建立主要、長期的關係，因此別人在他們眼中沒有任何差別。雖然如此，他們做出這些無差別的親近行為，並不是真的想與他人建立關係，正確來說應該是種「順從」的行為，讓握有主導權的大人知道，他們會服從，而且不具備威脅性。**有反應性依附障礙的兒童學會利用親近的行為來化解大人的潛在威脅性，但他們接近大人的方式並不像是要建立持久的感情。**

幸好，反應性依附障礙並不常見。然而遺憾地，許多父母與心理治療工作者替廣泛的不當行為都貼上這個標籤，尤其是對於被人收養或待在寄養家庭的兒童。嚴重殘害了德州吉爾默兒童的「擁抱治療」等治療方式，被大家誤傳為反應性依附障礙的「解藥」，如同其他牽涉情緒攻擊與嚴格紀律的強迫性與可能遭到濫用的治療方法，例如，詹姆斯的醫師建議他的母親，他失控的時候，可以把他鎖在衣櫃裡。

這位醫師與梅兒對詹姆斯行為的描述，似乎符合診斷，但是，詹姆斯的病史還有一些明顯奇怪的地方。他在醫院或住院治療中心時，行為表現良好，並未嘗試逃走或威脅著要自殺；在學校裡，除了輕微攻擊其他男孩，也沒有像母親抱怨的那樣失控與無惡不做。還有一點：他的養父母行為並不尋常。例如，我們明確告知他們不用陪詹姆斯來看診時，他們還是會出現；有次，他的養父來的時候帶了禮物要給詹姆斯，在診療室外面等了好幾個小時。我們的一位醫師與詹姆斯的養母面談時，她似乎只在意自己與自己的問題，一再表現出與詹姆斯分開的難受，卻不關心他的治療情況。

/ /

我一見到詹姆斯，就喜歡上這個孩子。以他的年齡來說，他的個子有點嬌小，留著一頭捲曲的金髮，他的外表可愛、舉止合宜，說話會看著人的眼睛與微笑。事實上，我們在一起的時候，他時常大笑與開玩笑，似乎很喜歡我的陪伴。在我們的跨科別治療小組中，他的主治醫生史蒂芬妮也和我有同感。

經過四次的面談後，我們覺得已經有足夠的資訊可供評估，決定請他暫時不用來看診。

我們的診所會召開員工會議以協調與討論病童的照護事宜，每個參與治療的醫生都會出席，一起分配治療工作。我們會仔細討論每個人與病童的互動，以及他們對病童的印象。

討論到詹姆斯的時候，史蒂芬妮有點激動，因為她喜歡這個孩子，想到之後不會再繼續治療他，就覺得難過。我看到她難過到眼淚幾乎奪眶而出，對於詹姆斯的看法也改變了。

如果一個孩子患有反應性依附障礙，缺乏和他人的連結與依附關係不足的經驗會互相影響。這是人類交往關係的交互神經生物機制——由「鏡像神經元」所創造。因此，這種孩子很難相處，他們對別人不感興趣、沒有同理心，因而不討人喜歡，與他們互動會讓人覺得空虛，而不會認為他們可愛。假如詹姆斯患有反應性依附障礙，史蒂芬妮不應該會感到如此難受，因為她沒有什麼關係上的接觸好失去。

醫師也是人，與反應性依附障礙的病童互動如果沒有得到回饋，大多也會覺得治療他們有壓力、不會感到開心。這種兒童的冷淡與不當行為會使人感到憤怒與絕望，因此有許多家長會想要採取嚴厲與懲罰性的治療方法，醫師也經常同意這種有害的手段；多數的醫師在治療結束後，也會覺得鬆了一口氣。但是，我與史蒂芬妮都很喜歡詹姆斯，而且我從我們的討論中察覺，他應該不是真的患有反應性依附障礙。

我們仔細檢視詹姆斯的病史，以及問題事件的不同版本。拿服藥過量的事件來說，我們進一步研究發現，詹姆斯在那天出事之前離家出走，後來被警察送回家。根據梅兒的敘述，他回家不到一個小時，就「吃下過量」的抗憂鬱劑，她打電話到毒物防治熱線，接線員告訴她必須立刻帶孩子到醫院。

奇怪的是，梅兒並沒有開車到醫院，而是去了住家附近的超市，從家裡到超市開車只需十分鐘的路程，她卻花了半小時才到。停好車之後，她一邊尖叫、一邊跑進超市，歇斯底里地說自己的孩子沒有意識，由別人幫忙打電話叫緊急醫療救護。醫務人員到現場發現情況危急，迅速呼叫救生直升機載他到醫院。

於是我們知道，每次梅兒求救，醫務人員都覺得她很可疑。緊急醫療救護的人員在超市為詹姆斯急救，孩子還生死未卜，但她卻冷靜地坐在一旁喝飲料，絲毫不見之前歇斯底里的緊張模樣。在醫院，她聽到醫生說詹姆斯可以度過難關的好消息時，不但不高興，還要求拔掉他的維生系統，讓醫生非常錯愕。一名急診護士也懷疑她破壞醫療設備。詹姆斯一醒來，看到養母不在，就告訴醫護人員：「媽媽在說謊，她要殺我，幫我叫警察。」

突然間，我們明白詹姆斯為何會有那些行為了。他的故事中有無數個「不合理」的地方，這在我所了解的兒童行為當中一點也說不通。隨著時間過去，醫護人員對於哪種孩子在特定情況下可能做出哪些行為會有直覺，而當感覺有事情似乎「不對勁」時，就應該多加留意。譬如，我就是這樣發現，如果詹姆斯患有反應性依附障礙，我和史蒂芬妮應該會有不同於現在的反應才對。多數領域中，這種「受過訓練的直覺」在很大程度上區別了專業人士與業餘者。我們不會每次都知道有事不對勁，但我們的大腦裡有某個區域會察覺，拼圖的某一塊不見了，並發出情況有異的訊號（這種「直覺」其實是壓力反應系統的低階活化，能敏銳識別有異或新奇的外來訊號）。

顯然，詹姆斯離家出走，不是因為叛逆，而是因為養母在傷害他。就他這種年紀的孩子而言，即使是受虐兒童，逃家也不常見：就算是遭到家暴與忽視的小學孩童，也多會害怕改變現狀與接觸陌生的事物，因此寧願待在唯一熟悉的父母身邊。比起未知的悲慘，他們寧可忍受已知的痛苦；孩子年紀愈小，通常會愈依賴熟悉的人與環境。在我治療過的受虐兒童中，很多孩子一直求我讓他們回到暴力與危險的父母身邊，但詹姆斯不同，他表現的是求助的行為，而不是難以建立依附與人際關係的症狀。

從這個新的角度出發，我看得出來，詹姆斯並不想從二樓陽臺跳下來，也不想跳車，而是被人推下來的。他也並非自願吞下一整瓶抗憂鬱劑，而是被迫的。他不想操弄別人，也沒有在「演戲」，單純只是在用自己唯一知道的方式，替自己和兄弟姊妹們求助。儘管因為說出真相而遭到漠視、忽略、懷疑甚至懲罰，他仍然不放棄。

梅兒至少有兩次差點成功殺了詹姆斯。他在「服藥過量」之後搭直升機到醫院的那次，並不是他第一次搭救生直升機，之前，他從二樓陽臺「墜樓」之後，也曾被直升機緊急載到醫院。梅兒是有計畫地讓詹姆斯在接受「暫息照護」（respite care）之後回家，更糟的是，在我們討論詹姆斯的同時，其他被她收養的孩子仍身處險境。我知道，一旦揭發梅兒，那些孩子會立刻有危險，因此十分謹慎。

我聯絡有關當局，並要求法官讓兒童保護服務處的人員立刻將孩子帶離梅兒家，並且永久終止梅兒夫婦的監護權。

/ /

詹姆斯的案例讓我思考兒童精神醫學一個關鍵的衝突：雖然生病的是孩子，但他不能決定自己受到哪些照顧與治療，通常也不是提供初步病症資訊的人。一直以來，都是梅兒跟我們說詹姆斯生病了，但他會生病，全是因為她那樣對待孩子，他被塑造成一個「行為不當」的「問題」兒童，但他其實是個勇敢、堅持不懈與重視倫理的孩子，面對令人難以想像的處境，想盡辦法幫助自己和兄弟姊妹，只是所有的舉動都被當成「不良行為」。

我們治療問題兒童時，必須不斷提醒自己，不要落入成見的窠臼；一個人看到的「問題青少年」，可能是另一個人眼中的「性侵受害者」，而我們為孩子貼上的標籤，通常決定了他的治療方式。你認為的「壞」孩子與別人眼中的「精神錯亂」的孩子，會得到完全不同的治療，醫生將他們看成「受害者」還是「加害者」，也會影響自己對於他們行為的看法。依據不同的看法，完全相同的行為會被當做是「逃跑」，也可能被視為「求助」，因此，醫生的看法深刻地影響著他為孩子做的決定與治療。

儘管大多數的父母都替自己的小孩著想，但問題兒童通常也是問題父母直接造成的。讓父母與孩子接受治療是一項艱困的挑戰，不過要是繼續忽視他們，將會讓他們受到傷害。許多孩子因為父母不願意或無法改變有害的行為模式而未能得到有效的治療，而且如果醫生不認為問題全在孩子身上，這樣的父母通常會認為治療方式有問題。

以詹姆斯為例，梅兒不斷帶著他四處求診，尋找將他視為反應性依附障礙患者的醫生，拒絕那些質疑她的舉動或判斷的醫療人員。這麼一來，她就能向兒童福利機構提出醫師與社工的意見來佐證自己的想法，忽略那些與她看法相左的診斷。

然而，為了公平起見，我也應該指出，許多孩子罹患精神疾病，與父母並沒有關係：

不久前，學界認為精神分裂症的起因，是因為母親患有精神分裂症；兒童患有自閉症，應該要怪罪冷若冰霜的母親（冷漠、不照顧孩子）。現在我們知道，基因與生物學在這些病症的成因上扮演主要角色。不過，虐待與創傷也會引起類似的症狀，如我們看到的，像康納與賈斯汀這樣的孩子，他們的問題完全來自於父母的虐待與漠視，卻經常被貼上自閉、精神分裂與／或腦部受創的標籤；然而，他們會變成這樣，是處在有害環境下的結果。

分辨精神分裂與自閉症等疾病與幼年遭到虐待與忽視而產生的障礙，一直是兒童精神醫學的挑戰，而了解與考量幼年創傷如何顯露潛在的遺傳弱點，是更困難的工作。舉例來說，真正的精神分裂症患者比其他人都還要可能曾在幼時受到虐待或創傷；所有複雜的人類條件中，即便是牽涉強烈遺傳要素的條件，也會受環境所影響。因此就詹姆斯這種案例而言，治療兒童與面對刻意說謊的家長更是難上加難。

後來，我們發現梅兒患有「代理性孟喬森症候群」，孟喬森症候群的名稱出自十八世紀一位總是誇張描述長篇故事的德國男爵孟喬森（Karl Friedrich von Munchausen）。

患有孟喬森症候群的病患通常是女性，會故意讓自己生病，以博得他人的關心與同情，他們看了一個又一個的醫生，接受不必要且痛苦的侵入性檢查與手術。為了產生具有說服力的症狀，他們會採取激烈手段，例如在點滴裡加入糞便以引起感染。至於代理性孟喬森症候群，指的是患者試圖讓別人（通常是小孩）生病，目的同樣是為了獲得關注與幫助。

這種病症的成因不明，但顯然與依賴的問題有關。梅兒這種人具有希望被需要的病態心理，他們的自我建立在照顧者與幫助者的角色之上。唯有孩子生病或受傷，他們才能展現這方面的自我；他們活著是為了得到關注的眼神、支持的擁抱與孩子住院時得到的醫療照顧。這種患者的伴侶往往極度被動，而他們需要照顧與指引的需求，正好讓擁有強烈控制欲的另一半得到滿足，梅兒的先生完全符合這些特質。

代理性孟喬森症候群的患者無法接受孩子的成長，還有孩子逐漸長大而減少的依賴性。為了解決這個問題，他們通常會再生育，或是領養年幼或生病的小孩，但就梅兒的例子，她似乎特別希望詹姆斯生病。但是，詹姆斯的反抗與逃跑使她無法得到專業人員的注意與幫助，因此讓她覺得愈來愈受到威脅。既然一個母親最令人同情的事是年幼的孩子死亡，加上詹姆斯的行為可能會讓她失去其他孩子的監護權，因此她愈來愈想害死詹姆斯。

患有代理性孟喬森症候群的母親非常危險，她們在遭到逮捕之前可能已經殺了好幾個小孩，因為沒有人會懷疑是母親殺了自己的小孩。對於失去孩子的父母，人們自然也會給予同情，因此這種案件往往不會詳加調查。許多案件中，嬰兒剛出生不久就死亡，而且被歸結是死於「嬰兒猝死症」，事實上，原本宣稱嬰兒猝死症為遺傳疾病的研究，主要是根據一家有五個孩子都死於嬰兒猝死症的案例，後來發現，那位母親患有代理性孟喬森症候群，她才是讓孩子窒息而死的凶手。最終，她被判處謀殺罪。

一項關於代理性孟喬森症候群的早期研究暗中架設了錄影機，觀察疑似患有此症的母親們。結果，他們發現了三十九名母親患有代理性孟喬森症候群；其中一些人破壞孩子的維生系統，一些用枕頭悶死寶寶，還有一個甚至親手掐死自己剛生下不久的孩子。這些孩子的兄弟姊妹當中，有十二名猝死，而母親們面對錄影帶的證據時，有四名坦承犯罪，總共殺了八個孩子。

不幸地，大家愈來愈關注這個病症，也導致一些孩子確實死於嬰兒猝死症的母親被誤認是殺人凶手。

由於一個家庭同時出現多起嬰兒猝死事件與代理性孟喬森症候群的案例非常罕見，有限的數據讓這兩種死因難以分辨。為代理性孟喬森症候群命名的英國小兒科醫師羅伊・梅多（Roy Meadow），曾經對嬰兒死亡事件做出評論：「一件嬰兒猝死案是悲劇，兩件值得懷疑，三件就可以認定是謀殺——除非找到反證。」後來，這個原則被稱為「梅多定律」。然而，不久前梅多醫師出庭作證，因為根據自己的定律所引用的數據不當，醫師執照遭到吊銷。目前，雖然梅多醫師重拾執照，但司法單位正在重新調查無數名因為這個「定律」被定罪的女性。至少有三位女性獲得平反。

梅多醫師的失敗，使一些人懷疑，代理性孟喬森症候群根本不是虐童的原因，但是，像梅兒與那些錄影帶中的父母確實有刻意傷害孩子來得到幫助與醫療照顧。患有此症的女性所生的孩子之中，約有九％死在母親的手上，其他有許多孩子受到嚴重的傷害，或是被迫接受數百次不必要且痛苦的檢查或手術。

令人遺憾地，由於這個病症的成因不明，診斷的線索寥寥無幾。患有代理性孟喬森症候群的男性屬於少數；而女性患者當中，以從事醫療照護工作的人佔多數。許多患者似乎曾在幼年遭遇創傷或虐待（通常為父母的嚴重忽視），但絕大多數從事醫護工作或幼年遭受創傷的女性並沒有出現這個症狀。這有可能是各種健康行為的病態結果，源自於照顧他人與因此得到重視的欲望——證明了過猶不及的道理。同樣的依賴性也會驅使別人出現極端的照顧與利他行為。但是，我不知道一個人是如何從極欲幫助他人，演變成為了讓自己隨時被需要而不得不傷害別人。

幸好，法官聽從我們的建議，緊急將詹姆斯與其他孩子從梅兒夫婦家轉到其他家庭。之後，民事陪審團認定，詹姆斯受到養母的虐待，而養父並未介入阻止這一切。證據顯示，詹姆斯的養母扭曲他的言詞與舉動，將他塑造成問題兒童，並且掩藏自己的邪惡作為。

最後，這對夫妻失去五個孩子的監護權，其中包含他們的親生孩子，另外也遭到虐待兒童的刑事指控。

我偶爾會從檢察官那兒得知這起案件的進展，他與詹姆斯及後來收養詹姆斯的家長一直保持聯絡。詹姆斯改了名字，根據我上次聽到的消息，他展開了全新的生活，而且過得很好。

之前，他的「問題」行為與逃家的舉動全都是為了求助，我相信，他不只救了自己，也救了其他的兄弟姊妹。他的故事提醒我，**相信自己的直覺，不論其他醫師、正式報告甚至父母怎麼說，都要隨時傾聽孩子的聲音。**

改版評註

詹姆斯的養母梅兒，顯然具有依附關係的問題，她非常渴望被需要，但這種需求不幸地揉雜了大量的有害因素，然而一般來說，寄養與領養父母大多心地良善。雖然收容或領養孩子的每個家庭之所以會這麼做，都是出於各種個人因素，但大致上，這些父母很樂意提供協助，通常也會盡力替孩子著想。

這是件好事，因為這些兒童與青少年需要幫助。但是，如果等到失去了這些家長才懂得珍惜，可能就不是件好事。與受到創傷和忽視的兒童一起生活、照顧他們，委婉說來，可能會遇到許多挑戰，這通常會導致照顧者精疲力竭、意志消沉與漫不經心。讓養父母有能力去建立親子關係、發揮同理心與給予關愛的特質，實際上有可能使他們容易陷入這些兒童所帶來與製造的情緒混亂之中。這些家庭可能會受到間接性創傷的影響，就像兒福制度中的社工或醫師一樣。如先前所述，目前的兒福制度在對於寄養與領養家庭的支持、訓練或督導方面，未盡完善。

儘管體制正逐漸改善，但大多數的情況仍讓這些家庭面臨棘手的教養問題與貧乏的支持。

除此之外，即使寄養家庭做得再好，也可能會因為一次接收太多問題兒童而分身乏術，於是釀成危機：孩子之間很有可能互相霸凌與虐待，家庭很有可能遇到嚴重失調的兒童，而孩子也很有可能不斷遭到重新安置。這當然只是另一個關係中斷的事件，而這個失敗會加深孩子對於自己與世界的扭曲觀點。所有的一切，都會使接受安置或寄養兒童與青少年面臨悲慘的結果，我們在待過許多家庭的兒童身上，經常看到這樣的下場。

了解寄養家庭面對的挑戰之後，我們再來看看，年輕且通常能力勉強足夠的父母，如果收容的三、四或七名受創兒童必須進行家庭重整，會遇到哪些難題。

七年前，我為一家知名且備受尊崇的國營組織提供建議，因為我認為他們確實有所貢獻。該組織的社工拿了一個孩子的資料給我看，這個孩子在寄養家庭中狀況穩定，但是出現許多問題。我問他們，就目前的治療計畫來說，孩子可以在這個寄養家庭待多久——我在意的是他的關係連續性。

然而，他們希望在幾個月內完成家庭重整。之前，這個孩子的母親處於虐待的伴侶關係，也吸食多種毒品，在孩子遭到安置之後，她離開了具有暴力傾向的伴侶、戒掉毒癮，現在又重新回到學校學習技能。我設想的情況是，一位脆弱的年輕媽媽正努力找回正常的生活，因此繼續詢問她的狀況。

結果我發現，原來她有七個孩子分別安置在三個不同的家庭，而且這些孩子在寄養家庭與學校裡，屢屢出現問題。這個組織計畫替她重新爭取七個孩子的監護權。

然而，我可以想見這個努力終將失敗，因為他們期望一個缺乏親人或社群支持的單親媽媽，可以照顧七名嚴重受創的孩子，同時還要處理自己受虐的創傷與毒癮問題。

有鑑於這類的情況，我設計了新的「計量法」，用來測量特定照顧者與家庭的長處，並且考量家庭中特定兒童所帶來的挑戰。在長處的積分中，減去兒童問題的分數，就能得到「照護能量」的分數。只要家庭的「照護能量」分數低於負兩百分，就算是相當棘手的案例；而這個家庭的得分為負八百六十分。

我們的線上臨床診療工具，也納入這個「照護挑戰計量標準」（Caregiving Challenge Estimator，CCE），而它可以幫助治療團隊與家庭去了解，他們是否讓寄養家庭變得無法負荷，或是創造了原生家庭重整可能會失敗的條件。

如同對於我們發展的其他計量法，我們希望「照護挑戰計量標準」呈現的「局面」將能促成更有效的決策。如果「幫手」或照顧者意識到自己負荷過大，便比較願意改善「自我照顧」的規劃，並在可行的情況下接受其他人的幫助；假如社工清楚寄養家庭的能力範圍，他就不會再安置別的兒童到同一個家庭；如果法官可以預見家庭重整危機（如同這裡舉的案例），便有可能會採行更好的過渡計畫，為原生家庭提供更多的協助。

「照護挑戰計量標準」這類的計量法，可以幫助任何人更加了解梅兒的處境嗎？它能幫助兒保人員認知到，詹姆斯其實處於暗藏危機的情況嗎？在此情況下或許不能。這個計量法可以顯示，梅兒家的照護問題遠超乎她的能力所及，但她具有罕見的病理需求。每當我們試圖理解梅兒這種人的行為時，總會回顧他們的個人背景，她在幼年時期發生了什麼事，成長期間遇到了什麼狀況？**大家是怎麼被管教的，就會怎麼去教養孩子；從小聽到哪些話，就會對孩子說那些話。**我們會把自己從父母、家庭與文化中學到的手勢與表情，反映在我們的孩子身上。人類會將學到的事物傳給下一代，無論是好是壞。而這又是為什麼呢？

如你所想的，這樣的發展錯綜複雜，但這屬於我們在第一次出版本書之後、學到更多知識的另一個領域。塑造人類發展的機制有很多，其中最顯著的因素就是基因了。然而，我們對於遺傳學的理解之中存在一個新的難題，使基因的運作顯得更加複雜，這個難題被稱為

表觀遺傳學
研究的是在不改變DNA序列的前提下，某些機制引起可遺傳的基因表達或細胞變化。

「***表觀遺傳學***」（epigenetics），而研究顯示，兒童成長的環境，有助於決定他們的哪些基因為顯性，哪些為隱性。舉例來說，在平靜、安全的環境中，某些基因會高度活躍，但在混亂與無法預測的情況下，不同的基因會佔主導地位。這個機制有一部分說明了，子宮的環境與幼年時期，如何影響人的發展。

遺傳學、表觀遺傳學（研究非基因改變所造成的影響）、胎兒時期、幼年時期的人際互動，以及醫生的經驗，都會受到社群與文化的影響。

哪些因素會對哪些特定的特徵影響最大，視情況而定：譬如，遺傳學決定了你的眼睛顏色；家庭、社群與文化，決定了你的語言與穿著風格。當我們研究一個世代的哪些創傷會對下一個世代造成多大的影響時，這樣的複雜性至關重要。梅兒很有可能將自己的童年經歷，反映在她教養孩子的方式上，而在她之前，她的照顧者也是如此反映自己的經歷。每個世代都會在上一個世代傳續下來的影響中，增添、刪減與改變一些因素，但是，跨世代的鏡射作用始終威力強大。

跨世代的創傷——意即從一個世代傳到下一個世代的傷痛——是新興創傷學領域的重要面向。我們可以從數個角度來看待創傷的跨世代影響，最重要的其中一個是社會文化角度。這些年來，我們與許多深受近代的種族屠殺、民族清洗或文化屠殺歷史所苦的群體共事，當中包含加拿大的第一民族（First Nations）、澳洲的原住民社群、美國的多個印第安部落，以及非洲與中歐的數個部族。很少有人認知到這些群體大規模且多面向的創傷經驗所造成的複雜影響，到目前為止，相關的研究也十分匱乏。

然而，群體遭受的大規模系統性虐待，顯然產生了跨世代的影響，並且將會在家族的歷史中不斷流傳。無論這是否牽涉了長達數世紀針對美國原住民的種族屠殺政策與實踐、非裔美國人淪為奴隸的歷史，或是許多國家、甚至殘暴教派所發動滅絕原民兒童的政策，所謂的「歷史創傷」並不會停留在過去。

我相信，對於這些經驗進行系統性的分析與研究，是極為必要的，因為我們從中學到的，將不只能讓我們幫助受害者克服他們的症狀，也將帶領我們走向一個更公平的社會，而不必複製先前的壓迫作為、將傷疤繼續傳遞給我們的孩子及其後代。

Chapter 10

同儕的力量

情感是最強大的治療方式

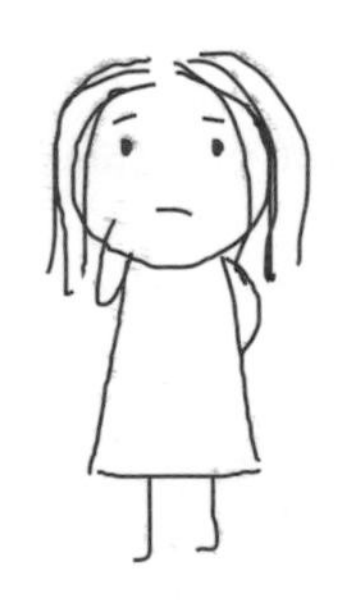

我在候診室外面看了他們一會兒才走進去。那個小男孩的動作天真又可愛，我看到他在笑、爬到媽媽的大腿上，蠕動著調整姿勢，讓身體面向媽媽。然後，他輕輕地伸手碰媽媽的嘴巴，玩耍般地探索。這對母子安靜的互動呈現了母親與寶寶（甚至是幼童）之間典型的連結行為。

不過，彼得已經七歲了。

從這樣的互動可以看得出來，這對母子經常玩這個充滿溫柔、安撫的遊戲。我走進候診室，那位母親艾咪*發現我在看她，覺得有點不好意思。她的先生傑森*——彼得的爸爸——發現我一直在看他們，更是困窘。

「彼得，坐好。」傑森一邊這麼說，一邊站起來和我握手。

我走到彼得身邊，低頭對他微笑，「嗨，彼得。」我向他伸出手。彼得也伸出了手。

「彼得，站起來，跟培理醫師握手。」傑森說。艾咪把彼得放下，讓他站好。彼得裝出跛腳的樣子，笑了起來。這似乎是他們在玩的遊戲。

「彼得，站好。」傑森又對他說了一次，語氣表現得耐心而堅定。我可以感覺到他的挫折與疲憊，我知道他們照顧彼得忙到分身乏術。

「沒關係。你們放輕鬆就好，今天我只是想聽聽你們的看法。」我坐在他們對面。「第一次見面，其實只是讓彼得過來，看看大家，互相熟悉一下。希望你們有玩得開心。」

彼得點點頭。

「說話呀，寶貝。」艾咪說。彼得坐起來，說：「好。」

這一家人剛在我們的診所進行了三個小時的病史諮詢。他們會來求診，是因為彼得長期以來語言發展不良、容易分心與衝動。不出所料，他在學校也有人際關係和學習能力的問題。他偶爾會暴怒，完全無法控制自己，他的舉動令人害怕，而且會持續好幾個小時，不像一般小孩發脾氣那樣。

傑森與艾咪從俄羅斯一家孤兒院領養了彼得，當時他三歲。他們一見到彼得，就立刻愛上這個金髮碧眼、笑起來臉頰紅潤像個小天使的男孩。孤兒院院長驕傲地表示，他們把彼得養得很好，環境和設施也很乾淨，其實，他們一直疏於照顧彼得與其他孤兒。傑森與艾咪從其他領養孩子的家長那兒得知，我們專門治療受虐兒童。今天是為期兩天的諮詢會面的第一天，他們從八百多公里以外的地方來診所接受評估。

「彼得，你明天會回來找我們嗎？」我問。

「會。」他露出燦爛的笑容。

在那之前，我們有一堆工作要做。一般在評估的時候，我們的心理醫師、社工與兒童精神科醫師通常會在幾個星期內與病患進行多次面談，以了解孩子與他們的家庭狀況。

就彼得的例子，我們決定濃縮這個過程，因為他住得太遠了。我們也會參考孩子的學校、小兒科醫師、之前看過的心理諮詢人員及其他專業人士的記錄與意見，另外，我們還會幫孩子做腦部掃描（核磁共振），做為我們研究幼年遭到忽視的經歷如何影響大腦發展的一部分。研究的資料顯示，像彼得這種在孤兒院長大、沒有得到充分照顧的孩子，大腦的容量普遍比一般的孩子小，有部分區域也出現萎縮的現象，還會有一些腦部功能異常的問題。

在評估階段中，有時最多會有十幾位人員開會討論觀察、與孩子互動的心得。這麼做的目的是要找出孩子的長處與弱點，並且根據一系列的標準，從感知能力到動作技能、從情緒、認知與行為能力到道德感，仔細衡量他目前處於哪一個發展階段。藉此，我們可以做出初步診斷，提供家長治療建議。雖然過程耗時且昂貴，但我們希望能根據這種做法，來建立節省人力的治療模式。

開始治療彼得的時候，我們利用神經序列方法治療受虐兒童已經有不錯的成效。我們了解，**幼年遭遇創傷與忽視的受害兒童需要當時那個階段應有的經驗，例如有人抱著搖來搖去，而不是目前年齡所需的關愛。**我們也發現，這些對應發展階段的照顧與治療方法，必須以尊重、呵護的方式持續不斷地提供給孩子，如果採取強迫與懲罰性的方式，只會使情況更糟。此外，我們也開始融入音樂、律動與按摩治療，以刺激與組織孩子腦部的下層區域，這些區域包含與壓力調節相關的主要神經傳導系統；如之前所述，這些區域比較有可能受到幼年創傷的影響，因為幼年時期正是它們經歷關鍵且快速發展的階段。最後，我們也開始利用藥物來幫助具有解離或過度警覺症狀的孩子。

/ /

雖然我們知道持續的人際關係對於孩子的復原很重要，但我們尚未完全了解同儕關係的影響，尤其是孩子逐漸長大之後。

彼得過去的生活背景讓我了解到同儕關係的重要性。他從出生到三歲都在缺乏大人關愛的環境下長大。他住的孤兒院基本上是個小孩的倉庫，寬敞明亮的房間裡住了六十個嬰兒，嬰兒床整齊排列，每一張都消毒得乾乾淨淨。兩個保母輪流照顧孩子，一床接著一床地餵奶、換尿布，每八小時換一次班，每床約花十五分鐘，這就是寶寶們得到的個別照顧。在短暫的十幾分鐘裡，她們很少對寶寶說話或抱抱他們，光是餵奶和換尿布時間就不夠了，保母們根本不會想去逗弄寶寶。即使他們長大、開始學走路了，一整天也只能被關在床上。

這些孩子沒有其他人可以互動，只有彼此，他們會把小手伸出床的欄杆，與隔壁孩子手牽手，咿咿呀呀地說話，一起唱歌拍手。他們沒有大人的陪伴，只能互相照顧，這樣的互動雖然貧乏，或許還是多少緩解了缺乏關愛的創傷。

傑森與艾咪第一次帶彼得回家時，發現他試著跟他們說話。喜出望外的他們找了一名俄羅斯語的翻譯，但是翻譯員表示，彼得說的不是俄語。他們猜想，在照顧孩子時教他們說話的孤兒院保母可能是東歐其他地區的移民，於是又找了捷克人來幫忙翻譯，結果，彼得不是在說捷克語。不久後，他們也發現彼得說的不是匈牙利語或波蘭語。

令人意外地，彼得說的話不屬於任何一種語言。顯然，這所孤兒院的孩子從小便發展出特有的語言，就像雙胞胎之間的暗語、或是一起長大的聾啞兒童自己發明的手語。根據希羅多德（Herodotus）的記載，古埃及普薩美提克國王（King Psamtik）隔離了兩個兒童，不讓他們有機會學習語言，而是「自然地」發展語言，而孤兒院院長就像那位國王一樣，意外促成了嚴酷的語言學實驗。那些孩子憑藉著自己的力量，一起創造了數十個詞彙。翻譯員聽彼得說話，認出了「Mum」代表「大人或保母」，這個字的發音近似幾乎所有人類語言的「媽媽」一詞，因為這是寶寶吸奶時發出的聲音。

臨床會議中，我與醫療小組討論了彼得的幼年發展，包括他很少接觸大人及缺乏語言學習機會的情況。領養他的父母也是討論的重點。我與診所裡的其他醫生對艾咪與傑森有相同的第一印象，大家都認為他們很了不起，在領養彼得之前，他們讀了一些教養書籍、看了許多指導親子互動的影片，還與小兒科醫師仔細談過領養這樣的孩子所需要注意的事情。他們接彼得回家後，也讓他接受了好幾次的語言治療、職能治療、物理治療與心理諮詢，希望能促進他的發展，讓他趕上同齡兒童的程度。

他們勤奮不懈地依照醫生的指示照顧彼得，不惜花費金錢、時間與精力，只為了讓彼得可以健康、快樂地成長，生活有所進步，並且發展出同理心。然而，儘管他們盡了一切努力，看了數十位醫生，彼得的情況還是不樂觀，他在許多方面都有大幅進步，但是進展並不穩定，也很緩慢。

他學習新的技能，要練習好幾百次才學得會，不像一般的孩子只要幾十次就會了。他學著說英語，但是發音怪異，文法一蹋糊塗。他的肢體動作也不協調，甚至無法坐著不動，身體總是會晃來晃去。此外，他也很少與人保持適當的眼神接觸。到了七歲，他還是會做出好幾種原始的自我安撫行為，最常出現的是動來動去和吸拇指。他吃任何食物之前，會先用力聞一聞，才放到嘴巴裡；不管遇到誰，都會特別聞他們的氣味。他很容易分心，經常莫名大笑，感覺就像是處在「自己的小天地」裡。過去一年裡，他似乎遇到了發育的瓶頸，也許甚至還退步了一些。

我與同事們一開始先討論彼得的長處，像是待人友善、傻得可愛的態度。他在一些語言層面上的表現高於平均，似乎也有一些數學天分。他也非常關心別人，不過是以非常幼稚的方式表現，像個還在學走路的幼兒一樣地與同學和大人們相處。

討論過程中我們發現，雖然彼得在某些方面達到七歲兒童的認知程度，但在其他領域的表現遠低於這個年紀該有的水準。他表現良好的方面與受到刺激的大腦區域有關，不足的方面則與因為沒得到足夠的照顧、刺激來彌補這項缺陷的腦部區域有關，印證了我們對腦部發展具有使用依賴特質的看法。我們認為他的神經發展遭到中斷，而腦部掃描結果更證實了這點：他的大腦皮質萎縮、腦室肥大（表示脊髓液佔據了正常情況下充滿腦部組織的部位），以這個年齡而言，大腦下層部位的容量也比較小，而且有可能發展不良。

這種不協調的大腦發展，經常見於從小在混亂或疏於照顧的環境長大的孩子身上，使孩子的行為令家長、老師與同儕感到非常困惑。表面上看來，彼得像是七歲大的男孩，但在某些方面，他只有三歲的心智。就其他技能與能力而言，他的表現如同十八個月大的孩子，但仍有一些方面能達到八、九歲兒童的標準。這樣的不一致，是造成彼得家在教養上有問題的主要原因。

傑森與艾咪各自與彼得的互動方式也有很大的差異。艾咪會在只有自己與彼得在家的時候，對他有求必應，如果彼得的舉動像個寶寶，她會以安撫寶寶的方式對待他；如果彼得的行為像個兒童，她也會配合他。我認為，艾咪依照彼得的心智年齡去滿足他的本能行為，是彼得進步的最大原因。但是，隨著彼得愈長愈大，傑森開始質疑艾咪「把他當嬰兒般對待」的教養方式。這導致了兩人的衝突，傑森認為，彼得的狀況沒有改善是因為艾咪「溺愛」他；而艾咪堅持，彼得因為過去的遭遇，需要特別多的關愛。

如此的分歧幾乎是所有教養關係的共同特徵，然而，倘若父母之間的看法像傑森與艾咪這樣歧異，便會造成嚴重的婚姻問題；在候診室裡，我與這家人短暫互動，已經可以看出這樣的衝突。幫助這對夫妻了解彼得的需求，向他們解釋如何滿足彼得不同階段的發展需求，也是我工作中的一部分，如此一來，他們就不會對彼得施加過多的壓力，也不會因為他的幼稚行為感到沮喪。

第二天，他們來診所接受評估，我們讓彼得接受一些正式的精神檢查。之後，我們又觀察了他們之間的親子互動，並讓彼得去休息、玩耍。最後，是時候該告訴這對父母檢查的結果以及我們建議的治療方式了。

我一走進候診室，就看到艾咪與傑森心急如焚。

「你的看法是什麼？」傑森說，他的表情顯然已預期會聽到壞消息。

「我認為，彼得真的是個非常幸運的男孩。」我接著說，「你們是很棒的父母，他在過去四年來有很大的進步。」我停了一下，給他們時間消化。我又說：「你們付出這麼多，非常偉大。你們一定累壞了。」艾咪聽到我這麼說，哭了起來，傑森溫柔地摟著她。我遞給她一些面紙，她接過去擦了擦眼睛。

我開始告訴他們我的想法，並表示如果有不夠清楚或不懂的地方，可以隨時打斷我。我依照自己所知地敘述了彼得的成長過程，細數他在孤兒院的經歷，以及他經歷過的發育遲緩問題。

然後，我問他們，彼得難過的時候，他的發展進度是否會全面停滯，行為舉止就像個嬰兒一樣，無理取鬧。他可能會身體蜷曲地躺在地上，不停呻吟、翻來翻去，或是發出淒厲的尖叫聲。我也說，我認為彼得一旦不高興或壓力太大，哭鬧的舉動會「一發不可收拾」，看起來像個比實際年齡小的孩子，之後才會慢慢恢復正常。傑森與艾咪點點頭。之後，我解釋了情緒狀態的變化如何影響學習的成效。

人在「激動」的時候，精通的技能可能也會消失無蹤，譬如對於原本理解的概念一竅不通，或是突然說不出話來。我也提到，對於彼得這樣的孩子來說，陌生或可怕的情況會造成極大的壓力，而且可能會使他的心智發展退步。

我總結評估結果，對他們說：「所以，現在我們對彼得的問題及問題的原因有一定的了解，也知道他有哪些長處。關鍵在於，我們是否能夠利用這些資訊來幫助他。」我停了一下，努力在期望與謹慎之間取得平衡。

「給我一點時間，聽我解釋一下腦部的發展。」我開始說，「我相信，如果你們擁有一點這方面的知識，對於彼得到目前為止的進展會感到比較好過，也會比較了解為什麼他會進步得這麼慢。」這時，我這些年來研究的理論與累積的臨床經驗，似乎融為一體了。

我在紙上畫了幾個圖表。第一張圖表（見下方）簡單對照了大腦與身體其他部位的發展，當中強調，即使人到了青少年時期，身高與體重尚未達到成人的標準，但大腦仍會依照自己的速度繼續發展，不會受到影響。到了三歲，大腦的容量已經發育到成人的八十五％。

「人類的大腦在幼年時期發展得最快。事實上，腦部有大部分都在三歲之前發育。」我希望讓這對夫妻了解，彼得在那段關鍵時期中待在資源貧乏、疏於照顧孩子的孤兒院裡，而這段期間正是他的大腦急速成形的階段。

接著，我畫了一個金字塔，並將這張紙上下倒轉（見右頁）。「大腦是由下而上地發展成形。」我說。「最上層的部分，」我指著上下顛倒的金字塔的寬廣底部，「是大腦皮質，這是腦部構造最複雜的部位，掌管我們的思考與整

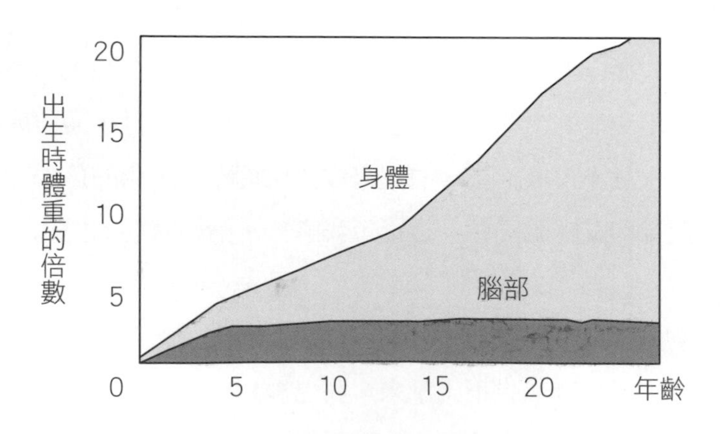

腦部成長 vs. 身體發育

*關於本圖表的進一步說明，見附錄5 P286。

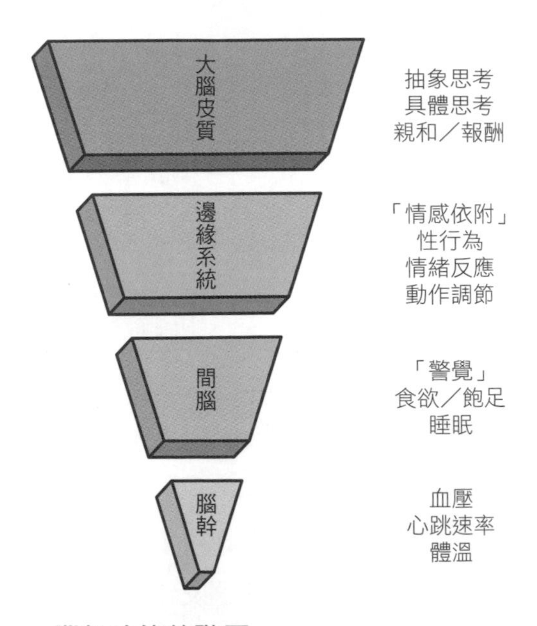

腦部功能的階層

*關於本圖表的進一步說明，見附錄6 P288。

合其他功能的能力。」我還描述了下層一些區域如何運作，中央主導情緒的區域如何使我們建立人際關係與控制壓力反應，以及核心的腦幹區域如何驅動壓力反應。

我解釋，隨著孩子逐漸長大，這些區域在發展過程中如何依序「被喚醒」，從最內部的腦幹一路往外到大腦皮質。而比較上層、更為複雜的區域則必須等到下層構造較簡單的部位適當地形成了，才能發展。另外，我也說明，孩子如果受到忽視，這些區域會受到哪些影響，進而導致彼得的各種問題行為。

「重點是根據彼得的腦部發展階段來照顧他，而不是他的實際年齡。」我說。傑森點了點頭，似乎逐漸明白我說的話。

「這很難做到，對吧？」

他們兩人都表示贊同。

「這麼做的難處在於，你們需要在某些時刻抱持期待，讓彼得獲得適合五歲小孩的經驗，譬如教他理解某個認知概念。不過，十分鐘之後，你們必須把期待與挑戰轉換成適合年紀更小的孩子，像是教他如何與別人互動。在發展上，彼得是一個隨時都在移動的目標。這也說明了為什麼養育這樣的孩子會讓人非常沮喪。前一刻，你做得對，而下一刻，你突然沒了頭緒。」

艾咪與傑森有過很多次這種經驗，但直到這次的談話之前，都不明白為什麼。我的解釋給了很大的幫助，立刻緩解了他們在教養彼得這件事情上的衝突，也讓傑森不再擔心艾咪「把彼得當嬰兒般對待」的做法——其實，現在他也可以這麼做。另一方面，艾咪也能藉此了解，傑森相對嚴格的教養方式也能發揮一些作用。

但是，只有解釋並不夠。扶養彼得的最大挑戰是，彼得的心智狀態依舊會不穩定，不論是艾咪或傑森，如果沒有付出更多心力，幾乎無法隨時、甚至大部分的時候都滿足他的需求。他們兩人都心力交瘁，我們需要替他們做一些安排，讓他們有喘息的空間，因此，我建議他們與朋友聚聚、花點時間兩人出去約會、做一些喜歡的事，「充飽電」之後再繼續照顧彼得。

/ /

艾咪與傑森欣然接受我們的所有建議。由於他們住的地方離我們的診所很遠，我們必須與當地的醫療人員合作，幸好，他們找到了一些足以提供完善治療的人員，包含優秀的語言治療師、職能治療師、聲望崇高的心理醫師與了解彼得的小兒科醫師。我們與這些醫師都談過彼得的情況，希望能在彼得的治療程序中增加按摩、音樂與律動的課程，這在其他幼年未能得到充分照顧的孩子（譬如康納）身上都有良好的成效。

不過，我發現，自己最初想到的因素，原來是彼得能否復原的關鍵，那就是他的學校——尤其是他的同學。當我看著彼得的病歷，突然間意識到，他的進展有大部分都發生在來到美國之後的頭三年裡，這段期間，他都與養父母、其他大人，或是大人特別找來的一、兩位小朋友相處。

但是，彼得開始上幼稚園之後不但進展停滯，行為問題也惡化。同學們不像艾咪一樣出於本能地知道，他六歲大，但行為只有兩歲的成熟度，不能理解為什麼他表現得如此怪異，即便是清楚他背景的老師也不知道該拿他怎麼辦。彼得會問都不問就搶走同學的玩具，不像其他孩子一樣知道什麼時候能拿東西，什麼時候不行。他不知道哪時候該分享，什麼時候不該，也不知道什麼時候可以說話，什麼時候應該安靜。大家圍成圓圈時，他會突然站起來坐在老師腿上或走來走去，絲毫不知道自己不應該這麼做。有時，他也會失控地尖叫和暴怒。

因此，其他孩子開始怕他、排擠他，即使他會說英語也沒有幫助，因為他的腔調很怪異。同學們都把他看成怪胎。在養父母的家庭裡，他受到良好的照顧與保護，與了解且關心他的父母建立一對一的親子關係，然而，幼稚園的社交世界比他的家庭複雜多了，面對各種同儕與師生關係，他不知所措。

在幼稚園裡，他沒有得到像在家裡那樣有耐心、溫暖與關愛的回應，同學們會懷疑他的行為，而且經常直接拒絕他。教室裡大家玩玩具、到處走動，這種鬧哄哄的環境讓他無法適應。

在之前的環境中，他知道別人對他的期望，而且如果他做不到，也會得到溫柔的對待，但在幼稚園裡，他不知道大家為什麼會這樣對他。無論彼得每個星期有多少時間得到健康、正向的經驗，他在幼稚園裡遭到孤立或嘲笑的經歷很容易就會讓那些努力白費。

彼得沒有真正的朋友，總是跟比他年紀小的孩子玩在一起；他與三、四歲的孩子相處起來最舒服。班上的同學不知道他為什麼說話那麼怪、而且經常做出像寶寶一樣的行為。很多時候，孩子會照顧年紀比較小、看起來比較脆弱的小孩，但是彼得令他們感到害怕。

彼得的同學會有這樣的反應並不令人意外，這種現象每天在地球的各個角落以各種形式上演。人類會害怕自己不知道的事情，恐懼未知，我們看到長相或行為特異的人，第一個反應是與他們保持距離。有時候，我們會貶低與自己不同的人，覺得自己比較優越、聰明或更有能力。人類所做的最醜陋的行為——例如種族主義、老年歧視、厭惡女性、反猶太主義等，都是大腦接收到威脅所產生的基本調解反應。**我們傾向害怕自己不了解的事情，而恐懼壓抑了大腦主掌理性的區域，很容易就會演變成厭惡、甚至暴力。**

艾咪與傑森想知道該如何處理彼得遭到同學排斥的問題。雖然彼得的認知能力顯然有小學一年級甚至更高的程度，但他們應該讓他繼續待在幼稚園，期待他能學會如何交朋友嗎？

彼得很聰明，但是他在社交方面一竅不通。我知道，如果他要趕上其他孩子，會需要同儕的幫助。我想，他也許可以試著上小學一年級。之前我治療一些青少年時，有人願意讓我和他們的同學談談，告訴他們創傷經驗及其對大腦的影響，同儕的了解大大地幫助那些受創的孩子改善了社交生活。但是，這種做法適用於小學一年級的孩子嗎？彼得願意讓我這麼做嗎？

替彼得做完評估的幾週後，我會到他的家鄉，到時就可以找他的同學們談談。於是，我決定詢問彼得的意願。我們一起畫畫的時候，我問：「彼得，你還記得小時候住在俄羅斯的事情嗎？」

他停下來看了我一下。我繼續畫畫，沒有看他。他畫畫的動作愈來愈慢。我打算再問一次的時候，他拿出一張新的白紙，用藍筆畫了一個大圓圈。

「這是俄羅斯。」他把那張紙拿給我看。之後又把紙放回地板上，拿了另一個顏色的畫筆，畫了一個小到幾乎看不見的點。「這是彼得。」他說。我看著他，他的表情明顯流露著哀傷。他滔滔不絕地說自己在孤兒院的感覺，沒有人關心他、在乎他，他只是幾十個沒有名字的寶寶的其中之一。

我同情地對他微笑，挑了一下眉毛，對他說：「但這不再是現在的彼得了，對嗎？」他點點頭，露出微笑。

「彼得，我在想，我可以去你的班上看看。」我不確定他知不知道這個意思，但我想讓他知道，我想做什麼，還有為什麼要這麼做。

「好。」

「我們之前談過你的大腦是怎麼長大和改變的，對嗎？我在想，你願不願意讓我跟班上的同學解釋這件事情？可能也會說一點你住在俄羅斯的事。」

「好，」他若有所思地說，「你會帶圖片來嗎？」

「什麼圖片？」

「我的大腦的圖片。」

「當然。你會介意我把圖片給你的同學看嗎？」

「不會。我的大腦很酷。」

「彼得，你說得對極了。你的大腦很酷。」

/ /

就這樣，經過彼得、他的父母與學校的允許，我決定試試，看自己能否將彼得小學一年級的同學轉變成他的「治療師」。

我在學年一開始的時候，到彼得的班上演講。「我是彼得的朋友，」我說，「我專門研究大腦，之前教過彼得一些關於大腦的知識，彼得希望我也能來休士頓為大家講解。」我請彼得到臺上擔任我的助手。

我告訴這些一年級的小學生，大腦有哪些構造，以及它在某些方面就像肌肉一樣。我說，他們在學校裡上課和活動的時候，就是在運用這種「肌肉」，而且這種肌肉需要反覆鍛鍊，而其他類似的「肌肉」也需要特別訓練，才能變得強壯。我談到大腦如何發展、如何運作，強調大腦的變化。

「彼得，你記得我們之前談過，學習新事物需要大量的練習嗎？這是因為你不斷使用大腦，它才會一直改變。」

我看著臺下的孩子們，再回過頭問：「彼得，對嗎？」他微笑地點頭。「這也是你們的老師一直要你們練習寫字的原因。」

我放了幾張投影片，也請彼得把大腦的模型傳給同學看。大家問了一些問題，像是說話是大腦的哪一部分在控制？大腦是什麼顏色？大腦會像錄影機一樣記錄自己遇到的事情嗎？

我告訴這些孩子，寶寶的大腦需要受到說話、觸摸及與人互動的刺激，才會成長。我還把我對家長、法官、小兒科醫師及診所同事所說的話告訴他們，只是改用比較淺顯易懂的詞彙。接著，我還提到不同的孩子如何在不同的家庭環境下成長，例如日本的小孩如何學習日文；在某些國家中，媽媽在寶寶出生的第一年裡會一整天都背著他們；還有一些兒童在幼年時期沒有大人呵護，而這些經歷是如何改變他們的大腦。這群孩子聽得很開心，教室裡充滿笑聲。

彼得也露出微笑。時機到了。我不知道該說多少，甚至不知道自己會說什麼；我讓這群孩子與彼得帶領我。這時，我突然說：「謝謝你們讓我到班上來。彼得到休士頓找我的時候跟我提過你們。我知道，這裡有很多人都是他的幼稚園同學。」有幾個孩子舉手。「我們請彼得來休士頓的診所，因為我們想研究他那奇妙的大腦。」

孩子們都看著彼得。「他從出生到三歲，每天的每一分鐘都待在嬰兒床上。」他們一副好奇、但又有點疑惑的模樣。「彼得是在另一個國家出生的，那裡的人不太了解大腦。他的爸爸、媽媽不能照顧他，所以在他還是寶寶的時候就把他送到孤兒院。在那間孤兒院裡，每個寶寶都待在嬰兒床上，那裡就是他們的家。他們不能到處爬來爬去，也不能練習站立，所以也不能學走路。等到彼得的養父母領養他時，他已經三歲了，可是都還沒有機會走路、跟朋友玩，也沒有跟關心他的大人擁抱過。他的大腦沒有得到足夠的刺激。」教室裡一片安靜，全班二十六個六歲的孩子沒有人說話或做任何動作。

「彼得三歲那年，新父母到那裡，把他帶到美國，一起在土爾沙（Tulsa，美國奧克拉荷馬州東北部的城市）生活。」我停了一下，消除一些緊張的氣氛。「從那時候開始，彼得神奇的大腦開始學習許多東西。雖然他之前沒有聽過英語，但他在短短的幾年內就學會了。他以前從來沒有機會走路、跑跳，但他在那段時間也學會這些事情了。」彼得一臉尷尬，我不想透露太多他的事情。「即使到了今天，彼得的神奇大腦也還在學習。他真的很棒。所以，我們才想見見彼得，了解小時候有這種不幸經歷的兒童怎麼會有這麼好的表現。」

最後我說：「我們了解到的一件事情，就是彼得每天在學校都從你們身上學到一點東西。他看你們怎麼做，學習怎麼跟你們玩、怎麼跟你們當朋友。所以，我要謝謝你們幫助彼得，也謝謝你們讓我來這裡介紹大腦的知識。」

這是一段簡短的談話。我試著讓這些孩子多了解彼得、不要那麼怕他。之後，經過一段時間，他們顯露出善良的本性，彼得不再是奇怪、嚇人的男孩，他變得很受歡迎，同學們甚至會為了要坐他旁邊、跟他同一組而吵架。班上最聰明、最強壯的孩子們與他變成好朋友，他們的領袖地位也改變了彼得的人際關係。他們包容他、保護他，也幫他跟上成長的進度，發揮了治療的功能。

他們容忍彼得的發展問題，如果他在社交方面犯錯了，也會耐心地糾正他，並且愛護他。比起我們，這些孩子提供彼得更多有治療效果的正面經驗。

孩子與大人一樣，會抗拒未知、特殊與不熟悉的事物，尤其是自己也在試著適應新環境（像是新的學年）的時候。雖然他們的社會階層不一定都能輕易發揮作用，但大部分霸凌與排擠的事件都是從對陌生事物的恐懼開始的，而成人對於這種過程的影響力遠超乎他們所能想像。

一般而言，當孩子了解為什麼這個人會有怪異的行為，就會對他好一點。孩子年紀愈小，愈容易受到大人明顯而微妙的拒絕與接受的線索所影響。這些線索通常會為孩子的狀態系統定下基調，老師與家長們如果嚴格禁止孩子們找「與眾不同」的同學當代罪羔羊，便能將孩子霸凌的機會減到最小，但不幸地，倘若他們容忍這樣的事情、不加以制止，也會讓這種機會變得更大。

彼得的同學了解他不成熟的行為是來自於小時候的不幸經歷後，就比較能重新看待這件事情。這麼一來，每當彼得搶走他們的東西或不遵守規矩時，他們便不會將其視為刻意侵犯或覺得奇怪，而能理解這是特別的原因所致。

不久後，彼得進步了：他很快就不再出現亂發脾氣的狀況，這可能是因為之前他的怒氣都來自於挫折、遭到排擠與受人誤解的感覺。現在，同學們比較了解他，與他互動時也會把要說的話或要做的動作表達得更清楚，因此，彼得比較能夠了解同學的想法，也比較能融入大家。原本愈來愈糟的排擠、困惑與挫折的惡性循環，轉而變成愈來愈正面的發展環境。彼得在情緒、社交、動作與認知方面的發展，慢慢填補了巨大的缺口。到了上中學的時候，他不再引起同學的異樣眼光，在課業與人際關係上一直都有很好的表現。

彼得的同儕與家人創造了豐富、充滿關愛的社交環境，成功幫助他從創傷中復原。雖然我們透過神經序列的治療方法為彼得提供了大腦欠缺的特定刺激（按摩治療帶給他身體的呵護，音樂與律動治療幫助修復大腦與促進肢體韻律感），但若沒有艾咪與傑森的愛與敏感度、同學們的耐心與支持，這些努力不會成功。孩子擁有愈健全的人際關係，就愈有可能從創傷中痊癒並蓬勃成長。**人際關係是改變的媒介，而最強大的治療方法，是人與人之間的情感。**

改版評註

彼得的老師與學校展現了極大的彈性與包容，允許我到課堂上帶學生討論大腦與忽視的原理。如果我在這個領域沒有一定的地位，我想，學校給我的回應可能會是：「我們面對這樣的問題兒童已有多年的經驗，我們知道該怎麼做。」

其實，過去三十年來，對創傷有所認知的父母遭遇的挫折，主要是在經過一番努力後，終於找到能夠幫助孩子進行調節與學習的方法，但是學校卻無法透過這些方式來幫助孩子。

例如，一位母親可能會跟老師說：「我知道這聽來可笑，但孩子喜歡隨身帶著這個小玩具。」「如果孩子變得安靜而且畏畏縮縮的，可以讓他起來走動一下。」或是「讓孩子做別的活動之前，你必須先給他一些警告。」老師或校長有時會聽從家長的建議，有時則否。當然，即便四年級的老師採納家長的意見並做出一些調整，等孩子到了五年級，那時遇到的老師不一定也會這麼做。這裡我必須再次強調，**關係的中斷，會妨礙這些受創兒童的發展**。

一般而言，教育工作者會透過「行為主義」的觀點來看待、教導與管教受創兒童。行為主義是心理學的一個領域，向來注重個人所展現的顯著行為，忽視（或比較不重視）驅使個人採取行動的情緒或潛在內部機制。這個觀點十分符合《精神疾病診斷與統計手冊》根據可觀察行為來進行診斷的模式。比方說，比利經常不專心、出現衝動行為，而且一直學不會適齡的社交技能。根據這些症狀看來，他符合注意力缺失過動症的診斷標準，因此，他「確診」患有注意力缺失過動症。但是，我們都知道，這些行為與技能不足，**也可能**是發展的創傷與困境造成的。

行為主義的觀點在許多情況下很實用，但它也跟所有的模式一樣，具有缺點。對於壓力反應網絡因為創傷而變得敏感化的兒童與青少年而言，它有一個重大的缺點，在於「操作」（也稱為「權變」）策略的運用。你或許曾經在心理學概論的課程中學過這種「獎勵與懲罰」的觀點；較常見的例子如住校計畫經常採用的「積分與等級」制度，如果孩子的行為符合期望，就能「上升」到更高的等級、擁有更多的特權；倘若他們不服從管教，就會「下降」到更低的等級、失去之前擁有的特權。

當然，這個概念在於，透過「獎勵」去鼓勵良好的行為，利用「後果」（說白一點，就是懲罰）盡量減少或消除不良的行為。這個模式不能、也絕對無法幫助兒童發展社交技能等複雜的能力，**因為這些能力，需要孩子去感知不斷變化的細微訊號，不是光靠服從就能學會的。這種策略也無法幫助人們調節對於壓力的反應。**

遺憾的是，在學校表現不佳、而且具有行為問題的受創兒童，通常會被迫進行「行為」計畫。在這樣的計畫中，如果老師因為孩子表現欠佳而施以懲罰，不但無法安撫孩子或讓他控制自己的行為，反而會激怒他，使他更有可能搗亂、甚至發生嚴重的事件，譬如離開教室或打人等，進而受到禁足。基本上，會有這種情況，是因為孩子受到誘發而做出戰或逃的反應。課堂上的這種影響是我們所不樂見的：兒童出現這些行為後，會遭到隔離、停課甚至退學。學校的做法雖然本意良好，卻忽略了創傷的影響，通常會使受創兒童的生活變得更糟。但是，事情可以不必如此。

二〇一〇年，我的終生好友、碰巧也是名英語教師與教練史蒂夫．格蘭納（Steve Graner），在我們的家鄉北達科他州的俾斯麥，聽我在一整天的研討會中發表演講。我講述有關大腦、壓力與發展的概念時，他與教授自然科的同事克利斯多．海爾薩斯（Crystal Halseth）立刻意識到，他們可以運用這些觀念來幫助班上的學生。

他們找了我還有兒童創傷學會的同仁商談，而我們提供了臨床訓練的材料。一直以來，我們致力幫助學校去了解受創兒童；當時，我們希望能發展教育版本的神經序列模式。同時，我與同事也努力修正訓練程序及計量法，好讓它們能適用於教育環境，不過，由於我們的工作太過繁忙，發展模式的進度十分緩慢。正因如此，我們很高興史蒂夫有所回應。

史蒂夫與克利斯多首先召集了讀書會，與其他老師一同討論我的這本書。他們逐章進行探討，參與的成員們也表示，這個讀書會為他們帶來啟發、助益良多。之後，史蒂夫、克利斯多與幾位老師開始思考在課程中融入韻律活動，一方面讓孩子有短暫的知覺「休息時間」，以幫助他們調節狀態，一方面也可以結合教學內容。於是，他們提高在課程中運用節奏的頻率。

他們的做法在學校中傳開，因而促成另一個讀書會，後來還影響了學區中的其他學校（最後，史蒂夫替本書的舊版學習指南撰寫了絕大部分的內容）。史蒂夫與克利斯多細讀、節選與修正了我們的一些教學內容；我們也一起編輯，確保這些內容能帶給教師正確的神經科學與核心臨床概念。

有賴他們付出的心力，我們終於開發出教育神經序列模式的試用版。二〇一二年，史蒂夫從教職退休，而我們說服他復出，主導這個計畫的後續發展與宣傳。如我們將在本書最後一章更深入探討的，教育神經序列模式的發展與有效性十分出眾。

過去十年來，其他醫師與教育工作者一直努力建立一個創傷知情的教育系統。就我們的經驗而言，「合作式問題解決」（Collaborative Problem Solving，CPS）的制度最為彈性與有效。這個制度已經實行超過二十年，並且融合了我們在治療的神經序列模式中所教授的重要原則。合作式問題解決的制度，是我們與史都華．雅布隆（Stuart Ablon）博士共同開發的，它可以教導家長、教育工作者、兒童與醫師實用且有效的方式，以理解與解決孩子在學校中出現的行為問題，包含與創傷相關的行為。

最重要的是，合作式問題解決推行一系列認知基礎現實的實踐，而為了「觸及大腦皮質」，並幫助孩子做好學習抽象與進階認知的內容，我們首先必須與他們建立關係。在與孩子建立關係之前，他們的狀態必須至少有一定程度的調整，因此，若要進行有效的治療，應該依照的順序是（1）**調節**，（2）**建立關係**，（3）**推究問題的成因**。

假使未能依照這樣的順序進行，將會導致溝通不良、雙方的信心遭受打擊，有時還會造成兒童採取戰或逃或「功能停止運作」的解離行為。**在任何的人類互動中，唯一能觸及大腦皮質的管道，是先經由腦幹／間腦、然後透過邊緣系統，最終改變大腦皮質**（附錄6 P288）。

雖然合作式問題解決的制度在傳統上被視為認知介入的策略，但它其實也能調節人際關係，並且透過各種經過排序、有效及融合韻律活動的互動，來促進調節、連結，最終改善認知程序，使其能協調地定義與解決特定問題。神經序列模式與合作式問題解決制度，有助於將所有六個英文原文單字為「R」開頭的因素套入優化的學習環境。這六個因素為：「相關」的內容（Relevant，適性發展）、「有助調節」的韻律（Regulating）、「重複性」（Repetition，正確的治療強度與間隔）、「關係」（Relational，可帶來安全感與可預測的互動）、「帶來報酬」（Rewarding，即令人愉快的）、「尊重」（Respectful，尊重孩子、家庭與文化）（如欲深入了解合作式問題解決制度，請上ThinkKids.org；關於教育領域的其他創傷覺察實踐，請上TraumaAndLearning.org）。

Chapter 11

療癒社群

為孩子打造一個更安全的世界

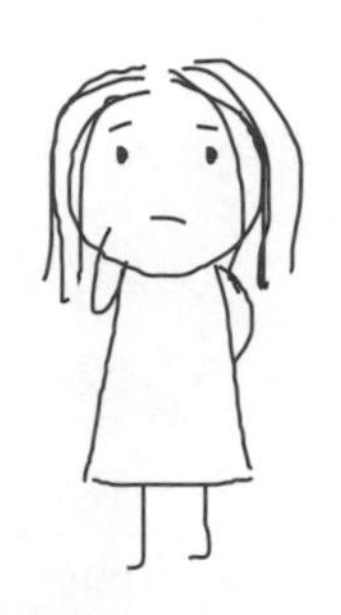

能夠幫助書中提到的孩子們，我感到非常榮幸，過程中，我也從他們身上學到許多東西。他們的勇氣、力量與能力總是令我佩服，我相信多數的大人若是遇到發生在他們身上的事情，一定都會難以承受。雖然神經序列方式等新興的治療模式大有可為，不過從我的個人經驗與研究看來，最能幫助受創兒童復原的經驗，並非治療本身。

若要了解創傷與面對創傷的反應，我們必須考慮到人際關係。不論受害者是在大地震後倖存下來，或是曾經遭到多次性侵，最重要的是，這些經歷如何影響他們與摯愛、本身及這個世界的互動。無論是哪一種災難，最慘痛的影響都是人際關係的瓦解，對於兒童尤其如此。遭到原本應該會愛你的人所傷害、遺棄，無法與他／她建立讓你感到安心、獲得重視與培養同理心的一對一關係，這些都是極具毀滅性的遭遇。由於人類是社會性動物，最嚴重的災難必然會牽涉關係的喪失。

因此，從創傷中復原的關鍵也是人際關係——重新建立信任與自信，找回安全感與愛。當然，藥物可以緩解創傷造成的症狀，而尋求治療師的建議也能帶來很大的幫助，但如果缺少長久、關愛的人際關係，光這麼做，是不可能完全療癒與復原的。

其實，真正讓治療發揮作用的不是醫生採取的方法或言語，而是醫生與病患之間的關係。接受我們治療的孩子們，最後能順利地成長茁壯，都是因為有強大的社會網絡關心他們、支持他們。

幫助彼得、賈斯汀、安柏與蘿拉等孩子從創傷中復原的，是他們周遭的家人、朋友，還有尊重、包容他們的缺點與弱點並耐心幫助他們發展新技能的人們。不論是讓泰德幫球隊計分的教練、指導維吉尼亞照顧蘿拉的皮媽媽、保護彼得的小學一年級生，或是許多了不起的父母，全都賦予了這些孩子最重要的治療經驗。他們營造了孩子最需要的社會環境，讓孩子得到歸屬感與關愛。

遭遇虐待與創傷的兒童，最需要健康的社群以緩解幼年時期面對的痛苦、不幸與失落。**任何促進人際關係的事物都能有效地治療他們，像是持續、耐心與反覆的關愛和照顧。**除此之外，我也想強調，有些精神科醫師雖然出於好意，但由於訓練不足而急著在孩子遭遇創傷之後立刻強迫他們「敞開心胸」或「宣洩怒氣」，只會造成反效果。

最容易受創傷影響的孩子最難找到健全且支持他們的家庭與社群，因此要透過現有的制度提供他們最有效的協助非常困難。由於健全的社群本身通常可以防止人與人之間產生不幸事件（如家暴和其他暴力犯罪），因此在我們所處的瞬息萬變的社會中，人際關係經常破裂的現象使每個人更容易受到傷害。

/ /

如果我們想讓孩子健康長大，讓他們無論面對什麼樣的創傷經歷都能復原（約有四成的兒童會在長大成人之前經歷至少一次可能造成傷害的事件），就必須建立一個更健康的社會。

身為人類的一個幸運之處在於，我們可以學習；記憶與科技可供我們汲取前人的經驗，然而，那些科技——即便是原本應該要使人類團結的技術——正逐漸讓人與人的距離愈來愈遙遠。現代社會的結構愈趨精細，在許多的生活中，大家庭不再是社交生活的基礎。很多人關注核心家庭的瓦解，但我相信對於許多創傷個案，引起較少討論的大家庭的轉變也具有同樣的重要性。如我們提過的利昂的故事，這當然會深刻影響到孩子的發展，如果一對年輕的夫妻知道如何照顧與扶養小孩，那麼小孩也許就能健康地成長；假如他們難以應付，而且疏於照顧，小孩可能就會往不好的方向發展了。

有無數個世代，人類社會由四十至一百五十人不等的大家族所組成，其中大部分的家族裡，成員們住在一起、關係緊密。到了西元十六世紀，歐洲的家庭平均包含約二十位成員，成員彼此經常往來。但是到了一八五〇年，家庭成員的人數減少到十位，成員們在生活中仍維持密切的關係，而到了一九六〇年，家庭平均只有五名成員。到了二〇〇〇年，平均每戶人口不到四名，而且令人訝異的是，二十六%的美國人過著獨居生活。

隨著科技進步，人們已經愈來愈遠離將我們形塑至此的環境。我們現在居住的世界不利於身心發展；它並未考慮我們身為人類的許多基本需求，經常使我們背離健康的活動、走向有害的生活。不幸地，我專長的領域一直都是這個趨勢的助力之一。

有段時間，心理專家告訴我們，即使沒有社交生活也能保持心理健康，一直灌輸「除非你愛自己，否則沒有人會愛你」，還有女人不需要男人、男人也不需要女人的觀念。他們認為，沒有人際關係的人與交友廣闊的人一樣健康，這些觀念牴觸了人類的基本生物需求，因為我們是群居動物，如果沒有相互連結、依賴的人際關係，便無法存活。**真相是，除非你愛別人、也有人愛你，否則你無法愛自己，獨自一人過生活，無法建立愛人的能力。**

我相信，現在大家正處於歷史上的過渡期，人們逐漸意識到，現代社會拋棄了許多維持最佳心理健康狀態所需的基本元素。這個問題從世界各國的憂鬱症比例無可抑制地上升明顯可見，光靠更好的治療與診斷是無法解釋的。

在一九〇五年出生的人到七十五歲之前，罹患憂鬱症的機率只有一%，但是一九五五年出生的人，到二十四歲之前罹患嚴重憂鬱症的機率增加到六%。其他研究也指出，近數十年來，青少年罹患憂鬱症的比例一直都呈現十倍數成長。這種趨勢也見於婚姻型態的轉變與離婚、人們找不到適合自己的另一半，以及各個階層的家庭始終努力在工作與生活之間尋找平衡點的現象。

我們為了擁有健康心理所需要的，與現代世界能夠提供給我們的，這兩者間的歧異也反映在家長們對於網路、媒體、毒品、施暴者、戀童癖患者、貧富差距——還有最重要的，形塑我們對於這些議題的看法的文化價值——所持續感受到的不安。似乎沒有人相信目前的生活方式是健康的，而對於怎麼做是錯的、怎麼做才是對的，大家的看法甚至也不一致。

因此，我們的領袖是時候該挺身而出，問大家：「如何在現代世界建立社群？如何在一個有電視、有電子郵件、因為電燈的發明而能不分晝夜、人們可以動手術整形、還有先進科技可以解決許多大小事的世界裡，探索人際關係？如何在面對種種事物的情況下，創造一個有益身心、增進人與人之間的連結而非忽視或擾亂人際關係的世界？」

當然，我不知道所有這些問題的答案，但我知道，**現今有許多兒童照護服務都在傷害孩子**。

舉個例子，在加州，一所照顧三至五歲兒童的托育中心，規定員工不得碰觸小孩的身體，如果孩子向人討抱，就應該拒絕他們！這是看來立意良善（希望避免兒童遭到性侵害）的點子造成嚴重的負面後果的典型例子。孩子需要健康的身體接觸，如前面提過的，有些寶寶如果沒有大人的呵護與擁抱，就活不下去。這種現象是生物機制的一部分。

遺憾的是，我們變得太過害怕不當意圖的肢體接觸，因而更有可能無法提供孩子健康的身體呵護。這會使得缺乏關愛的孩子傾向投入看似關心自己的人的懷抱，而更容易遭到戀童癖患者的毒手。我們愈來愈不信任他人，讓孩子待在家裡，不讓他們到住家附近與朋友玩，嚴格限制他們的生活，這麼做的同時也在摧毀讓我們保持健康的社群關係。

我看過性騷擾對兒童造成的可怕影響，這在吉爾默的惡魔恐慌事件、蒂娜及其他受害兒童的案例中清晰可見；我比大多數的人都還要清楚，人們對於性侵害的擔憂，根植於真實與駭人的現實事件。不過我也明白，**性侵者會到結構最脆弱的社群尋找對象，挑最弱勢的孩子下手**，無論是哪個物種，掠食者都會搜尋最脆弱的獵物；這是生物機制的另一個面向。

因此，為了維護孩子的安全，我們需要創造健康的人際關係，與他人建立連結；我們需要擁抱自己的孩子。**若想保護孩子，我們必須尊重他們的需要，強化社群，而不是瓦解它。**若要讓孩子享有安全的托育環境，不要讓孤單的成人在無人照管的情況下接觸兒童，但同時也不應該一味禁止肢體的接觸與關懷。若要確保孩子生活的鄰里地區安全無虞，就應該去認識左鄰右舍。不要把孩子關在家裡，或是限制他只能做哪些活動。我相信大家對於人性都有足夠的了解，因此我們可以制定反映與尊重身心發展的政策，而不是乾脆忽視這些需求，等到面臨難以挽救的後果才來懊悔。

/ /

除了上述的行為，我們還能做什麼來避免孩子遭遇創傷、忽視與虐待？怎麼做才能最有效地幫助受創的兒童？

首先，我們需要認清，現有的政策與實踐並未將人際關係視為優先，而當前的兒童福利體制也未能盡到責任。我們必須明白，許多目前用於解決社會問題的「方法」不能發揮作用，長期而言還可能讓問題惡化。我們必須了解人類隨著演化而產生的需求，然後努力尋找在現代世界中滿足所需的方式。

首先，我們可以改善對待嬰兒與新手父母的方式。

如先前所述，寶寶需要父母無微不至的呵護，才能正常地發育，而這些新手父母在日常生活中需要家人幫忙照顧孩子，才不至於精疲力竭。人類在進化的過程中，男人外出工作時，女人一整天都獨自照顧兒女。男人與女人都努力工作以維持生活，女人們處理家務、同時寸步不離地照顧幼兒，男人們通常會帶著比較大的男孩出外狩獵。新手母親如果累到分身乏術，可以請年長的女性親戚幫忙照顧寶寶，每一名幼兒平均有四名青少年與大人照顧。但在今日，普遍認為托嬰中心的成人與幼兒比例若為一比五左右，就很完美了！

如靈長類動物學家與演化學者莎拉．布萊弗．赫迪在接受《新科學人》雜誌的訪談中表示：

「決策者設想核心家庭是『黃金時代』（golden age）的縮影，但是就人類家庭的悠久歷史而言，很少有孩子只在父親與母親的照顧下成長。孩子如果能適應受到父母以外的人照顧，便能夠把他們的社交世界看做是善意的環境，進而展現善意的行為。」

赫迪寫作的《母性：為人母的本能及其如何塑造人類》強調大家庭的重要性，她將大家庭中除了父母以外的照顧者稱為「代行親職者」。她提到：「對於容易缺乏照顧的孩子而言，代行親職者——例如祖父母——的看顧，會對他們的發展帶來不可思議的巨大影響。」關於這一點，我們在前面的章節已經看過一些例子。

此外，在人類的進化過程中，嬰兒沒有自己的房間、甚至沒有自己的床。通常，他們會有大人或比較年長的兄弟姊妹隨時在旁邊看顧，大多時候也會有人抱著。現代社會中，許多嬰兒睡不著或不停哭鬧，可能是因為自人類演化以來，嬰兒如果經常獨自待在房間裡，沒有大人的陪伴，就會瀕臨死亡。寶寶難以獨自入睡是很平常的事。其實，真正令人驚訝（而且反應人類大腦的適應能力）的是，許多嬰兒能夠很快適應這種情況，最終，寶寶隨著演化的發展，壓力系統可能愈來愈不會因為獨自入睡而受到刺激，然而，這樣的演化需要極為漫長的時間，並不像多數父母所希望地那麼有效率。

我們需要讓大眾知道嬰兒的需求，建立更有效的解決方法。我們需要培養一個了解嬰幼兒的社會，讓每個有孩子或接觸孩子的人都知道，在他們的成長過程中需要注意哪些事情。假如寶寶像先前提過的康納一樣根本不哭，那麼他們的問題並不比經常哭鬧的嬰兒來得輕微。如果成年人對於適齡行為有更深的了解，孩子們在需要的時候就能愈快得到幫助。

另外，社會也必須立即阻止「媽咪戰爭」（一九九〇年代起的重要議題，討論指女性要工作同時又要照料孩子、家庭所產生的各種不平衡，這造成有一群人提倡「全職媽媽」〔至少孩子小時〕才是好媽媽）的戰火繼續延燒，認清一件事實，如果新手父母可以選擇花更多時間陪伴他們的孩子、擁有社群的支持與享有良好的托育資源，每個人便都能從中獲益。如赫迪所說的：「在人類演化的背景下，母親擁有比較多的社會支援。寶寶需要這種社會參與，才能完全發展身為人類的潛能。」

許多歐洲國家——尤其是斯堪地那維亞國家，不但經濟蓬勃發展，托育服務品質高，有薪育嬰假的天數也非常多。我們沒有理由無法推行類似的政策。

/ /

為了營造有益孩子身心發展的家庭環境，家長也可以限制孩子接觸媒體與科技的時間，譬如家人共進晚餐時，一律不講電話、不看電視、不用電腦。此外，父母也應以身作則，在與他人的互動中凸顯人際關係、同理心與善意的重要性，不論互動的對象是親戚、鄰居、店員或其他日常生活中接觸到的人。

學校也需要改變。**我們的教育體制過於注重認知發展，幾乎完全忽略兒童在情緒與生理上的需求。**二十年前，小學制定充分的午餐時間與休息時間，規定學童每週都必須上體育課，那時的孩子晚上很少超過一小時還寫不完家庭作業，也能夠記得何時該交作業，並且在期限內獨自完成，至於需要家長協助的大型活動，一年只會出現幾次。

對於幼兒的身心發展，尤其是發育普遍比女孩慢的男孩，這些事情全都有所助益，學校方面知道，兒童只能維持短時間的注意力，需要自由時間去活動、玩耍與學習社交。

本書共同作者瑪亞的九歲姪子曾經告訴他的媽媽，他不知道自己的朋友是誰；他在學校的時間被安排得非常緊湊，連好好認識同學的時間都不夠，他沒有休息的時間。這簡直荒謬至極！

我們太急著確保孩子像鄰居家的孩子一樣擁有「充實」生活的同時，其實也在剝奪他們發展人際關係的機會。兒童的大腦需要的不只是單字、課程與規畫良好的活動，還需要關愛、友誼與玩耍和做白日夢的自由。家長們如果能有這個認知，也許就更能夠抵抗社會壓力，開始敦促學校朝更有利於兒童身心發展的方向調整政策。

除此之外，我們的教育體制與社會普遍忽視人際關係重要性的風氣，正在削弱同理心的發展。如同語言，同理心也是人類的基本能力，可以定義我們的為人；同樣地，同理心也跟語言一樣，需要透過學習來培養。正常來說，我們在幼年時期會發展出語言能力與同理心，但是就如康納與利昂的例子，孩子若要培養同理心與仰賴其建立的社交技能，十分需要環境的刺激。

雖然只有非常少數的寶寶像康納與利昂一樣，長時間獨自在家，但是，現在有太多幼兒花愈來愈多的時間處在過於按部就班與僵化死板的環境中，幾乎沒有時間去交朋友，以及反覆練習發展同理心所需的能力。更糟的是，他們與父母相處的時間通常也很有限，其餘的時間往往全被功課或是電視、電腦和電玩遊戲佔滿。

大腦的發展具有使用依賴性，不運作就會失去功能。如果我們不給孩子時間去學習如何與人相處、建立人際關係、解決衝突與協調複雜的社會階級，他們大腦中對應這些能力的區域就會發展不良。如同赫迪所指出的：「我們了解同理心的其中一件事，就是人只有在特定的教養條件下，才能發揮潛力。」因此，假如你未能透過充滿關愛與活力的社會網絡去滿足這些條件，孩子的潛能將會無法展現。

我們也必須了解，並非所有的壓力都是不好的，孩子除了需要安全感，也需要挑戰與冒險。

為人父母想保護孩子是理所當然的，但我們也得反省，自己是否太過於保護孩子，畢竟，最安全的操場沒有鞦韆、溜滑梯、不平坦的地方、樹木、其他小孩，一點樂趣也沒有。兒童的大腦由他們緩慢與反覆做的事情形塑而成，如果他們沒有機會練習解決輕微的問題與承擔選擇帶來的後果，就難以面對更大、更重要的決定。

現代人習慣一切安全至上，在這種環境下，我們傾向從孩子出生起到高中時期都嚴密監視與指導他們，讓他們在上大學之後才擁有絕對的自由（也有一些父母在這段時期依然緊迫盯人）。我們必須記住，人類歷史上，青少年很早就承擔成人的責任，能夠妥善克服挑戰，許多青少年的問題都源自於發展中的大腦缺乏適度挑戰的刺激。

我們現在知道，大腦掌管決策的區域，至少要到二十幾歲才

會發展完全，而促成它們發展的正是做決定的經驗，在這當中，必然也會冒一些風險。我們需要讓孩子有嘗試與失敗的經驗，如果他們因為沒有經驗而做出愚蠢、短視的決定，我們必須讓他們承擔後果。同時，我們也不應該做出不當的決策，讓吸毒或打架等錯誤惡化變成危害生命的大災難。

不幸的是，這正是我們目前的「零容忍」政策在做的事情——孩子違反這類的校規，就勒令他們退學。

我們知道，生物機制會使我們傾向模仿周遭的人的行為。我們也知道，自己會不斷重複、強化哪些事物，而這些事物最後成為我們的一部分。我們愈常做某件事，運用的系統就愈會與我們的大腦合而為一，如果這些行為與愛、關懷有關，是一件美好的事情，但若它們與暴力、圍繞在我們與孩子的生活周遭日益增長的威脅有關，便會引發恐懼。

*生活在暴力氾濫的環境、經濟處於弱勢、目睹或經歷暴力創傷等經驗，比打電動或看電視等行為還要容易使孩子朝暴力的方向發展。如果想要遏止暴力與犯罪，我們必須縮短貧富差距，幫助遭受家暴與虐待的兒童。雖然大多數的受虐兒童長大後並未成為施虐者，但**等到他們當父母之後，虐待或忽視孩子的機率會大幅增加**。倘若這些孩子生活在處境不佳的社區、經常接觸暴力，而且缺乏足夠的正面社交互動來抵消這些影響，他們的身心發展就會受到更大的阻礙。*

美國精神醫學學會估計，每個孩子在滿十八歲之前，平均會在電視上看過約一萬六千次的謀殺與二十萬次的暴力行為，雖然目前尚無研究記錄兒童在電玩中看到的暴力行為次數，或是研究這些活動對孩子的行為有什麼影響。如果想建立能夠凸顯人性中「良善天使」的社會，我們必須避免讓孩子太常接觸這種暴力畫面。

本書前面的章節已經闡述過，細微的影響與決定如何隨著時間累積成嚴重的問題，因此，從輕微的負面影響開始改變，最終是可以帶來重大成效的。

/ /

此外，人類演化的過程中，合作對於生存至關重要。儘管人類從未達成全面的和平，但是仍有一些社會以緩解暴力傾向的方式來養育孩子與調解紛爭，也有一些社會的做法加深了人們的暴力傾向。

人與人之間如何發展出合作的關係，是演化學家面臨的最大難題之一，因為演化中的「贏家」是最會繁殖的動物，而能夠使生存與繁殖的機率最大化的行為，通常都是自私的。長久以來，演化理論強調「為了生存，獠牙與利爪沾滿紅色的鮮血」，但這種注重適者生存的看法，忽略了人類及一些物種最迷人與最重要的特質之一：利他傾向。

學者們逐漸發現，在特定、微妙平衡的情況之下，動物之間會出現合作的現象，因為這麼做比獨自行動更有利於生存，然而，這些有利的情況必須持續存在，合作關係才能維持。就人類而言，維持合作的條件包含了公平的對待，以及對為了自私利益而違背誠信與說謊的人的懲罰（無論是法治或群體排擠）。

令人遺憾地，人與人之間基本的公平與善意，在優勢者享有更多優勢、弱勢者聽天由命的現代社會裡，面臨與日俱增的威脅。我們的媒體與教育體制愈來愈強調物質成功與超越別人的重要性——無論是在體能或課業上。在競爭日益激烈的環境下，中產與上流階級的家長傾向採取愈來愈極端的手段，讓兒女擁有所有可得的「優勢」。

如此持續注重競爭的風氣，抹滅了合作、同理心與利他行為等能夠有力維持心理健康與社會凝聚力的價值。

經常有人向我求助，希望我能夠幫助他們經歷創傷事件的孩子改善心理健康，而我認為，那些事件的直接原因就是社群分裂，以及人們一味的追求勝利。一些最令人痛心的事件就是校園槍擊案。我發現，「贏家最大」的文化在這些事件中反覆上演，霸凌現象盛行且普遍受到容忍，「輸家」不被視為需要了解與支持的對象，而是活該遭到排擠的敗類。在這些情況下，不只青少年建立並強化了階級分明、迫害弱勢的社會，老師、家長與學校的行政人員也形成這種群體。

不可否認地，人類一直是有階級之分的物種（這同時也是生物機制的一部分），但是，當人們在頌揚暴力的文化中為了殘酷的競爭而犧牲一切時，弱勢者突然發起抗爭，並不會令人感到意外。除非我們付出更多努力讓所有學子融入學校的社群，否則，這些事件必定會重演。

/ /

大腦會隨著時間發展，持續累積重複的經驗，每一次都是強化正向或負向形式的機會。一旦你建立了形式，它就會像凹痕一樣，讓你很容易做出相似的行為，也更有可能反覆實踐。社會腦的鏡像系統會使行為具有傳染力。如同之前所說的，如果你不斷重複的行為是運動、彈鋼琴或友善待人，這會是一件美好的事情，但如果你反覆以衝動、激進的方式去回應威脅，就只會得到負面的結果，例如前面提到的利昂，他沒有得到充分的照顧，父母一而再、再而三做出的種種瑣碎決定，促使他愈來愈偏向不良的行為，距離良好的選擇愈來愈遠。

基於大腦的這個特性，早期介入幾乎都勝過事後治療，不過，介入的方式必須是正確的。

在利昂的例子中，大人為了「幫助」他所做的努力，幾乎都讓他的狀況變得更糟。看到孩子開始出現不良行為時，我們的第一個反應會是懲罰他們，但這樣的做法只會帶來反效果；對於愛抱怨、難管教與有攻擊傾向的孩子，我們會認為他們被父母「寵壞」，而未能意識到，這些特質通常是因為他們的需求未獲滿足、潛力未能開發，並不是他們貪得無厭或目中無人。

如果想讓孩子成為善良、慷慨與有同情心的人，就必須以這樣的態度對待他們，懲罰無法創造或塑造這些特質。雖然我們的確需要立定原則，但如果我們想要孩子行為良好，就必須好好對待他們。在關愛下成長的孩子，也會想要讓周遭的人感到幸福，因為他知道，自己的幸福可以帶給他們快樂；這樣的孩子不會為了避免受到處罰而一味服從。這種正面反饋的循環所產生的力量，與負面的反饋一樣強大，但是，有時候家長需要背離自身的直覺反應，先找出孩子做出不良行為的原因，並且解決問題，而不是第一時間就對孩子發脾氣。我相信，假如利昂在幼年時期有大人對他這麼做，即使之前有時候遭到母親忽視，往後也一定不會變成我遇見的冷血殺手。

雖然如此，我們在幫助幼年時期像康納、彼得、賈斯汀、利昂和蘿拉那樣遭遇創傷的孩子時，需要具備兩個現代人經常缺乏的條件：時間與耐心。大部分的受創兒童會出現過度敏感的壓力反應，而如我們之前看到的，這些反應會使他們產生攻擊傾向、容易衝動與無理取鬧。這樣的兒童令人頭痛，因為他們很容易生氣、很難安撫，對於一點變化就會有激烈的反應，通常也不會先思考再行動，在他們的行為產生任何長期變化之前，我們需要給予他們安全感和關愛。

但不幸的是，許多針對這些兒童的治療計畫與介入行動成效不佳，因為它們採取懲罰性的方式，只有當孩子的行為先有「起色」，才會呵護他們、給他們安全感，希望藉此誘導他們做出良好的行為。這種方式也許可以暫時脅迫孩子遵從大人的要求，但它們無法提供長期、自發性的動機，幫助孩子更能夠控制自己與愛護別人。

/ /

問題兒童承受著某種痛苦，而痛苦會使人變得易怒、焦慮與衝動。唯有以耐心、關愛與持續的照顧去對待這些孩子，才能改變他們；他們不會奇蹟般地在短時間內復原。問題青少年是如此，三到四歲的受創兒童更是如此。孩子的年齡愈大，並不表示懲罰的教養方式愈適合他們，或是對他們愈有效。

然而，當前的制度似乎並沒有意識到這一點，反而是傾向「快速讓孩子復原」，如果孩子做不到，就對他們施以長時間的處罰。關於受創兒童的計畫與資源應該要清楚，懲罰、剝奪與強迫的方式，只會讓這些孩子再度遭受創傷，使他們的問題更嚴重。

我在工作中學到許多寶貴的經驗，其中一項是：採取任何行動之前，先花時間好好關心孩子、聆聽他們的心聲。由於人類大腦的鏡像神經生物機制，最能有效幫助孩子恢復冷靜、集中精神的方法之一，就是自己先保持冷靜與專注，再去關心他們的狀況。當你從這個角度去幫助孩子，得到的回應會與直接以自己的認知與方式去解決問題截然不同。

例如，我第一次接觸被關在病床上的賈斯汀時，他對我的反應與對其他人不同，因為我以冷靜的態度去分析，知道他做出那些可怕行為，是在掩蓋自己的恐懼與飢餓。

一般人遇到自己的孩子出現這種問題——尤其是他的行為令人憤怒或苦惱的時候，很難客觀冷靜地去面對，但如果你試著從孩子的角度出發、給他更多的安全感，他的行為就愈有可能改善，你也愈能夠找到方法幫助他。

我們反射性的生物機制還暗示了另一件事：**不該把具有暴力或衝動傾向的孩子集結在一起，這麼做會讓他們互相影響，加深暴力傾向，而不是彼此冷靜下來**。雖然研究顯示這種群聚的安排會造成負面效果，但不幸地，人們習慣建立治療團體與居家治療計畫，讓受創兒童齊聚一堂，共同接受治療。從利昂的案例可見，這實際上會讓問題變得更加棘手。

我也要再次強調，規律作息與重複經驗對於受創孩子的復原非常重要。大腦要受到一定模式、重複不斷的刺激才會有所改變：你愈常做一件事，這件事在腦中就會愈根深蒂固。換句話說，大腦需要時間熟悉一定的模式，孩子的復原也需要時間，因此我們必須耐心以對，讓孩子累積重複的經驗。孩子遭遇創傷的時間愈長，或受創的程度愈嚴重，就需要愈多的重複經驗，才能從傷痛復原。

此外，由於創傷在本質上是一種完全無能為力、失去控制的經驗，因此受害者需要在治療過程中**獲得控制的感覺**，才能順利復原。不斷有研究發現，如果強迫病患在還沒做好準備之前敞開心胸、強制進行治療與忽略個人差異，這樣的治療反而會導致嚴重的傷害。有鑑於安全感是復原的關鍵，而強迫會造成恐懼，因此強制性的治療對於創傷受害者是有害且無效的。創傷大多會引發其他心理問題，譬如青少年的行為問題，以及驚人的成癮比例，可惜的是，在問題青少年與上癮患者的治療方面，強制性治療經常可見，而這又是另一個努力解決反而使問題惡化的例子。

我們需要讓病患與醫師認識到這些事實，同時努力確保司法體制、寄養制度與兒福及心理照護制度採取實證的方法，這些方法應至少了解創傷的相關知識，並能減少——而不是增加——傷害。

當然，為孩子打造一個更安全的世界並不容易。為了達到這個目標，我們必須化解一些最嚴重的當代政治衝突，譬如全球化、「媽咪戰爭」與財富分配不均等等。在歷史上，美國在兒童問題上也只是喊喊口號而已，國內的兩大黨高舉「家庭價值」的旗幟，實際上卻沒有替多數的家長與兒童解決多少日常生活的問題。我不知道所有問題的答案，但我真心認為，大家若能了解自己是群體動物，擁有會隨著某些獨特的長處與弱點進化的大腦，至少將能提出正確的問題。這也是我們試圖建立充滿關愛的療癒社群最好的開始。

Chapter 12

拋棄制式的標籤，尋求全面的了解

神經序列模式的認證緣起

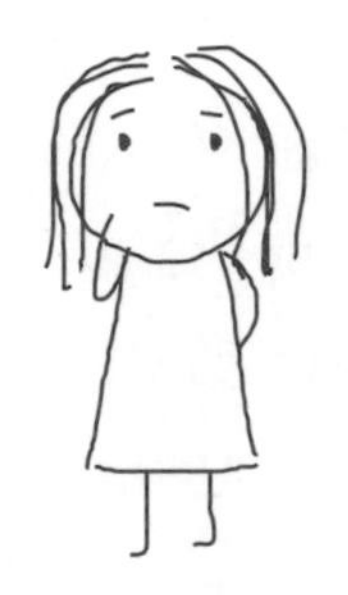

「一知半解，為害匪淺；痛飲瓊漿玉液，方知聖泉甘甜。」

——〈論批評〉（西元一七一一年）

亞歷山大・波普（Alexander Pope）

本書第一版出版的幾年之後，別州兒童保護服務處的督導打電話與我們聯絡。他想知道，他們的一位約聘醫師對兒保體制內受虐與被忽略的兒童所使用的治療方式是否恰當。兒童保護服務處大多沒有內部的醫療團隊，因此這些工作通常會以各種方式外包給民間照護人員或其他組織。

由於兒童保護服務體制在實質上是這些受虐兒童的法律監護人，因此他們有義務監督所有的治療。在此特殊情況下，督導發現有幾名曾遭性侵的兒童正在接受一位醫師的治療，而那位醫師的治療方式具有極大的爭議。他簡單說明了整件事，對我們表示：「我們想知道他的治療方法是否符合你的理論。」

「好。」我說，雖然我不是很確定她指的是哪些理論。「他是怎麼治療孩子的？」

「他讓孩子們重現性侵的過程。」

「什麼意思？」

「他要他們拿情趣用品來進行肛交和口交。」

「真的嗎？」

「對。他還要那些小孩脫褲子，把人造陰莖插到身體裡，模仿之前受到性侵的經過，同時，他在旁邊錄影。」

我非常驚訝。「那不是治療，是在虐待。」

「我們對此提出質疑，他說，他是根據你對創傷與其他經驗如何改變大腦的理論來進行治療。」

我深吸了一口氣，「我絕對、從來沒有提倡在治療中從事那種行為。我建議你與警方聯絡，告訴他們這件事。當然，也不要再讓那些孩子與這位醫師見面。他不能利用治療的名義來做那種無論如何都屬於虐待的行為，任何人聽到成年人做這種事，一定會二話不說就報警，還有通知兒童保護服務處。」

這通五分鐘的電話讓我與診所裡的醫師大為震驚：怎麼會有人扭曲我們對創傷治療所發表的理論，發明那種變態的治療方法？他們的腦袋在想什麼？

不久後，我們又接到一通電話，這次是另一州的一所醫師執照審核處打來的。大約半年前，我在當地一所醫學院的「各科聯合研討會」中發表演講。我有一小時的時間概略介紹我們的治療方式；當中我描述了運用神經序列程序治療康納——〈狗籠裡長大的小孩〉那章提到的第二個案例——的過程。你也許記得，康納在幼年時缺乏大人的照顧，長大後出現令人困惑的詭異行為。在康納的案例中，我們將重點放在知覺整合上，並在療程的一開始讓他接受按摩治療。

醫師執照審核處打來，是要詢問我們有關「神經發展模式」的事情。他們注意到，有一位醫生宣稱她的治療方法採用「培理醫師針對創傷治療所建立的神經發展模式」。這位女醫師的治療方式獨樹一格，每一位向她求診的病患都接受按摩治療，「因為這是治療的起點」——這是她對我們的理論所做的解讀。我想，她的診所可說是「培理醫師的按摩中心」，這種治療偏離了我們的理論主旨，也就是我們所謂的「治療的神經序列模式」（NMT）。

同樣地，這也令我們感到非常驚訝。她的做法錯誤地解讀了我們的治療研究，我們也從來沒有教別人這麼做的意圖。

我們逐漸了解到，必須想辦法來確保自稱採用「神經序列模式」治療病患的醫師有接受充分的訓練。我最不想做的一件事就是建立「認證」機制，或是過度限制或審查其他醫師探索「治療的神經序列模式」核心概念的方式，但我意識到，我們必須適當地推廣這項模式的特定元素、主要理念與醫界不斷進化的「測定法」（也就是「測量方法」），才能避免這些知識的運用偏離正軌。

/ /

基本上，我們必須制定一套結構完善與控制良好的程序，帶領醫師認識這個模式，並確保他們了解如何以負責任的方式去運用這些臨床治療的工具與測定法。因此，我們花了好幾年的時間開發正式的NMT認證程序，並且修改我們用於進行NMT的「臨床診療工具」——即輔助NMT治療方式的NMT測定法。到了二〇〇八年，也就是本書出版一年之後，我們啟動了「治療的神經序列模式」認證機制。

早在我與瑪亞著手撰寫本書之前，我與兒童創傷學會的同事們已經開始編制本書提到的治療方式，並加以深入研究。治療康納等受創兒童的經驗，讓我們獲得了寶貴的見解，進而有助於釐清研究的方向。到了本書初版於二〇〇七年推出之際，我們的治療團隊已經將許多書中闡述的神經發展模式與臨床診療的核心概念，融入我們的治療工作。

「治療的神經序列模式」的診療方式包含四個要素：

1. 成長史：了解創傷、困境與忽視發生的時間點、本質與程度，另外，也應該考慮關乎受害者復原的人際關係與「連結」。
2. 目前的功能：評估受害者目前的功能，重點有（a）個案在各方面的長處與弱點，例如知覺整合、調節（能夠管理壓力、感覺與情緒，而不會變得「無法負荷」或失能）、關係能力（社交技能與建立人際關係的一般能力），以及認知功能；（b）個人與家人、朋友、社群與文化的實際「連結性」，我們將這種連接稱為「治療網絡」。

3.**治療計畫**：根據個案的發展需求，來選擇與安排教育性、有助增加經驗與治療性的活動。

4.**計畫的執行**：追蹤治療計畫的執行進度與成效，適時適度進行調整。

這個程序經過多年的發展與調整。我們遇到的一個主要挑戰，是要確保程序有包含評估與治療的重要元素，同時還得排除有可能使療程脫離正軌的多餘元素（像是醫生在受創兒童第一次來求診時，劈頭就問「你要怎麼付診療費？」然後要身心俱疲的家長填寫一大疊批價單）。

我們開始在病患的家庭與社群中提供比以往還要多的協助。我們設法深入了解孩子的成長背景——即便是在沒有可靠的照顧者提供資料或缺乏記錄的情況下。另外，我們也發展出追蹤治療進度（或惡化過程）的一些方法，就我們診所的努力成果而言，這樣的做法前景看好。

首先，我們蒐集病患成長背景的詳細資訊，關注創傷、忽視與其他不幸經歷的本質、時間點與嚴重性。這段歷史也包含與復原有關的因素，例如病患與家庭、社群和文化互動的性質、時機與狀況。統整這些發現，我們能夠評估個案在關鍵的時間點與發育階段分別承受了多大的「發育風險」，進而「測定」發育風險發生的時機。

當前功能的評估旨在檢視病患的各項能力，據此判斷腦部各方面的功能，從涉及小肌肉群的運動能力、情緒調節能力到語言的發展。這一系列功能的評估，讓我們得以了解患者大腦的各個區域是如何組成的，例如，我們會測量心跳速率、呼吸速度、吸吮、吞嚥與嘔吐等反射作用，以及體溫的調節，這些數據都有助於評估腦幹的組成與功能。

同樣地，閱讀能力、制定計畫、延遲滿足與抽象思考的能力，則可供我們了解大腦皮質的運作。我們評估哪些腦部區域呈現患者的長處或弱點，藉此建立針對病患可行的治療模式，以便獲得個案在治療當下的腦部組成與功能運作的「完整面貌」。

這裡我指的是具體的面貌：我們在大腦示意圖中塗上不同的顏色，方便醫師與病患閱讀。透過這些「大腦地圖」，我們可以推知病患腦部的哪些區域有正常的發展與組織，哪些區域發展不良或功能異常。

有了病患的大腦地圖，我們便可以根據病患的特定發展長處，選擇讓他們接受哪些治療方式、教育性與有助增加經驗的活動，並且安排這些活動的先後順序。初期，我們的所有病患都在診所裡接受治療，因此我們能夠追蹤他們的治療進度，判斷病患的家庭、學校與其他專業人士是否有依照我們的建議提供協助；如果他們確實做到，又是否真的有按照建議的「劑量」執行。整個過程中，我們的治療團隊必須非常熟悉各領域的核心概念，以為「治療的神經序列模式」奠定理論基礎。

可惜於此同時，很少有社會網絡、心理治療甚至醫療訓練計畫提供有關發展神經科學、創傷、連結、忽視與其他相關主題的知識。這意味著我們的臨床小組不斷在研究，而且習慣採取自己通常不熟悉、跨越不同領域的治療方式。

我們整合這些概念與調整治療模式的同時，也利用各種學術方式與同事分享經驗，包含在研討會上發表研究發現，參加各大醫學院的各科聯合研討會，與其他治療團隊交流，以及在學術著作與期刊上發表研究成果。我們將這套方式取名為「治療的神經序列模式」，希望它的名稱就能傳達本身的一些關鍵概念。

/ /

很快地，其他醫師與醫療團隊接納了其中的一些觀念，並將它們運用在治療工作中。有些醫師告訴我們，這個理論改變了他們的看法，讓他們能夠更有效地幫助遇到的問題兒童；一些組織也向我們反應，開始採取這種對兒童發育史與創傷有所了解的方式之後，所遇到的「關鍵事件」或限制。我們很感謝他們的分享，這些意見也反映了我們實行這個模式的成效。

然而，當我從一些人打來的電話中得知駭人的消息時，我們很快便領悟了「一知半解，危害匪淺」的道理。

同時，我們的臨床小組開始採用這項新方法之際，研究團隊也遇到一系列類似與相關的問題。簡單來說，人類的個體是複雜的，家庭、社群與文化也是複雜的。發育是複雜的，基因是複雜的，創傷對於個人的影響難以洞察，創傷與忽視對於發展的牽引錯綜複雜，人際關係有助於保護與療癒受害者的力量更是一言難盡。

儘管存在著種種複雜的因素，關於創傷與兒童的研究卻通常流於簡單。這些研究只蒐集了少數的受試者，檢視他們在創傷事件後的發展，然後判斷他們是否符合《精神疾病診斷與統計手冊》所列的創傷後壓力症候群的標準；目前有數百項已發表的研究都這麼做。它們很少評估患者在不同時間點的狀況，甚至也沒有考量之前發生的不幸事件或創傷，大多只會衡量病患某些功能，或是單純注重創傷後壓力症候群的診斷標準，以及病患是否復原、不再出現症狀。少數關於臨床介入的研究也同樣過於簡化，只涵蓋了少部分症狀非常不明顯的受害者、不合適的「對照組」，以及為時短暫的治療（譬如十二週）。

持平而論，如果調查的領域很「年輕」、剛興起不久，這種探索與簡單的研究非常重要。而發展創傷的領域，到現在依然尚未成熟。

然而，我們知道，我們必須跳脫那樣的研究模式，就像捨棄每週五十分鐘面談的典型治療方式一樣。我們必須設法去理解、整合與更準確地衡量這些複雜因素所蘊含的意義。如果沒有這麼做，我們就無法在治療真實、個別與複雜的人類這方面取得大幅進展。現在，我們更加了解創傷與忽視如何改變腦部的發展，以及幼年時期、人際關係的連結與社群健全度的重要性。另外，我們也發展出更多研究治療的精密方式，可以更有效地分析這些複雜因素。

因此，除了新的治療模式之外，我們同時也需要找出更有助於研究受創兒童的方法。一個緊迫的問題在於，如何能夠最有效地區分這些受創兒童及其問題的本質。

遺憾的是，多數創傷學的研究依然傾向根據創傷類型來區分受害者，這些學者不明白，創傷發生的時間點和創傷的種類一樣重要。例如，很少有研究認知，性侵害對五歲的兒童與十五歲的青少年所造成的影響有何不同：關於性侵影響的研究一般會將兩個不同年齡的受害者放在同一個研究群體，然後拿他們跟「對照組」做比較。

另一個分類的問題則牽涉了《精神疾病診斷與統計手冊》的本質。以「注意力缺失過動症」與「品行障礙」為例，許多針對這兩種病童的研究，甚至根本不評估他們是否曾經受到虐待、忽略、暴力行為或經歷可能帶來傷害的事件。然而，如我們之前所看到的，幼年遭遇的創傷會對孩子的注意力與行為造成深刻的影響。

其實，我經常懷疑，許多有關「注意力缺失過動症」與「品行障礙」的研究會如此複雜，是因為有超過三成的受試者實際上呈現了與創傷相關的症狀，而不只是腦部主掌注意力與執行控制系統出現的某種遺傳問題。近期的一些研究都印證了我的假設。

舉個例子，一項回溯性研究調查九千兩百八十二名成人的代表性樣本，發現受試者在幼年時期遭遇創傷與忽視等事件，與他們開始出現《精神疾病診斷與統計手冊》所列症狀的時間點有強烈的關聯，特別是那些經歷多種有關家庭失能的創傷的兒童，例如父母雙方有藥物成癮和精神的問題而且曾經犯罪，或是受到家暴、忽視，以及在身體、情緒與性方面的虐待。

這項研究的作者利用統計方法梳理幼年創傷在心理疾病中所扮演的角色，發現這些創傷與四十四・六％從幼年時期開始發作的心理疾病有關，而長大後發作的疾病則有二十五・九％至三十二％的比例與其相關。

顯然，心理治療領域的學者（包含我們的治療團隊在內），並未妥善面對發展的複雜性，也沒有充分意識到，相同的症狀有可能來自不同的遺傳因素、成長環境，或是——更典型的——遺傳與成長環境兩者的影響，這些影響也會隨著受害者經歷創傷的年齡而有所不同。

但是，或許《精神疾病診斷與統計手冊》最困難與最實質的問題在於它只具有敘述性質：它根據症狀與跡象區分個案的類型，而不是像其他醫學領域一樣，利用潛在的生理機制做為標準。也就是說，這本手冊並非依據症狀引起的生理機制來診斷疾病。國家心理衛生研究所前主任湯姆・因瑟爾（Tom Insel）曾經說過，這就像物理醫學認定「胸痛」屬於疾病，而不論肇因是心臟疼痛還是心臟病發作。顯而易見地，這會對疾病治療造成嚴重隱憂。

此外，目前《精神疾病診斷與統計手冊》沒有適合發展創傷的疾病類型。正如我們試圖透過本書所呈現的，創傷與忽視的各種表徵並不能完全套入《精神疾病診斷與統計手冊》的診斷類型。如因瑟爾在二〇一三年的文章中所述：「局限於臨床症狀的診斷系統可以帶來可靠性與一致性，但不能提供有效性。《精神疾病診斷與統計手冊》每一次改版都有『可信度』——確保醫師以相同的方式採用相同的病名。它的弱點是有效性不足。不同於我們一般對缺血性心臟病、淋巴瘤或愛滋病的定義，它根據醫生對所有臨床症狀的共識來進行診斷，而不是任何客觀的實驗數據。」

我們知道，如果我們不徹底改變診斷參考的架構，絕對無法針對這些複雜的問題展開進一步的研究。如果不正視基因、環境與發育時機之間錯綜複雜的關係，就不可能出現發展創傷的進階研究。除此之外，由於交互作用的因素非常多元，從大腦的生物機制與遺傳性質、環境的化學物質、社交經驗、工作等經濟因素，再到文化、甚至是隔代的創傷經驗——尤其是原住民遭受殖民剝奪的多世代創傷——等因素，我們也需要更大量的樣本。

/ /

因此，二〇〇六年，我們只能決定脫離《精神疾病診斷與統計手冊》的架構。對於學術的精神科醫師而言，這是個令人洩氣的前景：精神醫學界將《精神疾病診斷與統計手冊》奉為聖經，或許更重要的是，美國整個醫療經濟補助的程序都受其牽制。幸好，我們大部分的治療工作都不收取費用，診療資源也大多來自私人基金會、國家資助的計畫發展補助與諮詢工作。

首先，我們不再為個案貼上特定的疾病「標籤」，轉而開始「全盤了解」他們的成長過程及目前的大腦組織和功能。這種做法立刻帶來相當正面的「副作用」：避免病患被冠上汙名，讓他們比較不會感覺受傷、與一般人格格不入。

此外，成長過程的描述與當前大腦功能的圖像，可以幫助病患更融入自己的治療計畫過程。他們能夠了解醫師給出某些建議的原因；與幼兒相比，許多年紀比較大的孩子更能預知治療的走向，以及在特定的時間範圍內真正可以期待的復原進度。這麼一來，他們獲得了更多的控制權與希望，這些全都證明了有助於自我療癒。

同時涉足臨床與學術領域的我，體認到建立「認證」程序算是因禍得福。如果處於各種大型體制下的醫師開始採取相同的發展與功能評估方式，我們也許就能有系統地從數千位醫師身上蒐集到實用的資訊。如此一來，我們便可獲取大量樣本，以妥善測試我們對於發展創傷研究所秉持的想法。假如我們能提供適當的培訓與可信的模式，治療方式在臨床上的優點便有可能與其為研究帶來的助益相輔相成。

重點是，我們必須找到臨床上有效、平價與實際的方法，來教導醫師使用我們調整與更新後的「臨床診療工具」（即NMT測定法）。如果我們將這些評估元素儲存在網路上，就能建立一個共用的資料庫。

起初，我手動輸入資料，利用試算表軟體建立「大腦地圖」。等到開始向其他醫師與組織推廣NMT模式後，我們利用測試版的測定法來治療他們的病患；那些我必須手動建檔以描繪「大腦地圖」的資料與NMT的報告大幅節省了時間。我們得設法讓每一位醫師都能夠輸入病患的資料，換句話說，我們需要網路版的NMT測定法。正式的NMT認證程序始於二〇〇八年。然而，回溯到二〇〇二年，我已經在簡化的試算表版本上輸入大約一千筆NMT評估資料，這是一件痛苦的差事，不過也讓我知道哪些資料是重要的、哪些是多餘的，還有如何建立可以標準化的實用機制。在二〇一〇年，我們推出了網路版的NMT臨床診療工具，也正式啟用NMT認證程序。

過去十年來，兒童創傷學會一直致力改善NMT，並以負責任的方式——主要透過我們的認證程序——推廣這套治療模式。他們的成效令人振奮。我坐在書桌前寫作本章的同時，來自超過十五個國家的一千五百多位醫師已經取得完整的認證，每個星期也都有愈來愈多的組織與醫師登記參與這項認證機制。

目前已有九十多個大型臨床組織在臨床治療模式中運用NMT，包含凱西家庭計畫（Casey Family Programs）、加州大學戴維斯分校的親子心理健康培育計畫（Infant-Parent Mental Health Fellowship Program，位於加州），卡法黎

（Cal Farley，美國寄養之父）創辦的男童與女童農場（Ranch for Boys and Girls，位於德州）、全國父職推動協會（National Fatherhood Initiative，NFI，位於佛蒙特州）、亞歷山大青年網絡（Alexander Youth Network，位於北卡羅萊納州）、聖文森之家（Mount St. Vincent Home，位於科羅拉多州）、赫爾服務機構（Hull Services，兒童福利與心理健康的先鋒，位於加拿大亞伯達省）、巴利街兒福機構（Take Two of Berry Street，澳洲兒童福利的領導組織）、基博爾教育與照護中心（Kibble，蘇格蘭兒童福利的領導組織）、保利耶心理健康促進組織（Palier，挪威的創傷治療專屬團隊）等（其他組織請見ChildTrauma.org）。

二〇一五年，聯邦政府資助的寄養／監護支援與維護之國家品質促進中心（QIC-AG，網站請上https://qic-ag.org），將NMT評為第三級的有效實踐，而在二〇一六年，NMT獲選為新興治療架構的最佳典範，在這項為期五年、致力於發展兒童福利最佳實踐之計畫專案的初期階段之一，融入了隨機對照試驗。

二〇一六年，位於加拿大亞伯達省的人類服務部正式宣佈採用NMT做為治療有風險、受虐與受創兒童及青少年的標準架構。而在新墨西哥地區，NMT則是州立兒童福利體制的重點依據。

針對學校方面，我們也推出特別調整的「教育神經序列模式」（NME），而它一直都為教師與教育工作者提供了實用的資源。如果教育從業者按部就班地實行教育神經序列模式，便能帶來許多正面的結果。美國中西部一所內城學校就是一個例子，這所學校擁有高比例的貧窮人口，多數學生在課業與行為上都有相當嚴重的問題，實行NME之前，每年有四百九十八名學生進入「懲罰」班級，採用NME一年後，受懲罰的人數只剩一百六十一人，減幅超過一半。

此外，這種「懲罰」班級已經變成管理區，在那裡，老師指導孩子規律進行活動——可有效管教個別兒童的活動——以幫助他們恢復到足以與其他同學一起正常上課的狀態。實行NME之後，這所學校勒令停課在家自習的學生人數從三十六名減少至只有九名。目前，全世界有超過三百位NME培訓人員，他們影響了數百個班級的數千名學生。

在神經序列模式中，我們為寄養與領養父母等照顧者設計了另一個變數，名為NMC，自實行以來一直有非常正面的結果。這個活動才剛推出不久，我們希望這項能力培養的計畫可以幫助這些照顧者，進而幫助他們養育的孩子。

國際間也成立一個治療社群，目前持續發展中。關於NMT實踐的文章，也翻譯成多國語言、以數本著作出版。必須強調的是，我們一直將NMT這項頗為新穎的治療方式定位成「實證治療」，而到目前為止，也持續收到各地傳來的好消息。國際間已於二〇一四、二〇一六年和二〇一八年分別舉行過三次神經序列模式專題研討會。與會人士彼此間的意見與經驗交流，每每都讓身為兒童創傷學會一份子的我們獲益良多，學習如何促進治療工作與改善治療模式。

當然，並不是所有關於NMT的事情都是正面的。NMT認證程序具有困難度，學員必須接受指導、參加臨床案例會議、研讀多媒體內容與練習NMT測定法，總時數超過一百三十個小時。學員可透過線上分類的學習模組更方便地進行認證，但要捨棄過去習慣的參考架構、採用全新的思考方式，總是困難的。

的確，對於一些醫師與臨床制度而言，這個神經發展的觀點與NMT大幅改變他們的觀念，而且，要求已經身心俱疲的照顧者或醫師學習新的治療系統，有可能會引起反彈。因此，我們正在學習所謂的「執行科學」，研究如何改變整個體制，而不只是個人。許多本書以及我與瑪亞的第二本共同著作《為愛而生：同理心為何不可或缺，又何以岌岌可危》提到的關鍵原則，都讓我們開始朝這個目標邁進，雖然我們還有很多要學習的東西。

一般來說、而且不出所料地，我們發現，如果個人與組織找上我們、希望取得認證，一切會進行得很順利；但如果有人是應上級要求才來進行認證，再加上醫療院所或醫師之前未先了解NMT的概念，只是純粹遵守指示，那麼認證的效率就會比較低落。我們正在嘗試利用我們對於大腦與壓力的知識，來緩解將NMT這種新穎的技術與概念引進大型體制時會遇到的衝突。NMT認證程序包含培訓人員的訓練，因為我們希望讓組織在獲得認證之後，不靠我們的支援也能持續成長與培訓相關人士。

這樣的機制到目前為止運作相當良好。現在，在培訓人員監督下取得NMT認證的人士，已經多於直接在兒童創傷學會通過認證的人數了，事實上，我個人希望能退出這項培訓事業，回到學界從事研究與寫作。有鑑於如今有好幾千名經過相似程序認證的治療人士在臨床工作上愈來愈有成就，我的研究團隊實現初衷的同時，也有了一個難得的機會。

至今，NMT評估記錄已累積約三萬筆，我們也將這些資料收入單一的資料庫，每個月會再增加數千筆記錄。當中，至少有一萬筆來自可靠人士的優秀評估結果，證明他們適合從事研究與培訓工作。我們也有一群研究人員（包含精通大數據統計的人才），有了這些資料，他們得以分析好幾千名兒童、青少年與成人的評估紀錄，從中整理出有效的治療方式。

初期的結果令人振奮、十分有力。現在，我們擁有基礎，可以透過嶄新的角度去理解與研究受創兒童的動作、情緒、社交與認知功能，而且我們能夠以動態與視覺化的方式來描述病症，而不再是以不準確並且可能有損尊嚴的方式來進行診斷。

即使沒有昂貴的儀器，我們也可以描繪大腦組成的示意圖，並利用它來規劃療程。NMT模式主要是假設，每個人都有各自的發展路徑，擁有獨特的長處與弱點。如果我們先對病患有所認識，一向都能提供最好的幫助；如果我們讓病患對於症狀有全面的了解、而不是純粹貼上死板的標籤，也可以幫助他們更加認識自己。

我們持續不懈地探索，從遇到的病童與他們的家人汲取經驗，也向來自各種文化與領域的同事們學習。我們希望能夠繼續「痛飲瓊漿玉液」、分享更多的洞見（而不是憑藉「一知半解」的知識提供治療），並且期盼大家一起了解，當我們編織獨一無二的人生故事時，過去的經歷如何影響著我們。

附錄1

覺醒連續體、狀態依賴的學習與對威脅的反應

時間感	長期 未來	天 小時	小時 分鐘	分鐘 秒鐘	無時間感
覺醒連續體	靜止	警戒	抗拒 哭鬧	挑戰 暴怒	激進
解離連續體	靜止	逃避	順從 沒有感覺	解離 胎兒般地晃動	昏厥
負責調節的腦部區域	新皮質 大腦皮質	大腦皮質 邊緣系統	邊緣系統 間腦	間腦 腦幹	腦幹 自主
認知型態	抽象	具體	情緒	反應	反射
內部狀態	冷靜	警覺	警戒	害怕	驚懼

覺醒連續體、狀態依賴的學習與對威脅的反應

我們會處理、儲存與重新取得資訊，然後根據當下的生理狀態回應這個世界（換句話說，做出「狀態依賴」的回應）。如果兒童面臨極端或無所不在的威脅或創傷，壓力系統可能會變得敏感，即使面對一般的經驗也可能會覺得受到威脅。他們的大腦可能會觸發解離或覺醒連續體，端視個人對壓力的反應而定，但無論如何，這兩種狀態都會削弱認知能力，進而影響課業等方面的表現。

因此，他們的大腦狀態會與其他同學的腦部截然不同。如上表所示，冷靜的孩子處理資訊的方式會迴異於保持警戒狀態的孩子——無論後者傾向做出解離還是高度警覺的反應。即使兩個孩子的智商相同，比較能保持冷靜的一人也會比另一人還要能夠專心上課，並且運用大腦的新皮質進行抽象的思考與學習。

相反地，處於警戒狀態的孩子在上課時，比較無法專心處理與儲存老師說的話，而他／她的認知也將由大腦的皮質下與邊緣區域所控制。這些區域主要負

責非口語資訊的處理，譬如老師的表情、手勢與呈現出的情緒。由於大腦的學習具有「使用依賴性」，這樣的孩子之前已經有過比一般人更多的非口語認知能力選擇性發展。受創或受虐的兒童會認為非口語資訊比口語資訊重要，例如，有孩子會說：「爹地身上如果有啤酒的味道、走路的樣子很好笑，我就知道他要傷害媽咪了。」

孩子大腦的覺醒連續體開始移動時，腦部控制功能的區域也會跟著轉變；愈感到害怕或受到威脅，做出的行為與反應就會愈原始。在這個認知隨著狀態而改變的過程中，孩子的時間感也會有所變化，計畫未來的範圍也會縮小。受到威脅的孩子不會（也不該）去思考幾個月後的事情，他們只專注於眼前的威脅。

在受創兒童的思想、反應與行為的研究上，這種機制具有深刻的含意。對於這些孩子來說，立即的報酬會帶來最大的強化作用，也就是他們幾乎不可能選擇延遲滿足。基本上，他們受到大腦警覺狀態的影響，是無法考慮到行為的潛在後果的，因此，處於警戒狀態的孩子不可能仔細反省自己的行為（包括暴力的舉動）。大腦皮質的內部調節能力逐漸弱化之後，腦幹會直接、衝動且通常激烈地面對任何感受到的威脅。

基於這種狀態依賴的反應機制，受虐兒童可能會表現出許多令人不解與看似無意義的「敏感」行為。如果別人注視太久，他們可能會認為生命受到威脅；別人友善地碰觸肩膀，曾遭繼父性侵的兒童可能會因此想起過去。一個人眼中本意良好、程度輕微的嘲弄，在另一個人聽來可能是侮辱性的傷害，就像他在家裡遭受的無止境諷刺與羞辱的精神虐待一樣。一個在家裡總是遭到責罵的女孩，可能光是被老師點名上臺解題，就會驚慌失措；一個生長在暴力家庭中的男孩，可能聽到音調略高的聲音就會覺得別人在大叫。如果我們想幫助受創兒童，就必須考量這些反應，並安撫他們的壓力反應系統，好讓他們得到充分的安全感，進而能夠讓大腦的高階功能妥善運作，減少把注意力放在覺醒連續體的時間。

改編自布魯斯．D．培理，〈恐懼與學習：教育領域的創傷相關因素〉

《成人與進修教育之新方向》第110期（二〇〇六年夏出版），頁21至27

附錄2

發展窗口

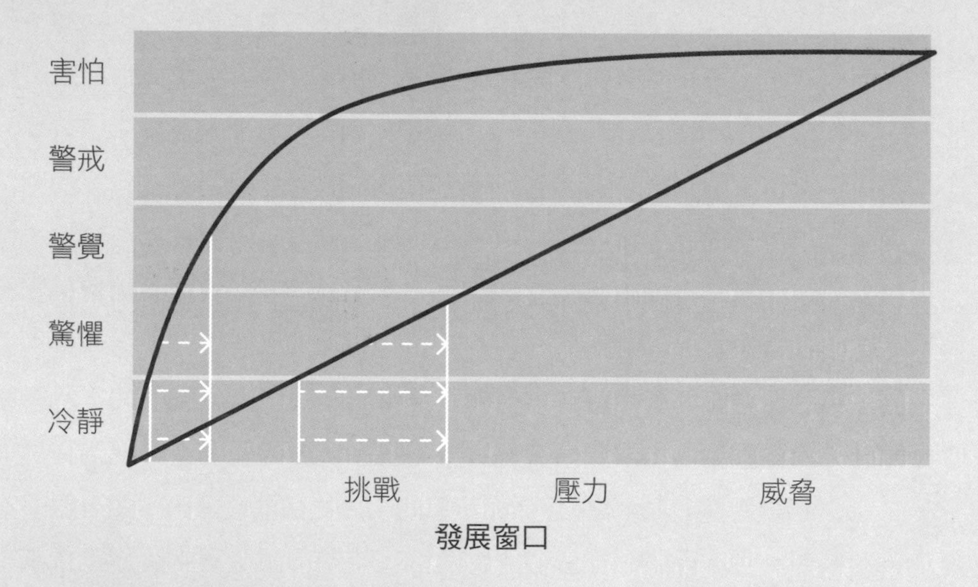

這張圖表顯示兩條壓力反應的曲線。直線是「神經發展正常」者的反應曲線，呈現挑戰、壓力或威脅的程度，與大腦內部狀態為了調適與解決壓力來源所需的改變，兩者之間的線性關係。如果壓力輕微，大腦的內部狀態就會略微改變；如果壓力巨大，內部狀態就會產生重大變化。至於最上方的曲線，則呈現極度、不可預測或長時間的壓力活化模式所造成的動盪不穩、高度敏感的壓力反應。在此情況下，底線的狀態出現急遽的變化，即使面臨相對輕微的挑戰，也會過度反應。

面對極度、不可預測或長時間的壓力活化模式時，與異源壓力反應有關的主要神經網絡（見第二與第三章）會變得「高度敏感」。這時，嬰兒、幼兒或兒童採取的主要適應方法會是做出「高度敏感」的反應，也就是過度反應（見左頁圖表頂端的曲線），不論是高度警覺（活化）或解離（沒有反應）、抑或是如某些案例所見的兩者皆有。

這些結果會嚴重干擾後續的發展，因為對於新奇事物與壓力的過度反應，將會抑制與扭曲大腦處理新經驗的精準度——即使新的經驗是可預期、前後一致、充滿關愛而且帶來充實感的。

這種高度敏感主要會限縮「發展」窗口（見虛線部分）。

簡單來說，個人為了發展、學習或復原（意即在神經網絡中創造新的連結），必須接觸新奇的經驗，進而創造新的神經活動模式。為了達到最理想的發展（或是學習成效或治療進展），這個新的經驗必須帶來「適居帶」的影響，也就是它必須有足夠的新鮮感以挑戰與擴展現有的舒適圈（之前獲得與精通的能力），但也不能過於強烈，以免超越個人處理與吸收的能力所及。

一個壓力反應系統過度敏感的人接觸到任何新奇或突如其來的事物，狀態會從警戒快速轉變為恐懼，進而干擾到自己的學習過程。**大腦對於壓力愈敏感，這種治療或學習的「窗口」就愈狹窄，因此可以承受的新奇程度會愈小，也愈難從典型的發展經驗中獲益。**最後，孩子需要無數次反覆練習才能理解一個概念或學會一種行為，使父母與師長備感挫折。

關鍵在於，利用一些調節性活動來暫時改變這種過度的壓力反應，或者最理想的做法是，經常讓孩子有機會去控制、預期與緩和（個人方面）壓力反應系統的啟動，以逐漸扭轉他們的壓力反應。

附錄3
涉入的順序

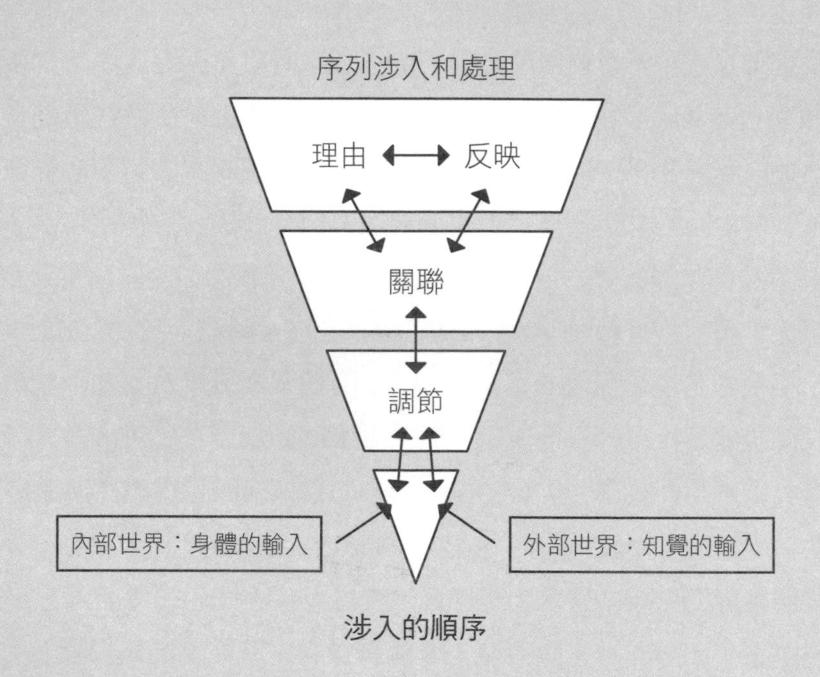

涉入的順序

所有來自外部世界與身體（內部世界）的知覺訊號，首先都由大腦的底層區域處理。這些區域可以判斷資訊並將其傳送至上層的區域，以利進行複雜的分類、整合與解讀。如果傳入的神經活動的本質是大腦所「熟悉」的、屬於中性且之前被歸類為「安全的」，那麼大腦的底層區域便會不啟動「壓力」反應、直接將資訊往上傳遞。

然而，假如傳入的資訊是大腦不熟悉的，或是之前被歸為與威脅、痛苦或恐懼相關的，則大腦的底層區域會啟動壓力反應，甚至還會在經過完全整合與精準解讀的資訊到達大腦「聰明」的區域之前就展開動作；這個啟動的動作也將

「關閉」大腦皮質的某些區域，來使大腦皮質無法精準地處理資訊。這麼一來，啟動的壓力反應將為個體的思考、感覺與行為帶來許多「狀態依賴」的變化。

這種所有知覺經驗都具有的處理序列本質，意味著如果我們想「運用大腦皮質」、思考他人的行為，就必須確實按照互動的順序來運作；我們與互動的對象必須先經過充分的調節以產生連結，而唯有透過調節與連結，我們才能有效地與他人進行互動。在與他人連結之前，先連結自己的大腦；也就是先調節、連結，然後思考。

附錄4

組織中的狀態依賴

組織壓力	資源過剩 可預期的 穩定的／安全的	資源有限 不可預期的 新奇的	資源不足 不一致的 威脅性的
主要的認知能力	抽象的 有創造力的 （「團體」智商=120）	具體的 迷信的／防衛的 （「團體」智商=100）	反應的 退化的 （「團體」智商=80）
主要的情緒「調性」	冷靜	焦慮	恐懼
有系統的解決方式	反思的 創新的	具體的 簡化的	因恐懼而起的 反動的
解決的重點	未來 故意施加	短期 意外施加	現在 強迫施加
策略與練習	抽象的 概念的	具體的 迷信的 侵入的	限制的 懲罰的
負責人員與監督者的作為	培育的 彈性的 有益的	模糊的 偏執的 控制的	冷淡的 壓迫的 惡劣的

組織中的狀態依賴

正如威脅可以改變個人的功能，威脅也能使組織的功能運作產生變化。組織——以及通常決定組織內的情緒或情感「調性」的領袖——會面臨一些挑戰。組織的情緒調性轉變時，團體的認知能力（團體智商）也會跟著改變。

沒有大量且可預測的外部威脅與資源時（欄一），團體中的個人可以享受透過抽象思考來解決問題的樂趣（如一九四〇至一九六五年的貝爾實驗室〔Bell Labs〕）。對於整體組織而言，這種情況非常罕見；一些組織能夠「保護」內部的小團體（如研發部門），讓他們能夠進行「抽象」與創意思考，但就連這種案例也十分稀少。當這個情況確實發生了，創意與解決問題的方式會著重於未來，組織內會刻意做出改變（調性轉變），內部權力最小的成員（如前線的社工）會受到上級以彈性、培育與有益的方式對待。

如果資源變得有限，加上面臨經濟、環境或社會的威脅（欄二），組織會變得比較無法解決複雜抽象的問題。任何「調性轉變」——組織的重大改變——的方向容易出乎意料。所有政府體制通常都處於這種狀態；他們隨意發展，重點是自保。處理的事務與計畫是針對即刻的未來做回應（例如下一個資助週期或選舉週期），團體裡的所有運作都是退化的。位居高權者會忽略或控制底層者，以將任何財富外流的機會減到最小。

在直接面臨威脅的組織中（欄三），所有解決問題的重點都會放在現在。組織「被迫」改變調性（如協議裁決或破產等）。解決當前問題的方式大多為反應性與退化的。外部情況愈失控，團體內部關注的行動就會愈佔主導地位、更加反動與具有壓迫性。在這些情況下，監督的方式將會創造能夠強化組織架構的人員：在安全與習慣抽象思考的團體中，全體人員比較有可能受到培育並從中獲益，進而提升自己在創意、抽象思考與生產方面的潛力。相反地，在受到威脅的組織內，全體人員比較有可能反映上層衝動、具體與反動的監督方式，並且出現調節不良的現象，以致與客戶、學生、家長與兒童的互動也無法幫助他們控制自身的能力運作。如此一來，他們會失去功能，有些案例更是遭到重大挫敗，因而讓他們原本應該要尊重、幫助與治療的對象感到沮喪與難以溝通。

附錄5

身體與腦部的成長

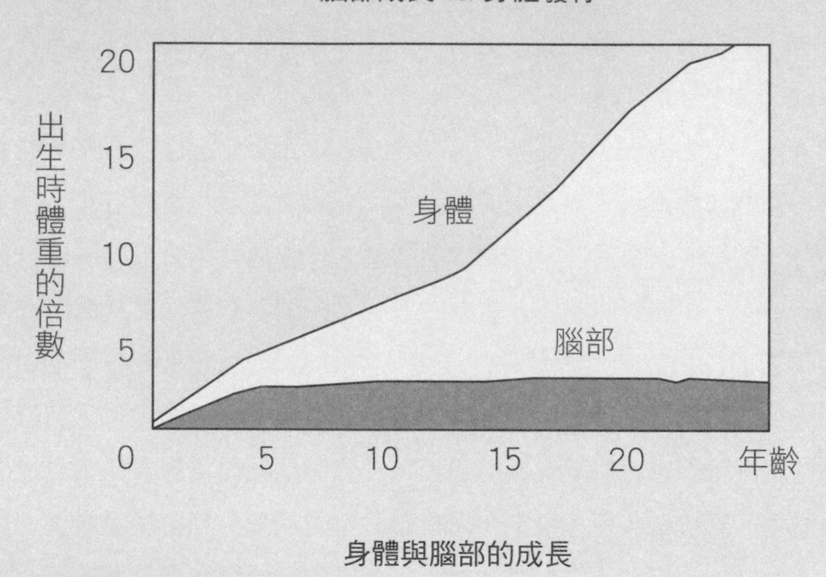

身體與腦部的成長

人體的生理發育從出生到青春期大致為線性的正向發展，但腦部的生理發展卻呈現相反的模式。

大腦在胎兒時期是發展最快速的階段，在出生後到四歲的期間呈現爆炸性的成長，四歲幼兒的大腦體積，已經達到成人的九十%了！在這個時期，腦部大部分的主要神經網絡便已開始發展。

由於大腦逐漸組成的同時也受到經驗的高度影響，因此在這段期間具有很大的可塑性，也非常容易受到傷害。對於發育中的孩子而言，這是相當寶貴的時期，因為擁有安全感、處在可預測的環境、受到照顧與累積類似的經驗，都有助於激發他們的各種遺傳潛能。但遺憾的是，發展中的腦部也最容易遭受威脅、忽略與創傷的毀滅性影響。

雖然如此，腦部成長的早期模式，並不代表大腦的發展或組成過了這個時期就不再有變動。其實，隨著大腦的系統益趨複雜，重要的神經發展歷程會在幼年到青春期之間持續進行；大腦皮質的重建與髓鞘（保護神經元的脂質層）的生成，也會從這個時期一路延續到成年初期。

附錄6

腦部功能的階層

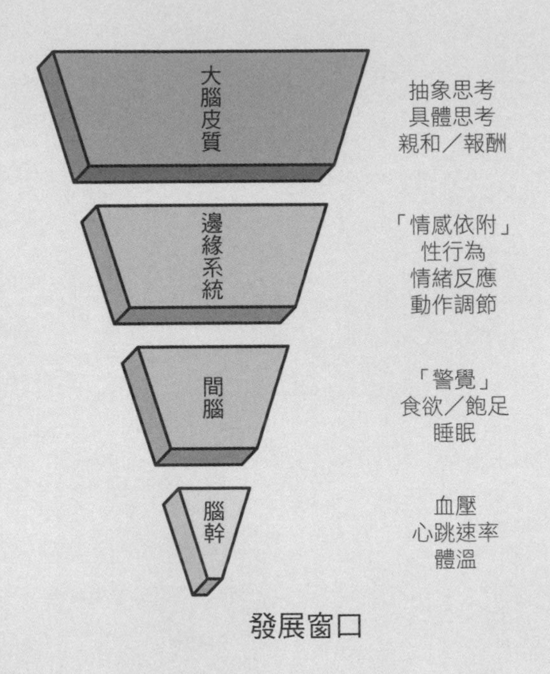

發展窗口

人腦的各種功能大致依照相關區域的組成順序發展。最原始、位於最中央的區域從腦幹開始發展。孩子慢慢長大，每個接續腦幹的區域（從中央往大腦皮質的方向）開始經歷重大的轉變與成長，但是，個體需要在適當時機不斷接收到一定模式的經驗，腦部的各個區域才能適當發展。醫師在為了受創與受虐兒童所設計的神經序列治療方式中，首先會檢視病童大腦的哪些區域和功能發展不良或運作異常，接著再提供孩子之前沒能得到的刺激，來幫助他們的腦部回到正常發展的軌道。

特別收錄

問題與討論

（專業人員和一般讀者皆適用）

自本書初版發行的十年來，我們很高興能看到書中的理念已成為各種課程的一部分，像是心理學、精神病學、社會工作、神經科學，另外還有律師、法院官員與教育工作者的訓練。這部分的學習指南旨在幫助讀者有系統地運用本書，以深入了解發展、依附關係、大腦，以及創傷與忽視等不幸遭遇對孩子的影響。這些知識能夠幫助我們與所有兒童互動，認知神經發展的重要性，並且避免讓孩子暴露在創傷的經歷之下。

為了達到這個目的，我們在這裡提供關於每一章重點主題的一些問題與答案。這些答案並不是唯一的「正確」解答，只是希望能讓教師與讀者了解重點概念，知道如何運用這些概念來幫助受創兒童。我們會先提出問題，再說明答案的要點，但這麼做不是為了避免引領本書論述的讀者們給出「錯誤」的答案，我們希望讀者能夠巧妙應對與尊重各式各樣的回應，如此一來也可以激發不同類型的對話。然而，在此我們的確包含了一些希望藉由提問問題能夠引起的話題，讓那些有意在與孩子的互動中運用神經序列模式的人們能夠參考相關看法。

答案的列點編號會對應問題順序，其中一些重點有數個編號，是因為討論的內容與一個以上的問題有關。

Chapter1 蒂娜的世界

1.治療受創兒童的一個關鍵是，如果想幫助他們的大腦與行為產生長期變化，就必須讓他們得到有一定模式、反覆出現的經驗。哪些類型的經驗能夠治療蒂娜？培理醫師的臨床工作是否有提供這些經驗？在蒂娜的治療過程中，治療互動遊戲的「劑量」扮演什麼角色？

2.大腦依照特定的順序發展：一些區域成熟的比較早，較晚發展的區域則仰賴其他區域的充分發展才能順利形成。關於幼年的創傷與之後人生階段的創傷造成不同的影響，這種機制說明了什麼事？

3.腦部的哪些區域最先發展，而這與特定時期出現的創傷會帶來哪些問題又有什麼關聯？

4.當蒂娜這樣的孩子經歷異常的幼年發展時（如長期的性侵），大腦會有什麼變化？

5.貧窮帶來的壓力會如何影響腦部發展？

6.本書第二十九至三十一頁提到培理醫師與兩位指導教授斯坦恩及戴羅德的互動。請比較這兩位指導教授對於蒂娜及其母親的態度與看法。接著，對比受創兒童治療的兩派理論：一派採用神經序列模式，另一派遵循傳統方式。

7.用於治療的活動經驗為什麼必須有一定的模式？如何提供孩子更多可預測的經驗？

8.為什麼用於治療的活動經驗應該要反覆出現？不斷提供同樣的經驗時，如何拿捏頻率，以恰好達到學習效果又不會使病患感到無聊？

9.培理醫師採取什麼方法來治療蒂娜？哪些技巧是改善蒂娜病情的重要因素？兒童工作者可以從當中的哪些概念受惠？

10.在本書第四十四至四十六頁中，培理醫師論述大腦如何對新奇的事物做出負面或正面的回應。面對陌生的事物，受創兒童可能會做出哪些反應，導致大人誤解他們的行為？

11.遭受家暴的兒童進入托兒所、幼稚園、法院或治療室等新環境時，對於新奇事物的反應方式會帶來什麼影響？

12.蒂娜對於男人與男孩的性化反應，在一般人看來通常代表她是「叛逆」的「壞」女孩，而學校與其他組織對於孩子的這種行為大多會施予懲罰。哪些方法更能幫助像蒂娜這樣曾經遭受性侵的孩子？如何察覺受創兒童會有異常的行為，可能與幼年的經歷有關？

13.蒂娜的衝動行為獲得控制之後，開始學會掩飾自己的性化舉動。我們可以如何避免受害者發展出這種傾向？

14.請仔細閱讀第一章的最後一段，然後說明學校或其他經常接觸兒童的機構可以如何改變孩子的生活。

對於問題討論的評註

1)神經序列模式的一個重要原則在於，需要藉由模式固定、不斷出現的經驗才能改變大腦。不論是在家庭、學校、治療及其他我們希望看到行為變化的地方，這個原則都適用。

人如果覺得自己擁有控制權，覺得環境是可以預測的，就會得到安全感：即便是成人也會如此，但這點對兒童而言尤其重要，特別是那些曾經受創或是難以自我調節的孩子。

有時候，兒童工作者會擔心提供給孩子的經驗重複性太高。為了發揮創意，他們會忘記在新奇的事物與可預期的經驗之間取得平衡，才是幫助孩子學習的最佳方法。

培理醫師在治療蒂娜的過程中，透過規律的作息與溫暖的態度來讓蒂娜獲得安全感，依照既定的模式與蒂娜互動，並且等到蒂娜準備好的時候才讓她接觸新的事物。因此，本章的討論應該要強調，**根據對創傷的認知來運用神經序列模式。**

2-3)本章的討論重點也包含，孩子的大腦區域發展的順序會決定哪些類型的經驗最適合他們。**最先發展的大腦底層區域（如腦幹與間腦）對節奏與規律特別有反應**，在幼年時期——也就是這些腦部區域最需要關愛與安撫的階段——遭到忽略或創傷的兒童，通常要等到這些需求都獲得滿足後，狀態才會有所改善。若要幫助這些孩子建立進階的認知能力，必須先解決他們的大腦底層區域發展遲緩或組織混亂的問題。

4, 12, 13)性侵顯然是極其困難與棘手的問題，不幸的是，這個問題十分常見，許多受害者也跟蒂娜一樣深受其害。面對這個問題，我們應該抱持溫柔與關心的態度，因為許多受害者即使在事過多年後，內心仍然脆弱敏感，尤其是蒂娜這樣的案例。

這裡的重點應該放在：如何對性侵受害者展現更多的同理心與支持、減少他們的羞恥感，以及用愛護、而非批判與懲罰的態度去看待受創兒童的不當性化行為。

5)蒂娜在貧窮的社區長大，那裡缺乏大眾運輸工具、犯罪率高，弱勢家庭也沒有足夠的資源。關於貧窮如何以及為何會增加壓力活化模式「敏感化」（例如更多的不可預測性、混亂的居住環境、食物與居住的不安全性）的可能性及復原困難度的討論，有助於讀者反思該如何幫助來自低社經背景的兒童，以及如何解決這些背景帶來的其他挑戰。

幫助這些兒童的同時，也需要考量實際面的問題，例如兒童照顧的安置、成本（即使對於薪資優渥的人而言不算什麼）與交通問題。

6)斯坦恩與戴羅德教授兩人在看法上的歧異P029-031，反映出治療這些兒童的兩種方式。斯坦恩教授的方法偏重藥物的使用、一週一次的短暫治療，以及明顯區別治療與日常生活，誤將治療的失敗歸咎於病患的「抗拒」或意志不堅定。

相較之下，戴羅德教授則是針對個案的背景，意識到貧窮等情況會影響兒童的發展。他試圖理解孩子會出現異常的行為可能是在反映過去的創傷經驗及解決創傷的努力，同時也幫助病患藉由學習自我調節來做出改變。

討論這些差異時，應該考慮專業有其界線，以及意識到受創兒童的社交與情緒環境，可以幫助周遭的人們去理解他們的行為，並且更有效地做出回應。

7-9)培理醫師對於蒂娜的治療方法，有幾點可以做為兒童工作者寶貴的借鑑。其中最重要的是反覆讓孩子得到正面的經驗，而如此**重複的次數通常比我們預期還來得多**，好讓受創兒童學會重新信任別人與做出改變。如果孩子的神經網絡未在對的時間受到適當的刺激，那麼之後想正常發育，就需要有更多重複的經驗。這個事實儘管令人沮喪，但我們還是得付出耐心，**這些孩子是有能力學習與改變的，只是他們需要一些時間。**

持續對孩子付出耐心非常重要——尤其是接受挫折與人不會以線性方式改變的事實。此外，了解所在地區中可能危害兒童發展的實踐也有幫助，因為孩子們不會在短時間內改變或完全復原。這些不良的實踐——譬如孩子沒有進步就施予懲罰的「分級制度」，或是其他未能認知孩子需要時間與不斷嘗試和失敗才能改變行為的管教方式。

10, 11)新奇的事物可以令人感覺興奮或受到威脅，兒童對於它的感知，將會影響到本身的行為。從這兩者之間的關係可以看出，了解孩子對於新奇事物的不同回應，有助於接觸受創兒童的成人去滿足他們的需求。同樣地，這裡需要特別注意的是，**提供規律、重複性的經驗，還有讓孩子獲得控制和安全的感覺。**

14)不同於一週一次的治療或其他短暫的接觸形式，孩子一週有五天、一天至少有六個小時都在學校。這讓學校有獨一無二的機會去營造有利於提供架構與反覆進行正面互動的安全環境。當然，這也意味著學校負有龐大的責任，必須將孩子受到霸凌的機會減到最小，以及減少他們的負面社交經驗。教育工作者應該把重點放在如何改善學校的社交與情緒風氣；但對於學校以外的兒童工作者而言，設法影響孩子的學校環境也很重要。

Chapter2 這是為你好

1.「孩子的自癒能力是後天養成，而不是與生俱來的。」P056「適當」程度與模式的壓力如何幫助孩子發展自癒能力？

2.自癒能力的建立與肌肉的養成有哪些類似之處？適度的壓力如何促進學習與自制的能力？

3.「覺醒連續體」與「解離連續體」是什麼？為什麼要先了解孩子在任何特定的時間處於這些狀態，才能有效地與他們溝通？

4.耐受性是什麼？逐漸增強與可預期的壓力程度如何有助於培養耐受性？

5.敏感化是什麼？不可預期、不規律且有時過於刺激的壓力如何引發敏感化？

6.高度警覺是什麼意思？處於高度警覺狀態的孩子可能會有什麼行為？如何避免容易處於高度警覺狀態的孩子在行為與課業方面出現問題？

7.解離指的是什麼？孩子的解離反應是什麼？如何避免容易產生解離反應的孩子在行為與課業方面出現問題？

對於問題討論的評註

1, 2, 4, 5)壓力本身既不正面、也不負面，它的背景與程度決定了它是否能幫助受創兒童復原或是造成傷害。如果壓力太大，會讓孩子難以承受與無法學習；如果壓力太小，孩子會覺得無聊而心不在焉。兒童個別的發展程度與對壓力的敏感性也有關係。

這表示我們在幫助受創兒童時，必須知道他們的舒適圈在哪裡，就如同優秀的教練會知道每個人在健身的特定時間點可以安全舉起的重量是多少。在這個部分，以此比喻非常貼切，因為肌肉在訓練之前能夠承受的重量，遠比訓練之後可以支撐的重量還要少，但如果配重過多、舉得太快、太密集地訓練，也可能導致嚴重的傷害。從這個角度出發，有助於將這部分的討論與現實經驗結合，也比較能夠找到針對不同兒童調整治療的方式。

這部分的討論應探討**耐受性**（對經驗愈來愈熟悉而反應減弱）與**敏感化**（對有關過去負面經驗的情況反應更快也愈強烈），以及它們對壓力的反應有何影響等重點概念。

3)覺醒與解離連續體的概念，可以幫助我們預測受創兒童何時會「崩潰」、「出神」或難以吸收新資訊。依據不同的孩子身上與特定的情況，壓力會使他們在警覺與解離頻譜之間移動，進入無法學習或吸收新資訊的精神狀態。

這裡的問題旨在引起關於這些概念的討論。

具有高度警覺傾向的孩子面對壓力時會提高警戒，然後反抗、挑釁，有時還會做出激烈舉動；具有解離傾向的孩子面對壓力時，一開始會逃避，之後變得服從，最後出現坐立時身體不停搖晃等解離行為（見附錄1 P278）。

這裡應該注意的是如何緩解孩子的壓力，以免他們進入更棘手的警戒或解離狀態，更重要的是，效法培理醫師治療珊蒂的做法，**讓自己顯得渺小與不具威脅性，等到孩子準備好回應時，再對他們提出要求。**假如培理醫師沒有放低姿態，擺出一副來勢洶洶的樣子，一定會讓珊蒂保持戒心，而這就是她之前受到男性威脅時所做出的回應。

無論你是老師、社工、執法人員還是家長，與受創兒童互動時，都可以運用你對這些概念的理解。如果他們經常目睹大人吵架的情景或與大人發生衝突，很快就會進入警戒或解離的狀態。這些孩子可能經常看到大人高高在上的姿態、遭人責罵與恐嚇，因此面臨這樣的模板經驗時，他們很快就會啟動生存模式。假如我們壓低身段、以柔和而堅定的語氣說話，並讓孩子獲得安全感，便可以防止他們因為過於警戒或進入解離狀態而無法學習，時間久了，他們將會愈來愈能面對壓力。

6, 7)了解高度警覺與解離反應之間的差別，對於治療兒童的工作也有幫助。現在，你可以想想你與這些兒童互動時得到哪些回應。

舉例來說，**過度警覺的兒童傾向出現外在的反應**，他們會躁動不安、大吵大鬧和胡言亂語，你很容易就看得出他們無法專心。至於**容易產生解離反應的孩子，則傾向融入當下的情況**，即使他們的成績不突出，你也會認為他們很乖巧，因為他們不會搗亂。

二者都很難處理。高度警覺的孩子會讓我們的腎上腺素飆高，但我們需要盡可能保持冷靜、穩定語調，必要時也應該壓低身體、靠近他們，堅定地提出要求。你必須克制自己不在這些孩子的同儕面前處罰他們（這麼做只會加深他們的恐懼），然而，你也必須讓他們知道，你有責任管教好每一位學生，不會容許他們影響到其他同學。保持冷靜，隨時注意他們的情況，秉持公平的原則，如果他們發作了，也不要驚慌。

Chapter3 通往天堂的階梯

1.在大衛教派的事件爆發後，一開始將受害兒童分別安置於不同寄養家庭的計畫為何成效不如預期？

2.在本書第八十頁，培理醫師建議照顧這些兒童的心理治療機構「建立一致性、規律與熟悉度」。對於專業人員而言，這表示「建立秩序、設定明確的界線，促進不同組織之間的溝通」。

在孩子的日常生活完全遭到創傷經歷破壞之後，規律與可預測性為什麼如此重要？為什麼特別需要讓熟悉與關心孩子的人士、而不是訓練有素的新面孔來參與治療？

3.如何確保孩子在緊急狀況或災難時，擁有穩定、可預期與充滿關愛的環境？

4.第八十八至八十九頁中，培理醫師提到試圖幫助大衛教派兒童的人們形成了

「治療網絡」。你的學校或組織如何建立這種網絡？又該如何維持與增進它的功能？

5.培理醫師提到了一名被指派看守這些兒童的德州騎警（他起初非常懷疑培理醫師的專業），表示他冷靜、關心孩子，也不會干涉孩子的行為，替孩子們帶來非常正面的影響。你在團隊中看到哪些有利於形成治療網絡的個人優點？你本身又擁有哪些長處？

6.在第九十四頁，培理醫師表示：「事實上，關於受創兒童最有效的治療方式的研究，可能會做出這樣的結論：最有效的治療方法，就是增進孩子的人際關係質量。」

為了幫助兒童在生活中建立各種優質的人際關係，你與你的團隊目前付出了哪些心力？未來還可以怎麼做？請記下一些可行的實際步驟。

7.人類會互相反映情緒與行為，這個機制會導致「情緒感染」，譬如恐懼與憤怒等感受。情緒傾向從地位階層往下傳遞，因此父母的負面情緒有可能引發孩子的回應，而上司的恐懼有可能引起下屬的類似感受（如第八十五頁）。你可以如何利用這項原則來安撫受創兒童？壓力過大時，你會怎麼做以避免讓自己的情緒影響這些兒童？

8.大衛教派的受害兒童之中，獲救後復原得最好的個案，並不是之前得到最多治療、承受最少壓力的孩子，這些個案當中，有些兒童並未離開在事件後依然信奉大衛教派的親戚。相反地，這些孩子能夠順利痊癒，是因為一直生活在最健全、充滿許多關愛的環境——不論周遭成人的宗教信仰為何。我們可以從中領悟到哪些治療問題兒童的要點？

對於問題討論的評註

1, 2, 3)如以上所述，神經序列方式強調**一致性、規律與熟悉度的建立**。這裡的討論應該聚焦於如何在與兒童相處的環境中發展這些要素，以及讓孩子持續接觸熟悉的人與環境，比許多機構所想的都還重要。此外也應該思考，萬一有突發狀況介入，可以如何幫助孩子們恢復規律的生活。

4)「治療網絡」或健康、給予支持的社交網絡，對受創兒童的復原極為重要。請說明如何在你的組織內建立這樣的環境，討論這麼做可能會帶來哪些問題，以及如何減少這樣的問題。

5)營造有助發展的社交環境時，必須認知每個人的長處與弱點，將他們擺在能夠揚長避短的位置上。

請思考，同一個特點可能在某個環境中是缺點，但在另一個環境中是優點。在這裡，團體的領袖可以舉例說明自己的長處與弱點，並請其他人分享各自的經驗。

在工作上會接觸兒童的人士也必須互相照顧。以認知生理、情緒與心理健康的角度去幫助彼此，可以為整個團隊帶來活力與士氣。你愈能在團體中塑造「家庭」的環境，就愈能處理棘手的案件。

記住，幫助別人與得到幫助都能帶來快樂：**不要一味追求卓越，而是支持每個需要幫助的人**。學習接納成員的多元性，讓各種人格特質成為團體力量的來源。

6, 7, 8)人際關係的數量與質量，是兒童復原能力的關鍵因素。然而，面對問題兒童並不容易，許多孩子待人冷漠、不友善，總是不聽話，而且不討人喜歡。大腦鏡射的特質會自動反映這種負面的觀感，使我們不想靠近他們。

不過，**我們有責任帶給他們正面的情緒，幫助他們脫離負面狀態，他們通常需要經歷許多正面的互動，才會開始給予正面回應**。如果團體的每個成員——從清潔工到總裁——每天都能與至少一名正在接受治療的兒童打招呼，孩子終究會有所改變。人際關係的多寡很重要，這部分應該討論到這個重點。

除此之外，人際關係的質量也舉足輕重，因此，對孩子打招呼時，能進一步問候他們並花時間等待他們的回應會更好。我們愈能保持冷靜與同理心，就愈能夠幫助孩子如此做出回應並學會自我調節。

Chapter4 長不大的孩子

1.「如果這兩種模式的神經活動同時發生，而且重複的次數夠多，兩者之間就會產生連結。」P101 一般而言，這個機制如何促成良性的親子互動？你可以如何將這個原則運用在孩子的治療過程？

2.我們通常會認為「可愛」是愚蠢與瑣碎的事情，但這個性質其實在演化上扮演著非常重要的角色。「可愛」的重要性為何？我們可以如何利用它來自我安撫？

3.「使用依賴」的發展是什麼？這對兒童大腦回應創傷的方式有什麼影響？

4.大腦發展的「敏感時期」是什麼？這個時期的人生經驗對於往後的發展會有什麼影響？

5.為什麼在敏感時期缺乏關鍵刺激的孩子，在行為與情緒上可能會出現與比自己年紀小的孩子類似的需求？這個問題應該如何解決？

6.充滿關愛的撫摸，以及孩子與照顧者之間的互動模式，如何幫助孩子學習緩解壓力？

7.為什麼幼兒需要大人的擁抱與撫觸才會發育？你受到撫育的方式，對你撫育孩子的方式有何影響？你可以如何運用這點來幫助那些「他們父母幼年遭遇過創傷與忽略」的孩子們？

8.一些關於心理疾病與發育遲緩（惡名昭彰的自閉症、精神分裂症與厭食症）的理論，一直以來都將兒童的病症歸咎於家長，並且替他們的行為貼上「渴望得到注意」、「不正常」與「刻意操弄」等標籤。這樣的觀點會對孩子造成什麼傷害？為什麼我們最好先試著了解兒童與家長的背景？這些背景對於他們的社交關係有什麼影響？

9.請討論與詳細說明皮媽媽如何幫助受創的孩子。請從她提供維吉妮亞與蘿拉的有效幫助中，找出至少五個要素。接著，說明你的團體成員可以如何為受創兒童提供相似的治療。

10.為什麼讓嬰兒與幼童離開原本充滿關愛的照顧者、接受另一人的照顧，會對他們造成傷害？為什麼孩子在成長過程中若沒有一或兩位固定的關愛照顧者，便會受到創傷？對於曾經待過多個寄養家庭的孩子，我們可以怎麼做？

對於問題討論的評註

1)這兩種模式的神經活動如果不斷出現、同時發生，就會產生連結。如果這些連結帶來愉悅感，就會啟動良性的循環，例如，當學習與成功產生連結時，我們就會將別人視為支持的來源。

如果孩子將學習這件事聯想到穩定、可預測的人際關係，老師或其他希望幫助這些孩子的人士，就能帶給他們安全感與喜悅。這種情況下，孩子的大腦會將學習、人際關係與喜悅連在一起。

我們必須了解到，許多處理兒童問題的主要制度（譬如學校、少年法院及兒童福利機構）都有個潛在的假設，它們都認為孩子要自己嘗試、學會「完成一件事」及經歷懲罰與失敗，才能真正學到東西。然而，這並不能激發多數孩子的學習動力，事實上，**受創兒童通常會因為遭遇失敗而想起過去的不幸，進而出現妨礙他們習取教訓的壓力反應**。這不表示治療問題兒童的人士應該降低學習的標準或難度，而是讓我們知道，**必須隨時注意孩子的狀況**，了解他們在特定時間點可以承受的壓力有多少。

2)可愛的外表是大自然傳送給我們的訊號，讓大人知道寶寶很幼小、脆弱，而且需要照顧，一般人看到寶寶或幼小動物可愛的模樣都會覺得開心，進而溫柔地逗弄他們。由於可愛的外表帶給人們極大的愉悅感（這正是電子寵物如此受歡迎的原因），因此有助於孩子（成人也不例外）面對壓力與自我安撫。

3, 4, 5)「使用依賴」與「敏感時期」的概念互有關聯，能夠有效幫助我們了解大腦的發展，也都是本章的討論重點。如第五十七頁所提到的，「使用依賴」代表神經網絡必須運作才會正常發展，就跟肌肉一樣。在發展過程中，某些網絡會經歷「敏感時期」，而在這些期間，個體必須有特定的經歷，才能正常發育。

舉幾個例子，譬如語言，我們在出生的頭幾年內必須受到適當的刺激才會學得快；譬如視力，如果孩子在嬰兒時期沒有得到正常的視覺刺激（眼睛被物體遮蔽，或是一直待在黑暗的環境中），就無法發展出良好的視力。假如孩子在敏感時期一直缺乏成長所需的知覺或生理經驗，行為舉止可能會比實際年齡來得幼稚，也會需要比同齡兒童花更多時間才能學會應有的技能，因為他們的大腦錯過了發展的黃金階段。

6, 7, 9)皮媽媽的治療方式有五個要點，列舉如下，討論這些問題時，也應該包含以下內容：

＊**需要得到關愛**：大部分的問題兒童經常與別人發生衝突、發脾氣，還有嘗試控制一切。他們需要「新常態」，以及擁有足夠耐心陪他們不斷從經驗中建立信任與安全感，如果孩子得到關愛，就會有安全感，學習的效率也會大幅提升。

＊**適度的撫摸**：就皮媽媽的例子而言，她經常擁抱蘿拉，時間久了，蘿拉開始會將身體的觸摸、安全感與喜悅連結在一起。在某些情況下，肢體上的接觸無法讓孩子建立這種關係，而大人必須學著「溫柔以對」，譬如慢慢靠近孩子、坐在孩子旁邊、壓低身體而不是高高在上，還有輕聲說話、跟他們一起大笑。音樂與韻律也有助於進行適度的撫摸。

＊**幽默感**：成人和小孩一樣需要歡笑。這麼做可以抒發壓力、帶

來愉悅感，創造學習與樂趣之間的正向連結。懂得自嘲的成人也能帶給兒童健康的訊息：我不完美，我不需要是完美的，我喜歡和你相處。

* **搖晃／律動**：包含走動、平衡、舞蹈或跟著節奏拍手等知覺休息時間的活動，可以幫助所有人進行調節，尤其是難以自我調整的孩子。
* **發展意識**：兩個孩子即使實際年齡相同，發育的階段通常也會有很大的差別。為了發展智力，他們都需要抱持成功的希望、得到一些成功的個人經驗，做為進步的動力。他們需要有被接受的感覺，進而面對挑戰。他們唯有得到認同與安全感，才會發展新的觀點與經驗。

8, 10)這裡強調的是，兒童受到創傷，不一定是因為家長有什麼地方做錯了：許多創傷經驗並不完全是家長造成的，也不全是無知、虐待或忽略的結果。就蘿拉與維吉妮亞的案例而言，蘿拉會有飲食問題，是因為她缺乏健康的撫摸刺激，維吉妮亞絕對不是有意要傷害自己的孩子，而是她從小「在制度中長大」的經歷使她無法有效地養育孩子。**寶寶需要一或兩位固定的照顧者，因為每次他們接觸新的面孔、告別熟悉的人，都會受到創傷，而這種經驗會永久影響心理與生理的健康。**

Chapter5 冷血無情的少年犯

1. 請比較利昂與法蘭克的人格特質與幼年時期的經歷。幼時的成長過程對這對兄弟造成哪些不同的影響？
2. 請討論利昂對於快樂的異常認知。詳細敘述這種認知對於他的行為（從對於紀律的反應，到漠視他人感受的特質）有哪些影響？

3.像利昂這樣的孩子還有復原的機會嗎？如果照顧者知道他在幼年時期的不幸經歷，可以透過哪些方式來幫助他？

4.「認知同理」和「心智解讀」是什麼？「情緒同理」又是什麼？

5.自閉症與反社會人格的患者在同理心方面的不同問題，如何導致兩者做出截然不同的行為。如何避免錯把自閉症患者當成「缺乏同理心的人」？

6.利昂變壞是誰的錯？他的基因、教養、成長環境及自身的選擇，應該負多少責任？

7.反社會人格發展的複雜性，在法律與社會方面具有什麼意涵？

對於問題討論的評註

1)這裡的重點在於，利昂在幼年時期遭到忽視與遺棄，而法蘭克除了有雙親扶養之外，其他親戚在瑪麗亞不堪負荷的時候也會幫忙照顧他。

對法蘭克而言，人際間的連結是一致與可得的，因此他會將人際關係聯想到喜悅與慰藉；對利昂而言，他哭著希望有人照顧的時候，通常不是沒有人回應，就是受到處罰。

2)享受人際關係的能力是健康發展不可或缺的因素，因為孩子唯有覺得與別人互動可以得到回饋，才能達到適當的社會化。這一點意義深遠：就利昂來說，他認為人際關係是不可靠或痛苦的，因而發展出對人性的扭曲看法。如果人際關係本身不能帶來愉悅感，孩子就不會想讓父母或老師感到開心，這麼一來，管教就會變得非常棘手。換句話說，如果孩子不在乎大人的想法，他們就沒有尋求讚美或遵守要求的誘因。

第二，這樣的孩子將只會物化別人，可能會把人當成是金錢、食物、隨意性交或其他與人際關係無關的樂趣的來源。這表示，他們也會以看待世界的方式來對待他人，譬如，對別人表示愛意只是為了得到性，同情別人只是為了塑造好形象或假裝弱勢的手段。你可以想想，如果自己抱持這樣的觀念，會如何看待社會。

3)當然，早期介入能否拯救利昂不得而知，但他的成長背景中有幾個關鍵是我們在這裡應該討論到的。

例如，他曾待過「有風險」的托兒所，那裡的員工無法給予孩子大量充滿關愛的照顧，利昂需要一對一的悉心照顧，而不是一個大人對六個以上的孩子的看顧。

如果有醫生根據神經序列模式來評估利昂的情況，就會知道他小時候缺乏別人的安撫、互動與相互作用，這些都是他發展健康的自我調節與知覺調節能力所需要的元素。這項方法可以為他帶來機會，譬如包含小動物的治療，以及與大人進行重複、簡單且給予支持的互動，來彌補他之前錯失的經驗。

假使利昂就讀的學校能對他的狀況做出回應，就會允許像他這樣的孩子擁有知覺的休息時間，可以到處走動、自我調節，一旦他在這些情況下出現進步，就能開始與老師和同學建立更為正面的關係，進而創造良性的正向循環。

當然，最好的治療方式會是讓起初忽略他的父母學習運用這些方法來與他相處，促成更好的結果。

4, 5)「認知同理」或「心智解讀」指的是透過智力去理解站在他人的角度看世界會是什麼樣子；「情緒同理」則是試圖去理解他人的感受。

我們必須認清兩者的區別，因為缺乏認知同理的人（譬如自閉症患者）一旦能了解別人的感受，就能夠關心別人、幫助別人；而缺乏情緒同理的人（譬如反社會人格）則比前者更難治療。

6, 7)這些問題將可引起熱烈討論，因為它們沒有正確的答案！

Chapter6 狗籠裡長大的小孩

1.為什麼我們與受創兒童溝通之前，需要了解他們的知覺環境與知覺敏感性？你工作的環境對於知覺上各有差異的人們造成哪些影響？你可以透過哪些方式來解決這些問題？

2.為什麼在受創兒童毫無預警的情況下與他們互動不妥？你可以如何利用這個認知來改善與這些兒童互動的環境與方式？

3.為什麼面對具有行為問題的兒童時，必須了解他們的背景？為了理解問題兒童的行為，你可以怎麼認識問題兒童來理解他們的行為？

4.一般人如何將與受到忽視有關的大腦變化誤解成先天的腦部缺陷？這對於受創兒童有什麼意涵？

5.請詳細敘述培理醫師與其他人員治療賈斯汀的步驟。他們如何針對賈斯汀腦部的每個區域提供治療？

6.在狗籠裡生活為賈斯汀帶來了哪些幼兒需要的社交刺激？我們可以如何利用動物及人與動物之間的互動，來幫助像賈斯汀這樣的兒童？

7.培理醫師如何運用他對賈斯汀的了解來幫助康納？他依序針對哪些大腦區域提供治療？

8.音樂律動或按摩等非口語的治療，如何對於口語無法改善的腦部區域發揮正面作用？

9.面對受創兒童，為什麼最好讓他們掌控治療的步調與強度？

10.為什麼讓孩子了解大腦的發展可以幫助他們復原？

對於問題討論的評註

1, 2)這些問題提醒我們，必須先了解兒童的知覺經驗與先前所處的環境，才能夠幫助他們。許多兒童會因為知覺的差異而難以適應陌生或帶來壓迫感的環境（如嘈雜、明亮、擁擠等），因此，這裡的討論應該聚焦在如何減少意料之外的刺激、盡可能降低活動的強度，並考慮到每個人的感官耐受性差異。

3)我們認為，盡可能從多種角度去了解孩子的背景，是一件再怎麼強調都不為過的事情。

4)雖然「神經可塑性」一詞直到近幾年才成為流行語，然而現實是，每一個經驗、記憶與感覺都反映出大腦的轉變。以賈斯汀為例，他遇到的醫生們忽略了貧乏環境改變發展中大腦的力量。**我們必須要知道，環境、情感創傷與刺激（或缺乏刺激）可以造成腦部的重大轉變，而不只是如同生理傷害或天生缺陷的明顯力量。**

5)培理醫師一開始先盡可能讓賈斯汀感到安全與自在，他盡一切努力來減輕賈斯汀的恐懼，試圖以**創造正向連結與愉悅感**的方式來滿足他的需求。培理醫師沒有質問賈斯汀，而是以特定的節奏和具有安撫作用的肢體語言與他溝通。這都是為了幫助賈斯汀先「調節」好狀態。治療的順序應該是**調節、建立關係，然後找出原因**。

之後，他將賈斯汀轉出對知覺造成沉重負擔的新生兒加護病房，並讓他在一開始先有少量的人際交往。他緩慢導入嶄新的經驗，如同生理治療的進行，等到賈斯汀開始做出回應後，再進行語言治療。這些治療依照典型的腦部發展進程實行，從腦幹開始，依序往上至邊緣系統與大腦皮質。賈斯汀獲得安全感、知道有人照顧與關心自己之後，很快就能在寄養家庭有所進步。這就是調節、建立關係然後找出原因的過程。

6)狗是高度社會性與觸覺敏感的動物，而賈斯汀生活在狗籠裡的那段日子，牠們的溫暖與情感或許就是他能存活下來的原因，為他發展中的腦部帶來一些刺激。**與動物的接觸對於受創兒童極具療癒的效果，因為這樣的互動通常會比人際關係來得簡單且更容易預測。**

7)康納的治療進程類似賈斯汀的狀況。幼年時期遭到忽略的經歷使他抗拒與別人有肢體接觸，因此，培理醫師起初先讓他接受緩慢、安全、有系統且依照韻律進行的按摩治療。治療時，康納的母親也在一旁安撫他，學習按摩的技巧。為了控制活動的壓力，醫師也監測康納的心跳速率。

接著，醫師讓康納參加音樂律動課程以改善他的韻律感。這項課程針對腦幹與間腦的發展，同時也促進康納的社交技巧，結果，課程改善了康納走路的姿勢，也減輕他動個不停與自言自語的症狀。非口語的治療成功緩解了語言治療無法解決的腦部發展問題。

在這些大腦的底層區域開始發展時，培理醫師讓康納接受遊戲治療，以促進他的大腦邊緣系統的發育。他讓康納主導互動，縮短兩人之間的權力差異，除非康納主動説話，否則培理醫師都會靜靜地與他共處一室，培養信任感。很快地，康納愈來愈有意願離開舒適圈與學習社交技巧。

在這個階段，康納已經做好與同齡兒童交朋友的準備，不久後就與另一個參加音樂律動課程的男孩變成朋友。他們一起玩寶可夢的卡片、面對其他同學的嘲笑，慢慢建立起社交能力。

8)不同的腦部區域回應不同類型的刺激，因此若要觸及與口語經驗無關的部位，需要運用其他的方式。其中，**音樂律動特別有效**，因為它們可以喚醒大腦深層的情緒區域，而這些部位需要先復原，個體才能從語言治療中得到助益。

9)治療創傷時，我們必須了解到，**由於受創經歷本質上會造成無能與無助感，因此讓受害者擁有控制當前經驗的權力是幫助他們復原的關鍵**。這裡應該要討論的是，讓孩子控制自己的步調以及注意他們對活動強度的反應，如何在讓兒童再度受創與幫助他們復原之間造成差別。切記調整活動強度與間隔的重要性，一個人可以接受的「劑量」，對另一個人來説可能是無法承受的。

10)很多時候，認清事情運作的方式可以幫助人們跳脱過往的經驗，更有效與具有同理心地看待情況。教導孩子認識大腦就是一種方法，這麼做可以讓他們成為「共同治療師」，一起選擇與排序最能符合他們的利益與需求的教育性和調節性活動。

Chapter7 惡魔恐慌症

1.以前的學者相信，記憶是可靠的，而回想記憶，就像是在精神上回顧影片或照片。現在我們知道，每次人在回想記憶的時候，都會「編輯」與更動它，就像在電腦上開啟檔案一樣。基於這個知識，我們應該如何根據受創兒童的記憶來治療他們？

2.兒童遭受性侵的情況確有其事，而且十分普遍，但是，如果孩子們受到大人反覆質問，記憶也會受到影響，因而以為自己給的答案必須符合訊問者（父母、老師、醫生或警察等）的要求。面對疑似遭到性侵的兒童，你如何在釐清事實與不給孩子壓力之間取得平衡？

3.八〇至九〇年代期間，許多美國人相信邪教真的存在，並認為那些信徒遭到性侵，還會從幼兒園與托嬰中心帶走孩子、將他們當成祭品。雖然有很多人因為這種看法而被起訴，但並未找到任何實際證據（譬如獻祭的孩童屍體），最後這些起訴遭到駁回。「情緒感染」是什麼？有鑑於這個作用，為什麼現代的進步社會也會陷入害怕邪教的恐慌？培理醫師如何避免陷入德州吉爾默鎮的惡魔恐慌？當這樣的恐懼四處蔓延時，你可以如何保護自己？

4.為什麼「擁抱治療」等強迫性的方式對兒童有害，尤其是受過創傷的孩子？

5.以前的醫生認為，有飲食障礙或藥物、酒精等成癮症狀的人都在幼年時期受過創傷，只是很多受害者都不記得過去的遭遇。因此，他們相信，只要挖出這些潛藏的記憶，就能解決患者的問題。這個方式錯在哪裡？為什麼試圖找出「受到壓抑」的記憶反而會對某些人造成傷害？

6.如果受創兒童沒有任何症狀，應該強迫他們談論之前的經歷嗎？為什麼？

對於問題討論的評註

1, 5)記憶是複雜的，而且非常容易受到線索與當前回憶的其他方面所影響。這裡的討論應該聚焦於記憶變得不可靠的方式，以及與記憶相關的情緒影響生活的途徑。搜索「壓抑的記憶」以做為心理問題的答案，可能會造成傷害，因為這些問題的肇因包含許多因素，加上在這種壓力下揭露的「記憶」並不一定準確。

2)重點在於，性侵事件需要小心謹慎的處理：避免將任何接觸都視為性侵、避免採用可能會產生錯誤結果的訊問技巧等極端情況，同時也應懷疑性侵確實存在的可能性。如果有任何疑問，應該尋求誠懇的專業建議。

3)「情緒傳染」是同理心的基礎——意指你「感受到」周遭的人的情緒，而這有助於建立人與人之間的連結。然而，這也可能導致政治的過度反應與不當政策。認清道德恐慌的徵兆有助於恢復理性，這些徵兆包含：**相信沒有充分證據的荒謬主張，陷入即使面對正當的反證時仍堅守自身信仰的組織，以及出於恐懼而不加思索就採取行動**。

4, 6)強迫性的方式具有危險性，因為它們複製了創傷的關鍵元素，也就是**讓受害者毫無選擇與退路**。這也說明了為什麼我們絕對不應該強迫孩子回憶創傷的經歷：**對一些人而言，不提過往就是面對創傷最好的方式。**

Chapter8 我是一隻渡鴉

1.創傷記憶的「觸發因子」是什麼？它們對於受害者有什麼影響？

2.請在讀完安柏的故事後，詳細敘述你所面對的受創兒童在受到威脅時，可能會出現的解離反應有哪些特徵。

3.為什麼創傷受害者有時候會「割腕」或以其他方式自殘？這對於大腦會造成什麼影響？

4.為什麼培理醫師告訴安柏不一定非得接受他的治療，而且還說，她應該先認識醫生，才能信任對方？

5.為什麼安柏試圖灌醉施虐者，有時甚至還「挑逗」對方？關於受害者在面對創傷時需要獲得控制權的現象，安柏的這種行為具有什麼意義？

6.我們應該隨時避免受創兒童接觸到「觸發因子」嗎？還是受害者應該慢慢學習去面對它們？為什麼？

7.哪些類型的藥物會引發類似解離的症狀？哪些會引起高度警覺的狀態？為什麼這些反應可能會使創傷的受害者容易藥物成癮？

8.男性與女性的解離反應有何不同？在你努力安撫學生、幫助他們專心的過程中，這些差異會帶來哪些影響？

對於問題討論的評註

1)「觸發因子」或勾起創傷記憶的線索，可能是任何影像、味道或聲音、言語，甚至是一年當中某個季節的微光。這裡必須討論的是記憶線索的廣泛類型，以及它們如何引發解離或高度警覺及其他與經驗和受害者有關的特殊反應。

2)安柏與泰德對於自身創傷的聯想物都出現解離反應，最嚴重的情況還會失去意識。如果你曾經接觸受創或高風險的兒童，請說明解離反應是什麼樣子（多數並不嚴重）。例如，一些孩子的解離反應看起來只像是「心不在焉」和分心而已。

3)一些創傷倖存者容易做出「割腕」與其他類型的自殘行為，尤其是出現「過度敏感的」解離反應的人，因為這些反應刺激了大腦中類海洛因化學物質——內源性類鴉片物質（包含腦內啡）——的分泌。這會產生「興奮」與解離的狀態，讓受害者能夠暫時逃避創傷的回憶與經驗。

4, 5)培理醫師要安柏等到有意願時才與他互動、觀察之後再信任他的做法，示範了如果希望治療能發揮效果，必須讓創傷倖存者控制治療過程的主要元素。安柏試圖挑逗施暴者，是因為那樣做讓她可以控制性侵發生的時間，而這是她面對創傷的方法之一：我們必須了解，這並**不代表**她渴望或接受性侵。

6)觸發因子與「觸發警告」已成為大學校園爭議的來源，因此也是這部分的討論重點。我們不應該總是避開觸發因子，**事實上，如果創傷倖存者處於安全的環境並且擁有安全感，那麼面對觸發因子與消除過往的恐懼和逃避舉動，便會是復原的關鍵**。記住，當倖存者可以控制接觸創傷回憶的程度與強度時，面對會觸發回憶的刺激物將可減緩自己的過度反應，最終便不會再對創傷經歷有所回應。這些都需要**針對個案進行調整**，並且引導受害者：警告別人小心暴力與／或具有潛在攻擊性的內容並無不妥，但對創傷倖存者來說，很多事物都會引起反應，因此他們若要順利復原，最終還是得學習控制自己對於創傷的回應。

7)古柯鹼與甲基安非他命等興奮劑會引起類似高度警覺的反應，而酒精、類鴉片藥物與安眠鎮靜劑等抑制劑則會使人對事物產生距離感，如同解離反應。基於這些藥物的性質，因此創傷會增加藥物成癮的風險。

8)一般而言，女性面對威脅時出現解離反應的風險及傾向會比男性高，而男性在類似情況下則較有可能進入過度警覺的狀態——這種狀態會引起攻擊行為，在男性身上較常見。認識這些差異與了解兩性通常都會出現的兩種反應，能幫助我們調整治療這些兒童的方式。

此外，我們也應該注意，由於解離反應基本上旨在讓人不易察覺，因此受創的女童比較不會引起老師或其他成人的注意，而男童則比較容易透過明顯、攻擊性的反應來惹麻煩。我們需要留意這兩種反應，並幫助這些孩子消除解離或警戒的狀態，來確保所有受創兒童都可以發揮最大的潛能。

另外也應注意：對這些孩子來說，在感覺受到威脅時能夠四處活動——尤其是有機會幫忙跑腿或執行其他需要勞動的任務——特別重要，而且這麼做能給他們機會恢復與重新調節自己的狀態，反而能幫助他們集中注意力。結合遊戲、律動、舞蹈與單純走動的機會，有益兒童的心理與生理健康。

Chapter9 媽媽在說謊，她要殺我。幫我叫警察！

1.反應性依附障礙是什麼？哪些兒童有可能出現這個問題？

2.為什麼患有反應性依附障礙的兒童傾向與陌生人親近？

3.為什麼我們在評估孩子是否患有反應性依附障礙、或是媽媽是否患有代理性孟喬森症候群等罕見病症時，應該先往合情合理的方向思考？

4.為什麼檢視各種來源的紀錄與資訊，有助於釐清像詹姆斯這種複雜的案例？

對於問題討論的評註

1)關於反應性依附障礙，我們必須認清的重點是，這個疾病十分罕見；其成因是極度不正常的幼年環境，譬如孤兒院或從小失去多名照顧者；另外也包含冷漠、反社會、操縱性的行為，或是經常與陌生人出現明顯無分辨性的熱絡互動。此外，請記住，面對功能嚴重失調的個案，你無法準確了解他／她的人際或認知能力。當兒童的壓力反應系統平靜下來，「依附」與認知的問題往往能大幅改善。

2)這些孩子對陌生人表現出看似親暱的行為並不是真實的情緒回應，而是「順從」的反應，其目的是討好那些之後可能要照顧他們的大人。

3)反應性依附障礙與代理性孟喬森症候群等罕見疾病容易與常見的病症混淆，由於這些症狀的誤診會對家庭造成嚴重後果，因此我們必須在一開始先排除比較有可能的潛在解釋。

4)再次強調，我們必須詳細／盡可能地利用各種資源了解兒童的成長背景！

Chapter10 同儕的力量

1.「不協調的發展」是什麼？為什麼這讓家長與老師們備感挫折？

2.對於在某些情況下行為良好、但在某些情況下又會變得幼稚的孩子而言，什麼是最能幫助他們的方式？

3.為什麼壓力特別容易使孩子做出幼稚的行為？

4.為什麼讓彼得擁有同學的支持如此重要？為什麼讓整個班級（而不只是彼得本身）了解彼得的背景與大腦的發展，是比較好的做法？

對於問題討論的評註

1)「不協調的發展」指的是一個功能區域正常發展，但其他區域並未如此。舉個例子，一個孩子可能會在某個領域展現出符合年齡的強項（譬如運動等大動作的功能），但在社交方面（舉例而言）卻落後同儕四年、課業發展遲緩兩年。

狀態依賴功能意指我們的大腦狀態改變時（例如從平靜到恐懼），功能也會跟著轉變。每個人都會經歷這樣的轉變；例如我們在感覺疲累、睡眠不足或生病時，行為舉止會變得比較不成熟與急躁。然而，對於受創兒童與發展障礙的患者而言，這些轉變來得又快又猛烈：前一分鐘，孩子在課堂上還好好的，下一分鐘，他／她就在地上打滾大叫。

弄清楚哪一些事物會觸發這些轉變，以及能夠「識別孩子的狀態」，有助於解決這樣的問題，但要學會處理這種狀況並不容易、也令人沮喪，因為孩子可能會不定時地發脾氣，讓人覺得前功盡棄。這也是我們必須認知「進展並非呈現線性以及改變需要時間」的原因。記住，我們必須認清「階段」（也就是孩子在動作、社交、情感與認知方面的發展階段）與喚醒的「狀態」（即平靜、警覺、警戒、害怕、驚懼）。

2, 3)要幫助這些兒童，最需要了解的是，壓力是最有可能導致退步的觸發因子。

由於這些孩子非常敏感，因此一點細微的壓力就能使他們發作；他們啟動壓力反應系統的同時，也關閉了主要的大腦皮質網絡。他們的行為愈失調，就愈無法進入大腦裡較為成熟的網絡；等到他們進入「恐慌」模式，功能的運作就愈像怎麼嘗試都站不起來的幼兒，而不是十五歲的青少年。

同理心、規律、架構與可預期性全都有助於紓解失調的問題。能夠在特定時刻與進行某些活動時意識到兒童的發展能力，還有針對兒童所處的階段反覆提供適當的刺激，將可促進孩子大腦發展遲緩的區域，也能避免孩子經常進入「恐慌」的狀態。

4)雖然我們經常認為孩子天生就是粗心大意，而且一直以來都將霸凌視為無可避免的情況，但現實比想像中的還要複雜許多。別人眼中「冷酷無情」的孩子（譬如彼得）是否會遭到霸凌，視環境而定：一些學校與社會置之不管，一些則積極包容他們。

培理醫師拜訪彼得的學校，幫助他的同學們了解他的怪異行為，這個做法消除了同學面對彼得這麼一個與眾不同的孩子的恐懼與排斥。在班級上介紹大腦的發展，也解釋了彼得表現出的異常與嚇人的舉動，並且幫助他得到需要的社交支持。

普遍來說，他的同學們開始了解大腦，慢慢知道為什麼每個人會有差別，以及為什麼他們無須害怕這些差異。他們逐漸意識到各種性格與特質的存在，知道別人看待世界的方式有可能與自己十分不同，而其中某些方式會造成不尋常的行為。另外，他們也開始理解自己的恐懼回應，知道如何透過堅固的人際關係、活動、音樂、睡眠與飲食來處理這些反應。

了解自己的大腦也能引導我們產生同理心、更加認識他人，知道幫助別人不僅能改變世界，也會帶來喜悅與樂趣。

附筆 任何從事兒童工作的機構都必須認知到，成人的認可對於兒童的「本能」行為舉足輕重。**兒童「本能」會害怕不一樣的事物，但他們可以經由培理醫師帶給彼得及他的同學的經驗，來克服這種恐懼。**重要的是，不放任霸凌、營造包容性環境的學校與社群，除了可以減少幼童的行為問題，也能降低青少年吸毒、犯罪與成人精神障礙的案件數量。

Chapter11 療癒社群

1.為什麼支持性的人際關係對於心理與生理的健康如此重要？這點反映出我們的壓力系統在幼年時期是如何發展的？

2.如何幫助你所接觸的兒童增進人際關係的數量與質量？

3.你所屬的社群可以如何提供受創兒童更多的支持？請列舉可促進人際關係的具體作為。

對於問題討論的評註

1)這是一個反覆強調人際關係對於健康與減緩壓力影響有多重要的絕佳環境。我們的大腦天生仰賴他人支持才能感到舒適與療癒：主掌交際的腦部區域可以調節壓力系統，而這個事實是理解這些連結的基礎。寶寶剛出生時會倚賴父母調節壓力：大腦壓力系統需要充滿關愛、有回應的照顧與教養，才能正常發展。

此外，無法控制的壓力會透過大腦來影響身體：它經由大腦的多條迴路影響心理健康，透過自律神經、神經內分泌與神經免疫系統，直接增加糖尿病、心臟病與其他生理問題的機率，以及提高個體出現抽菸與飲食過量等不健康的高風險行為的可能性。

2, 3)顯而易見地，許多方式都可以促進兒童的人際健康。這些方式包含細瑣（卻重要）的舉動，例如讓大人——包含校長、行政人員、老師、公車司機與餐廳員工等——親自和孩子們打招呼，嘗試替簡單的互動增添樂趣。同時，大家也應該避免讓自己的情緒與焦慮程度影響孩子。運用創意來增加兒童的人際關係的數量與質量絕對是必要的，我們也希望你能分享相關的好點子與有效的策略。